橘井泉香
——张义明工作室医论集

主审 张义明

主编 杨秀秀 胡忠波 徐守莉

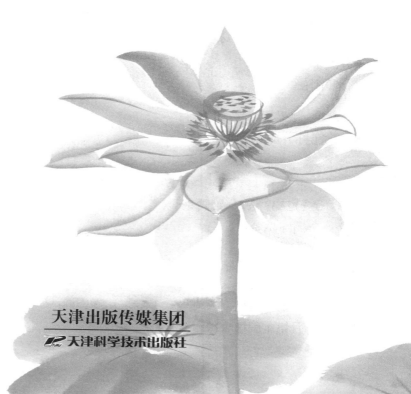

天津出版传媒集团

天津科学技术出版社

U0335752

图书在版编目（CIP）数据

橘井泉香：张义明工作室医论集 / 杨秀秀, 胡忠波,
徐守莉主编. -- 天津：天津科学技术出版社, 2019.11
ISBN 978-7-5576-7224-9

Ⅰ.①橘… Ⅱ.①杨… ②胡… ③徐… Ⅲ.①医论-
汇编- 中国- 现代 Ⅳ.①R249.7

中国版本图书馆CIP数据核字(2019)第258873号

责任编辑：李　彬　王　冬
责任印制：兰　毅

天 津 出 版 传 媒 集 团 出版
天津科学技术出版社

出版人：蔡　颢
天津市西康路 35 号　邮编 300051
电话：(022)23332397（编辑室）
网址：www.tjkjcbs.com.cn
新华书店经销
济南普林达印务有限公司

开本 787×1092　1/16　印张 24.75　字数 400 000
2020 年 1 月第 1 版第 1 次印刷
定价：90.00 元

《橘井泉香—张义明工作室医论集》编委会

前言

中医学是中华民族的国粹，是以中国传统文化为底蕴，以天人合一为整体观，全面阐述了人体的生理、病理与疾病的诊断与防治的一门科学。中医学博大精深，源远流长，行世三千余载，具有神秘的东方神韵，为中华民族的繁衍昌盛做出了卓越的贡献。伟大领袖毛主席教导我们："中国医药学是一个伟大的宝库，应当努力发掘，加以提高。"论文是文体呈现的一种形式，中医药理论素以论文的形式已非属罕见。诸如《黄帝内经》中的七篇大论，就是中医论文中的经典和楷模。近代以来，中医药吸取现代医学之精华，使中医药论文的内容和形式更加丰富多彩。整理老中医的临床经验是继承和发扬中医药学遗产的一项重要任务。我们这一代中医人，有幸赶上了振兴和发展中医药的历史潮流，特别是受山东省中医药五级师承教育的激励，师徒结缘，在各级政府和医院领导的关系和支持下，为做好继承整理老中医经验的工作，我们将张义明老师近五十余年正式发表过和出版过的部分论文以及工作学术团队中的部分论文，部分研究生的毕业论文汇集整理了《橘井泉香——张义明工作室医论集》一书。

张义明老中医从事中医药工作50余年，对内、外、妇、儿常见病、多发病有较多的临床治疗经验。平时临证重视辨证论治，在理论上有自己的见解，经常从事临床经验的总结和写作工作。本书的出版将对我们传承好张义明老师的中医药的学术观点及丰富的教学、科研和临床经验具有重要的现实意义。

本书编写内容共分五部分。第一部分为综述类文章，第二部分为学术思想类文章，将张义明老中医关于阴阳学说、脏腑辨证、即病多瘀及对临床治疗的一些思考与探索。第三部分为药理实验及研究类文章，包括对一些中成药的药效、毒理、质量控制方法等的论述。第四部分为临床研究类文章，包括内科、外、妇科常见病中医药治疗的临床研究报道。共计14篇，虽文言有限，但仍能充分体现张义明老师中医中药以及现代医药学领域深厚的基础理论底蕴和中医内、外、妇、儿各科丰富的临床治疗经验。第五部分附录了工作室部分研究生毕业论文节选。

由于编者水平粗浅，不足之处在所难免，敬请读者批评指正！

编者

2019年9月

目录

一、综述

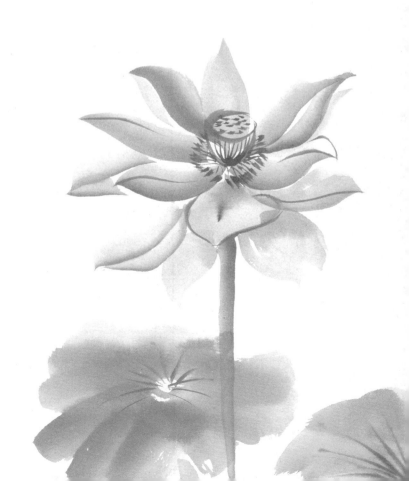

半夏泻心汤近10年临床及实验研究概述

滕州市中医院（277500）张义明 丁德富

滕州化肥厂职工医院（277500）车 平

关键词 平夏泻心汤 实验研究 临床应用 综述

半夏泻心汤出自仲景《伤寒杂病论》，为少阳证误下成痞而设，功能和胃降逆，开结除痞。因方药配伍精当，疗效卓著，故后世广泛应用于各种消化道及其他疾病的治疗，每多效验。现将笔者多年临床应用体会概述如下。

实验研究

1.1 关于心下痞实质的探讨 孙固祖[1]对 75 例心下痞病人进行了胃镜分析，除 1 例正常、1 例胃癌外，余 73 例均为胃炎。出此推论，心下痞多为胃部炎症引起，其中以浅表性胃炎居多。心下痞偏寒者，多为局部贫血、缺血、微循环障碍的慢性炎症，偏热者为组织充血、水肿、局部代谢增强之急性炎症，或慢性炎症的急性发作。

1.2 心下痞硬与相关症状的研究 日人土佐宽顺等[2]等随机选取门诊患者 136 例，空腹拍 X 线平片，拍后立即腹诊，检查心下痞硬、胸胁苦满、脐旁压痛、腹部振水音，下肢浮肿等症。从而辨别心下痞硬与消化系统症状有明显的相关关系。

1.3 利用酶抑制活性探讨方药配伍机理 日人大本太一等[3]，为了阐明本方各味生药的配合效果，以酶的活性为指标进行了探讨。测定结果表明，本方的抑制活性，来自黄芩、甘草。大枣对这些生药的抑制活性呈拮抗作用，人参呈相乘作用，黄连与抑制活性强的黄芩、甘草组合，抑制活性降低，与黄芩组合，抑制活性上升。

1.4 心下痞硬和去甲肾上腺素的关系 日人土佐宽顺等[4]对 11 名患者于禁食 3 小时进行抽血,并立即进行腹诊。结果表明,心下痞硬者血中去甲肾上腺素水平明显升高,出此认为,心下痞硬的发生与交感神经功能相关。

1.5 对实验性胃溃疡防治作用的研究 近代对半夏泻心汤中各药药理的研究表明,甘草、人参、干姜[5]半夏、黄连[6]均有治疗胃溃疡的作用。李惠林[7]通过胃溃疡面积、胃液游离酸度、总酸度、胃蛋白酶活性等指标,观察了半夏泻心汤对大白鼠实验性胃溃疡的防治作用。结果表明,半夏泻心汤对大鼠醋酸型胃溃疡有显著的治疗作用,对幽门结扎型有预防作用,但对胃液量,胃酸,胃蛋白酶等指标作用不显著,只提示了一定趋势,故尚难确认其有无抑制攻击因子的作用。

1.6 对Ⅳ型变态反应的影响 日本江田昭英[8]观察到:该方诸药对Ⅳ型变态反应所致的动物接触性皮炎和足垫反应均呈抑制戏抑制倾向。还发现并不作用于Ⅳ型变态反应的诱导期,而是抑制效应期中淋巴因子的游离及其所致的炎症,特别是对后者,有强烈的抑制作用。为本方治疗慢性肝炎,支气管哮喘,提供了药理依据。

1.7 抗缺氧作用的实验观察 李在邻等[9]用半夏泻心汤水醇法的提取液,每 10g 体重动物给药 200mg,经多种动物模型实验,均存明显的抗缺氧作用。有对抗常压下小鼠整体缺氧的作用、抗异丙肾上腺素所致小鼠心肌缺氧作用、抗氧化钾中毒致小鼠细胞缺氧作用,抗亚硝酸钠中毒致小鼠缺氧的作用、抗结扎双侧颈总动脉致小鼠脑缺氧的作用。

2. 临床应用

2.1 消化系方面

2.1.1 消化性溃疡 中国人民解放军第一军医大学第一附属医院溃疡病科研协作组[10]对 280 例溃疡病按中医辨证分型治疗,其中属寒热错杂 142 例,并设对照组观察,结果半夏泻心汤分型治疗平均治疗日为 39.6 天,与对照组 51.1 天比较,P<0.05。郑玉兰[11]治一患者,胃脘胀痛年余,伴泛酸纳未,钡餐透视诊为十二指肠球部溃疡,曾服丙谷胺、猴菇

菌、胃仙一 U、胃必治等无效。服本方 3 剂痛减,6 剂痛愈。共治疗三月余,诸证消失,钡餐透视,胃及十二指肠无异常。半年后随访未复发。

刘培禄[12]治一胃脘痛半年余患者,证见痞满灼热,口苦泛酸,时肠鸣腹痛,大便泄泻,乙状结肠镜诊为慢性结肠炎。治宜清上温下,寒热并用,半夏泻心汤化裁。6 剂证减,继服 12 剂诸证除,随访一年来复发。郑玉兰[11]用半夏泻心汤治疗胃脘痛 30 例,经胃肠钡餐透视,胃窦炎 10 例,浅表性胃炎 15 例,胃及十二指肠溃疡 5 例。结果:痊愈 14 例,显效 9 例,好转 6 例,无效 1 例。总有效率 96.7%。殷风礼等[13]将胆汁反流性胃炎 43 例。分为两种类型,分别采用半夏泻心汤、叶氏养胃汤等治疗,以胃镜结合临床症状及胃液胆红素半定量测定观察。结果治疗组 22 例,显效 3 例,有效 14 例。对照组(胃复安、生胃酮)有效 9 例。两组有显著性差异 (P<0.05)。

2.1.2 上消化道出血 魏喜保等[14]治疗上消化道出血 216 例,其中脾胃热型 99 例,占 45.8%,证见黑便如柏油,恶心呕吐或带血,胸脘痞闷,面色少华,口臭且干,舌质淡红,苔黄腻,脉细数,以半夏泻心汤加炒地榆、茜草根。治疗结果,黑便转黄时间 2-4 天,平均 2.17 天;隐血试验转阴时间 2-7 天,平均 3.6 天。李久成等[15]曾治一胃脘闷痛 4 年患者,大便色黑,质软如泥,面包晄白,头昏心悸,经胃肠钡餐检查诊为胃小弯溃疡,用西药止血剂便血未止,遂用半夏泻心汤加阿胶、地榆,水煎日 1 剂。3 剂胃脘痛消失,继服 5 剂,隐血试验阴性。

2.1.3 胃下垂 贺真[16]治疗患者肖某胃痛多年,经某医院钡餐诊为胃下垂 (6cm),迭经中西药治疗无效,每日进食甚少,头昏神疲,四肢无力,口苦咽干,但漱水不咽下,时时欲吐,面部浮肿,小便短黄,舌苔黄白厚腻,脉弦软略数,证属寒热并湿邪结于中焦,脾阳虚弱。以半夏泻心汤加砂仁、厚朴、附片治之,3 剂症减,继服 10 余剂病症消失。随访数年,偶有轻度胃痛,后经钡餐透视胃下垂 1-2cm。

2.1.4 菌痢 周体芳[17]根据该方适用于湿热蕴积胃肠的特点,择其治疗菌痢颇有效验。如左某腹痛胀满,泻下不爽,大便粘冻,倦怠纳果,大便镜检发现吞噬细胞和白细胞。诊为细菌性痢疾。经西药治疗不效，初投白头翁汤，芍药汤等罔效，后悟以半夏泻心汤加木香、枳壳、肉桂、厚朴，白蔻。1剂病减，3剂而愈。黄梅春[18]曾治一12岁女孩，泛酸呕吐粘沫年余，近期又痢疾在身。症状虽异，皆寒热中阻，胃气不和所致。方以半夏泻心汤清热燥湿、健脾和中，加白芍缓急止痛，木香调畅气机。3剂轻，6剂愈。

2.1.5 泄泻 涂孝先[19]用半夏泻心汤治疗腹泻200余例。常1剂知，2剂效，治愈好转率达100%。周庆芳[20]以半夏泻心汤加减治急性肠炎100例，腹泻每日5次以上者，原方黄连剂量加倍，发热重者加葛根9g，呕吐或腹中冷痛者加生姜5g，腹胀者加炒枳壳6g、煨木香9g。每日1剂，若服后12小时无明显缓解者加服1剂，治疗3日。治愈78例，好转14例，无效8例。

2.1.6 便秘 如朱晓明[21]治一9个月患儿，半年来大便硬结状如羊屎，每周需蜂蜜500g，常用开塞露或灌肠方可便出，按其腹甚胀、舌淡而润、苔白而厚、以半夏泻心汤调之。药进7剂，便已不燥，每日一行。

2.1.7 胃扭转唐先平[22]治疗胃扭转以调和肠胃，顺其升降为主，用半夏泻心汤治疗多例，均获良效。

2.1.8 消化道肿瘤 杨瑞合[23]用半夏泻心汤加半枝莲，急性子、厚朴等治疗1例贲门癌者服药30余剂，自觉症状减轻，持续年余未见恶化。又治一食管下段癌者，以半夏泻心汤加半枝莲、威灵仙、厚朴、紫苏、急性子，间断性服药半年余，近两年来病情未见恶化，现仍在治疗中。

2.1.9 胆囊炎 贺真[16]治一胆囊炎患者，病年余，经西药治疗无效，诊时右上腹痛放射右肩胛，微恶寒，不发热，口苦干，舌苔黄，脉弦滑。疏方半夏泻心汤加郁金，服8剂而愈。

2.2 其它方面

2.2.1 妊娠恶阻 涂孝先[19]治一妇女，身孕已4个月，自第2个月开始渐感纳谷不香、胸腹痞闷、恶心呕吐、食入即吐、口微渴、便溏尿黄，经中西药治疗效不显。拟和胃降逆,调和阴阳,方用半夏泻心汤原方加茯苓 12g、生姜 12g,共服 6 剂,诸症消失。

2.2.2 心下动悸 黄梅春[18]治一女性,自感心下动悸不宁八九日,时因悸甚而难以忍受,伴脘痞胀满,恶心欲吐,方刚半夏泻心汤加茯苓 15g、草寇 10g、火枣 6 枚,2 剂轻,4 剂愈。

2.2.3 眩晕 黄梅春[18]曾治 1 例眩晕患者反复发作 2 年余,某医院诊为内耳眩晕,西医治疗罔效。近日如坐舟车,伴恶心呕吐、胸脘痞闷,症属痰热中阻。方用半夏泻心汤加陈皮 10g、枳壳 10g,代赭石 30g、泽泻 10g,6 剂证减,继服 20 剂,诸症平息,随访半年来复发。

2.2.4 不寐 黄梅春[18]治一中年干部,昼夜不寐月余,屡治未验,日渐严重,伴胸满痞闷、烦躁不宁,舌苔黄腻。投半夏泻心汤加枳壳 10g,远志 10g,连进 3 剂,每晚可睡 4 小时,继服 5 剂,夜寐正常。

2.2.5 痰饮咳喘 胡不群[24]常以半夏泻心汤加减治疗痰饮咳喘,证属寒热错杂者,疗效卓著。如谭某,因外感延日,咳喘不解,辗转治疗 2 月余,近仍卧床不起,脘腹痞满,痰白粘有泡沫,脉弦滑,舌苔白腻。用半夏泻心汤加大黄 10g、五味子 10g,2 剂证减,5 剂而愈,数月顽疾,一周而瘳。

2.2.6 过敏性鼻炎 日人大西和子[25]研究了半夏泻心汤对过敏性鼻炎的疗效。认为鼻炎患者一方面有心下痞,热与水邪聚于心下,表现出憋闷闭塞感,伴恶心、呕吐、食欲不振等;另一方面,由于里寒或里虚引起下痢或便秘。其中心下痞为过敏性鼻炎的主要病机。研究方法:从患者的身体状态入手,如用半夏 10g 水煎服。1 小时后,鼻内粘性分泌物可减少一半。因此,作者认为,以半夏泻心汤治疗过敏性鼻炎,里寒重时先用甘草干姜汤温其里,使阳气复后,再用半夏泻心汤,如服 3-7 日症状不见改善者,方中再加芍药。

参考文献

[1] 孙固祖 .75 例心下痞胃镜分析 . 山东中医学院学报 ,1989;(6):31

[2] 土佐宽顺，等．心下痞硬及其相关症状的研究．日本东洋医学杂志．1986;36(3):l

[3] 大本太一，等．利用酶抑制活性探讨汉方处方．国外医学（中医中药分册),1988;10(1):37

[4] 土佐宽顺，等．汉方腹证"心下痞硬"和血清儿茶酚胺的关系．和汉医药学会志,1985;2(3):656

[5] 王浴生．中药药理与应用．北京：人民卫生出版社,1983:265

[6] 刘良．抗溃疡中药及其复方研究．中成药研究,1985;(8):23

[7] 李惠林．半夏泻心汤对大鼠实验性胃溃疡防治作用的研究。陕西中医学院学报,1987;10(3):11

[8] 俞娜珍译．汉方药理．国外医学（中医中药分册),
1986;8(3):39

[9] 李在邻．四种泻心汤抗缺氧作用的实验观察．解放军医学杂志,1989;14(6):441

[10] 第一军医大学第一附属医院溃疡病科研协作组．溃疡病的中医分型及其病理基础探讨．中医杂志,1980;(2):17

[11] 邓玉兰．半夏泻心汤治疗胃脘痛 30 例．山东中医杂志,
1990;(1):25

[12] 刘培禄．寒热并用治疗慢性胃脘痛．山东中医杂志,
1988;(3):20

[13] 殷风礼．对胆汁返流性胃炎的认识及 43 例临床治疗观察．中医杂志,1988;(2):23

[14] 魏喜保．辨证施治急性上消化道出血 216 例．上海中医药杂志,1985;(8):11

[15] 李久成．半夏泻心汤治疗胃肠疾病,陕西中医杂志,
1990;11(2):550

[16] 贺真．半夏泻心汤的临床运用．江西中医杂志,1980;(2):2

[17] 周体芳．半夏泻心汤加味治疗菌痢．上海中医药杂志,

1985;(9):31

[18] 黄梅春 . 半夏泻心汤临床运用五则 . 新中医 ,1985;(5):48

[19] 涂孝先 . 半夏泻心汤对胃肠功能紊乱等疾患的临床应用 . 上海中医药杂志 ,1985;(2):32

[20] 周庆芳 . 半夏泻心汤治腹泻 . 浙江中医杂志 ,1985;20(4):155

[21] 朱晓明 . 半夏泻心汤临床运用举隅 . 陕西中医 ,

1986;(12):546

[22] 唐先平 . 胃扭转的中医证治现状 . 浙江中医杂志 ,

1988;(8):345

[23] 杨瑞合 . 半夏泻心汤调治消化道肿瘤三则 . 陕西中医 ,

1988;(4):171

[24] 胡不群 . 半夏泻心汤治痰饮咳喘 . 上海中医药杂志 ,

1982;(1):29

[25] 大西和子 . 过敏性鼻炎与半夏泻心汤 . 汉方の临床 ,

1983;30(5):39

发表于《山东中医杂志 1992 年第 11 卷第 6 期 》

（杨秀秀、王霞编辑）

逍遥散近十年的临床应用概述

（滕州市中医医院　郭艳苓）

【摘要】逍遥散为调和肝脾的常用代表方剂,具有疏肝解郁、健脾和营、养血调经之功。笔者总结近十年逍遥散临床应用概况,在妇科领域有痛经、月经不调、经前期紧张综合征、乳腺病、不孕症、更年期综合征等,消化系统疾病如肠易激综合症、功能性消化不良等,内分泌系统疾病如高催乳素血症、糖尿病、甲亢性心脏病等,神经系统疾病如神经衰弱、失眠等,皮肤科的黄褐斑、痤疮等都有应用。只要辨证准确,谨守病机,都取得了理想的治疗效果,充分体现了中医异病同治的治则精髓。

【关键词】逍遥散;临床应用;综述

【中图分类号】R289.5【文献标识码】Adoi:10.3969/j.issn.1674-1749.2013.01.024

Summary of clinic application of Xiaoyao Powder in recent ten years GUO Yan-ling. Department of Gynaecology, Tengzhou Traditional Chinese Medicine Hospital, Shandong 277500, China

Corresponding author: GUO Yan-ling, E-mail: chengcheng061017@sina.com

【Abstract】Xiaoyao Powder is a representative prescription for relieving Qi stagnancy, tonifying spleen and reconciling Ying, nourishing blood for regulating menstruation. The author has made a summary of the clinic application of Xiaoyao Powder in recent ten years. First, it is used in gynaecology for dysmen- orrhea, irregular menstruation, premenstrual tension syndrome, mastosis, infertility, menopause syn- drome. Second, it is suitable for irritable bowel syndrome,functional dyspepsia in digestive system.Third, it is suitable for hyperprolactinemia,diabetes,hyperthyroid heart disease in endocrine system.Four,it is suitable for neurosism,insomnia in nervous system. Five,it is also suitable for chloasma,acne in derma- tology. This prescription has achieved a lot on the basis of accurate differentiation and cautiously grasping pathogenesis,all of which embodies the core of rules of treatment,namely,homotherapy for heteropathy.

【Key words】Xiaoyao Powder; Clinic application; Summary

逍遥散出自宋代《太平惠民和剂局方》,由四逆散化裁而来,共由柴胡、白芍、当归、白术、茯苓、煨姜、薄荷、甘草8味中药组成,具有疏肝解郁、养血健脾之功。临床上凡属肝郁血虚、脾虚、胃气不和者,常以其为基础加减施治,多能取得良好疗效。笔者通过查阅相关文献,将其近十年的临床应用综述如下。

1. 妇科疾病

1.1 痛经

范孝叁[1]用加味逍遥散治疗原发性痛经116例,基础方为逍遥散加蒲黄、五灵脂、延胡索、益母草,经量多者用炒蒲黄、炒益母草、寒凝气滞加炮姜、小茴香、吴茱萸,经前乳房胀痛加香附。治疗总有效率为94.8%。邓云红[2]将46例痛经患者随机分为2组,治疗组23例采用逍遥散(柴胡、当归、白芍、白术、茯苓、炙甘草)加减治疗,于经前两天服,每日1剂,连服3个月经周期。对照组无特效药,痛时服止痛药。治疗组总有效率86.95%,对照组服药止痛,停药即发。焦玉娟[3]从"女子以肝为先天"论治痛经,认为痛经与肝病关系密切,肝郁气滞为基本病机,应遵循《内经》"木郁达之"的原则,以舒肝解郁行气止痛为主。综上所述,痛经与肝主疏泄、调畅气机等功能密切相关,不通则痛,痛则不通,故临床上应用逍遥散加减疗效显著。

1.2 经前期紧张综合征

余序华[4]治疗经前期紧张综合征患者,采用逍遥散加青皮、陈皮、钩藤、香附为基础方,伴乳房胀痛加路路通、王不留行,伴乳房胀痛有结节者加橘核、夏枯草,肝郁化火致头痛加菊花、黄芩,肢体肿胀加泽兰、泽泻,结果乳腺素、血雌二醇、孕酮治疗前后比较有显著性差异。郑娜等[5]认为肝郁化火、气滞血瘀为本病主要病机,肝郁气滞是最主要、最常见的证型,临床运用逍遥散随症加减疗效较好。经前期紧张综合征属中医学的"月经前后诸症",其形成主要是各种原因导致的肝脏疏泄功能失调,目前西医尚无确切可靠地治疗方法,中医从肝论治已得到诸多医家的认可。

1.3 月经不调

中医认为女子以血为本,以气为动,肝藏血,主疏泄,气血失调,首重肝脾冲任。李翰[6]用逍遥散加减治疗肝气郁结型月经不调,血瘀者加益母草、桃仁、红花、延胡索、蒲黄,气虚者加人参、黄芪、肝郁化热加栀子、丹皮、夏枯草,气郁者加香附、川楝子。均于经前服5-7剂至月经来潮为一个疗程,连用3-4个疗程。徐涟[7]应用逍遥散加减治疗经期延长,注重调理肝脾气血及冲任,取得良好的疗效。宋青[8]用丹栀逍遥散(丹皮、当归、焦栀子、薄荷、柴胡、白术、白芍、地榆炭、茯苓)治疗经间期出血60例,总有效率为98.2%。

1.4 乳腺病

乳腺增生症多由于情志不遂,或受到精神刺激,导致肝气郁结,冲任失调,气血瘀滞,阻于乳络而发。张宝红[9]用逍遥散加减治疗本病92例,主方为逍遥散加香附、郁金、夏枯草、山慈菇、瓜蒌、荔枝核,疼痛明显加延胡索、金银花,肿块较大难消者加炮穿山甲、丹参。治疗总有效率93.5%。陈红民[10]用加味逍遥散治疗112例,方药:柴胡、炒白术、当归、川楝子、青皮、茯苓、穿山甲、赤芍、三棱、橘核等,每日1剂煎汤内服,用药渣热敷乳腺肿痛处,月经周期经净后用,连治3个月经周期。总有效率为91.1%。乳病为男、女儿童或者中老年男性在乳晕部出现疼痛性肿块,相当于西医学的乳房异常发育症,与性激素代谢有关。付亚杰[11]用逍遥散加减治疗乳病80例,基础方为逍遥散加黄芩、赤芍,肿块偏硬加玄参、牡蛎、夏枯草,胀痛加佛手、郁金、川楝子,有灼热感加栀子、牡丹皮,偏阳虚者加仙茅、仙灵脾,阴虚加熟地黄、枸杞子。疗程最短者 15 天,最长者 60 天。总有效率 95%。

1.5 不孕症

陈放文[12]运用逍遥散加味(柴胡、白芍、当归、茯苓、白术、薄荷、水蛭、路路通、三棱、莪术)治疗输卵管阻塞性不孕 54 例,均通过输卵管碘油造影,提示输卵管不通。肾阴虚加女贞子、旱莲草,肾阳虚加肉苁蓉,气虚加黄芪,湿热加黄柏、苍术。采用周期服药法,于经净后第 1 天开始服用,连服 10 剂为一周期。服药治疗后 3 个月内受孕者 18 例,3-6 个月受孕者 22 例,6-12 个月受孕者 8 例,共 48 例,总有效率为 90%。王建忠[13]用逍遥散加减(柴胡、当归、白芍、白术、青皮、川芎、茯苓、郁金、香附、丹参)治疗不孕症 36 例,肝郁兼肾虚者加覆盆子、菟丝子、杜仲,肝郁兼血瘀者加桃仁、川牛膝、益母草,经治疗多数病例获良效。近年来不孕症发病率逐年上升,致病原因很多,其中肝郁气滞是常见原因之一。心情舒畅,肝气条达,气顺血和是孕育的条件之一。

1.6 更年期综合征

更年期综合征是女性在自然绝经前后,卵巢机能逐渐衰退的生理过程,属中医学“围绝经期前后诸证”范畴。本病以肾虚为本,肝郁为标。王芳[14]用丹栀逍遥散加减治疗更年期综合征 46 例,主要表现为阵发性汗出、易激动、心烦少寐、多疑多虑、乳胁胀痛等,以丹栀逍遥散加生龙骨、生牡蛎、合欢皮、小麦。总有效率 95.6%。周辉霞[15]应用加味逍遥散合六味地黄汤加减(柴胡、枳壳、熟地黄、山萸肉、白芍、茯苓、淫羊藿、栀子、五味子、牡丹皮、当归),头晕重加川芎、菊花,失眠者加合欢皮、夜交藤,心悸胸闷者加薄荷、丹参、柏子仁,总有效率为 87.96%。

2. 消化系统疾病

2.1 肠易激综合征

肠易激综合征是一种排除肠道器质性病变,大便常规正常,以腹痛、腹泻或便秘为主要症状并与精神有关的疾病。续海卿[16]将65例本病患者随机分成2组,治疗组36例用加减逍遥散,腹痛甚者加延胡索、乌药,腹胀甚者加枳壳、厚朴,脾虚明显加党参。总有效率为94.4%。符登[17]治疗该病,治疗组治以疏肝健脾、调理气机,用逍遥散加减(柴胡、白芍、党参、白术、枳壳、防风、木香、延胡索),腹泻加茯苓、薏苡仁,便秘加麻仁。对照组口服溴丙胺太林、曲美布汀,腹胀和便秘选用西沙比利,腹泻者用石散剂等。总有效率分别为86.54%,69.77%,治疗组优于对照组。

2.2 功能性消化不良

现代医学认为,胃肠道动力障碍是功能性消化不良的主要病理生理学基础,精神因素和应激因素与该病的发生有密切关系,在中医学上属痞满、胃脘痛、呃逆等范畴。杜红飞[18]采用逍遥散加郁金、枳壳、山楂、神曲、麦芽为主方辨证施治,气滞明显者加木香、陈皮,脾胃虚寒加肉桂、干姜。井白兴[19]治疗该病,对照组服用吗丁啉,治疗组运用加味逍遥散为主辨证治疗,脾胃虚寒者加吴茱萸、干姜等温中散寒,和胃降逆;脾胃虚弱者加黄芪、怀山药健脾益气,和胃降逆。结果显示治疗组疗效优于对照组。

2.3 慢性胃炎

史国梅[20]用逍遥散加党参、川芎、木香、砂仁、莱菔子为主方治疗慢性胃炎30例,胁痛甚者加佛手、郁金,嘈杂反酸加瓦楞子、乌贼骨,恶心呕吐加半夏、竹茹。治疗30天,总有效率96.6%。骆文玮[21]运用逍遥散基本方加味治疗慢性萎缩性胃炎76例,肝郁犯胃型,加郁金、陈皮、香附;气滞血瘀型,加丹参、木香、红花;脾胃虚弱型,加黄芪、吴茱萸;胃阴不足型,加北沙参、生地黄。每日1剂,20天为1个疗程,治疗2个疗程。总有效率为72.4%。慢性胃炎属"胃脘痛"、"嘈杂"等范畴,病机为肝失调达,气机不畅,肝气犯胃,气机阻滞,治疗宜调肝健脾和胃。

2.4 非酒精性脂肪性肝病

非酒精性脂肪性肝病是指除外酒精和其他明确的损肝因素所致的,以弥漫性肝细胞大泡性脂肪变为主要特征的临床病理综合征,包括单纯性脂肪肝、脂肪性肝炎和肝硬化。属中医胁痛、积聚、胀满等范畴。陈峰[22]将本病患者随机分为 2 组,全部病例均给予调整饮食,增加运动等基础治疗。对照组加服多烯磷脂酰胆碱。治疗组加服中药逍遥散加山楂、黄芪、丹参、垂盆草。治疗 3 个月后,治疗组总有效率 87.8%,对照组 62.6%。乔成安[23]运用加味逍遥散,肝区胀痛加延胡索、佛手,泄泻加扁豆、陈皮,腰膝酸软加寄生、川断,头晕加菊花,胁肋刺痛加川楝子。疗效优于口服护肝片、熊去氧胆酸片的对照组。何召叶[24]以双盲观察方法,设逍遥散加味治疗脂肪肝,主要用药柴胡、当归、白芍、茯苓、白术、枳壳、郁金、丹参、薏苡仁、泽泻、生山楂、甘草,伴右上腹疼痛者加川楝子、延胡索,血清胆红素高和转氨酶高者加茵陈、田基黄、垂盆草,脾虚便稀者加党参、山药,以免煎颗粒开水冲服。对照组口服复方蛋氨酸胆碱片结果表明在整体疗效、证候疗效和改善肝功能方面治疗组均优于对照组。

3. 内分泌系统疾病

3.1 高催乳素血症

林寒梅[25]将 160 例高催乳素血症患者随机分为 2 组,治疗组 85 例给予加味逍遥散颗粒冲服,每日 2 次。对照组 75 例给予甲磺酸溴隐亭片口服。两组均自月经周期第 5 天起开始服药,经期停药,治疗 3 个月。治疗组症状改善率及基础体温水平明显优于对照组。刘福珍[26]用加味逍遥散(当归、白芍、柴胡、茯苓、白术、丹参、泽兰、牛膝、香附)治疗本病 30 例,治疗 3 个月,停药 6 个月复查。总有效率 90%。刘晓萍[27]采用逍遥散加枳壳、丝瓜络、香附等治疗高催乳素血症 81 例。平均服药 31 天后,结果总有效率 87.77%,服药前后催乳素平均值比较有显著性差异。高催乳素血症是指外周血中催乳素水平异常增高引起的月经稀发甚至闭经、溢乳和不孕等一系列症状,属中医学乳汁自出、闭经、不孕范畴。病机关键是肝气郁滞。

3.2 糖尿病

糖尿病属中医"消渴"范畴,主要症状是"三多一少"。吴玉玲等[28]采用逍遥散加减(柴胡、当归、白芍、薄荷、玉竹、黄芪、牡丹皮、鸡内金、茯苓、甘草)治疗糖尿病51例,气阴两虚者加五味子、党参、葛根,脾肾两虚加附子、山药,气虚血瘀加桃仁、红花,总有效率94.1%。王燕[29]将103例本病患者随机分为2组,治疗组56倒用逍遥散随症加减。对照组47例主要给予达美康口服治疗,并加饮食控制,治疗组总有效率94.64%,优于对照组80.85%。

3.3 甲亢性心脏病

甲亢性心脏病中医辨证属心悸、阴虚火旺型,表现心慌、失眠、易激动、多食、消瘦、口干,盗汗、脉象细数。加味逍遥散具有疏肝解郁、健脾和营之功。王彦[30]用加味逍遥散治疗甲亢性心脏病122例临床疗效显著,主方为:当归、柴胡、白术、茯苓、牡丹皮、栀子、薄荷、甘草,每日1剂,疗程2个月。总有效率为97.5%。武斌[31]采用在西药治疗的基础上给予加味逍遥散加减治疗本病10例,服药2个月。症状完全消失,甲状腺功能正常。

4. 精神神经系统疾病

4.1 抑郁症

抑郁症属中医"郁证"范畴,主要病因为肝失疏泄、脾失健运、心失所养。肝郁气滞痰阻是其基本病机。延慧敏[32]等将54例抑郁症患者随机分为2组,治疗组32例服用逍遥散加减(柴胡、白术、茯苓、陈皮、薄荷、合欢皮、白芍、天麻、郁金、丹皮、栀子),每日1剂。对照组22例口服越鞠丸。两组均治疗6周。治疗组总有效率为85.0%,对照组为70.0%,两组总疗效比较,差异具有统计学意义(P<0.05)。张芳[33]将本病60例患者分为2组,治疗组30例采用逍遥散加味(柴胡、白芍、川芎、枳壳、香附、茯苓、郁金、佛手、石菖蒲、丹参)以疏肝健脾解郁。对照组30例给予盐酸舍曲林口服,均治疗2个月。两组间比较不良反应存在显著差异,治疗组明显低于对照组。

4.2 失眠

赵素丽[34]治疗不寐证 62 例,治疗组 31 例用逍遥散为主方,肝郁化火型加龙胆草、栀子,阴虚火旺型加酸枣仁、知母。对照组用艾司唑仑口服。2 组均治疗 14 天。两组愈显率比较有显著性差异。郭桂月[35]通过逍遥散加味治疗不寐的研究湿示,逍遥散加味能够有效的改善临床症状,提高睡眠质量,同时在改善失眠患者伴发的抑郁、焦虑等方面,也有较好的疗效。失眠的发病过程中,肝郁和血虚可以作为因果的重要因素,以疏肝解郁,健脾养血的治疗原则,临床疗效显著。

4.3 神经衰弱

依据其临床表现应属"心悸"、"不寐"等范畴,多由情志所伤,禀赋不足等所致,以肝郁脾虚多见。衡向阳[36]治疗该病,治疗组 42 例给予逍遥散合归脾汤(柴胡、当归、白芍、白术、茯苓、石菖蒲、丹参、黄芪、酸枣仁、合欢皮、人参、远志),对照组 42 例给予刺五加片、谷维素口服,2 组均治疗 4 周。治疗组总有效率 92.68%,对照组 75.61%。

5. 皮肤病

5.1 黄褐斑

黄褐斑的发生与情志、饮食、劳倦、月经不调有关,中医辨证以肝郁脾虚多见。韩耀军[37]等用加味逍遥散(柴胡、当归、枳壳、白芍、白术、珍珠母、玫瑰花、枸杞、女贞子、合欢花)治疗肝郁脾虚型黄褐斑 50 例,乳胀加郁金、川楝子,口苦加栀子,腹胀便溏加党参。每日 1 剂,疗程 2 个月。有效率 96%。董菊萍[38]等用加味逍遥散治疗黄褐斑 56 例,肝郁加郁金、三棱,肺热加黄芩,脾虚加黄芪。10 剂为 1 个疗程,治疗 2-3 个疗程。总有效率为 91.1%。

5.2 痤疮

痤疮的中医病因多为热邪偏盛,严重者血瘀痰结,与肝脾功能失调和肺经血热有关。孙葳[39]用丹栀逍遥散加减治疗痤疮 60 例,油脂多者加土茯苓、薏苡仁,肺热明湿加桑白皮、黄芩,痤疮脓头多者加皂刺、白花蛇舌草,有硬结加丹参、红花。治疗期间忌食辛辣,连续服药 1 个月。总有效率为91.7%。庄建宣[40]采用加味逍遥散为基础方,辨证分型治疗青年痤疮87例。其中肺胃蕴热型以红色丘疹为主,偶见脓头,加桑白皮、丹皮、栀子、黄芩;胃肠湿热型可见黑头粉刺,伴局部红肿疼痛加茵陈、黄柏、薏苡仁。总有效率95.4%。

5.3 带状疱疹后遗神经痛

本病属中医学的"蛇丹痛"、"痹症"范畴,毒邪人络,导致脉络由滞而瘀,湿热或热毒蕴积体内,气滞血瘀,气血不通,不通则痛。嘉士健等[41]将60例本病患者分为2组,治疗组口服丹栀逍遥散加梅花针叩刺,血瘀痛加延胡索、乳香、没药,湿热盛加龙胆草,阴虚者加生地黄,气虚者加党参、黄芪,每日1剂。对照组口服卡马西平。连续治疗2周。治疗组总有效率92.06%,对照组49.21%。

6. 小结 ❀

逍遥散为肝郁血虚、脾虚失运之证而设,肝的主要生理特点是性喜条达,主升发之气,主东方而属木,主疏泄而善调节气机。而脾的主要生理特点是喜燥而恶湿,主升清降浊,居中而属土,主运化水谷输布精微,为人之后天之本。可见肝与脾在五行的关系上属于相克,故在肝木受病以后,无问虚实寒热,很容易导致肝木克伐脾土的病机,临床往往表现肝脾症状同见,即不仅可表现为胁痛、寒热、口苦、目眩等症,而且还常见纳呆,腹胀,泄泻,浮肿,四肢沉重倦怠,带下,经期不调等。本方既有柴胡疏肝解郁,又有当归养血柔肝,同时伍白术、茯苓健脾化湿,使运化有权,气血有源。甘草补中益气,缓肝之急,加生姜温脾和中。薄荷少许助柴胡升发之力,此既补肝体,又助肝用,气血兼顾,肝脾并治,不失为调和肝脾之名方。

笔者查阅近十年的逍遥散临床应用有关资料,其应用范围不仅有妇科、内科、皮肤科,还涉及到泌尿科、儿科、男科、心内科、眼科等多种疾病,已超出了传统的治疗范畴,但前提条件必须有肝郁。只要辨证准确,谨守病机,都取得了理想的临床疗效。但就目前报道来看,个案报道较多,尚缺乏大样本、严格的随机对照试验,影响了逍遥散疗效报道的可靠性。因此,还需规范、系统与全面地深入研究本传统名方,拓展其应用范围,挖掘其价值。

参考文献

[1] 范孝叁,加味逍遥散治疗原发性痛经 116 例 [J]. 内蒙古中医药,2012,31(1):32.

[2] 邓云红,逍遥散治疗痛经 46 例 [J]. 内蒙中医药,2010.29(23):l3-14.

[3] 焦玉娟,从"女子以肝为先天"论治痛经 [J]. 吉林中医药,2011,31(12):175-1176.

[4] 余序华. 逍遥散加减治疗经前期紧张综合征 50 例 [J]. 广西中医学院学报,2008.11(2):33-34.

[5] 郑娜,陈红,逍遥散加减治疗经前期综合征的临床应用 [J]. 辽宁中医药大学学 2008,10(5):57-58.

[6] 李翰,逍遥散加减治疗月经不调的疗效观察 [J]. 医药论坛杂志,2007,28(23):85-86.

[7] 冯绮,徐涟主任应用逍遥散治疗经期延长经验 [J]. 云南中医中药杂志,2009,30(10):1-2.

[8] 宋青,丹栀逍遥散加减治疗经间期出血 60 例 [J]. 贵阳中医学院学报,2006,3(1):21-22.

[9] 张宝红,逍遥散加减治疗乳腺增生症 92 例 [J]. 甘肃中医,2009,22(6):37.

[10] 陈红民,加味逍遥散治疗乳腺增生症 112 例疗效观察 [J]. 内蒙古中医药,2008,27(8):5.

[11] 付亚杰,逍遥散加减治疗乳癖 80 例 [J]. 中国中医药现代远程教育,2009,7(10):221.

[12] 陈放文,加味逍遥散治疗输卵管阻塞性不孕 54 例 [J]. 四川中医,2010,28(2):90.

[13] 王建忠 , 逍遥散加减治疗不孕症 36 例 [J]. 河南中医 , 2006,26(7):60.

[14] 王芳 , 丹栀逍遥散加减治疗更年期综合征 46 例 [J]. 实用中医药杂志 ,2009,25(10):686.

[15] 周辉霞 , 加味逍遥散合六味地黄汤治疗更年期综合征 50 例 [J]. 中国中医药现代远程教育 ,2012,10(11):88-89.

[16] 续海卿 , 逍遥散加减治疗肠易激综合征 [J]. 四川中医 , 2003,21(7):48.

[17] 符登 , 逍遥散加减治疗肠易激综合征 52 例临床体会 [J]. 中国中医急症 ,2009,18(12):2057.

[18] 杜红飞 , 逍遥散加减治疗功能性消化不良 53 例 [J]. 山西中医 ,2008,24(6):15-16.

[19] 并白兴 , 逍遥散加味治疗功能性消化不良 62 例 [J]. 云南中医中药杂志 ,2010,31(10):36.

[20] 史刚梅 , 逍遥散加减治疗慢性胃炎 30 例 [J]. 实用中医药杂志 , 2010,26(5):310.

[21] 骆文玮 , 逍遥散加减治疗慢性萎缩性胃炎 76 例临床观察 [J]. 浙江中医杂志 ,2007,42(7):403.

[22] 陈峰 , 逍遥散加减治疗肝郁脾虚型非酒精性脂肪性肝炎 33 例 [J]. 福建中医药 ,2010,41(3):43.

[23] 乔成安 , 逍遥散加减治疗非酒精性脂肪肝 30 例 [J]. 陕西中医 2010,31(9):1118-1119.

[24] 何召叶 , 逍遥散加味治疗脂肪肝 86 例 [J]. 环球中医药 , 2012,5(9):702-704.

[25] 林寒梅 , 加味逍遥散治疗离催乳素血症 85 例疗效观察 [J]. 山东医药 ,2009.49(41):96.

[26] 刘福珍 , 李燕 . 加昧逍遥散治疗高催乳素血症 30 例 [J]. 光明

中医 ,2008.23(11):1688-1689.

[27] 刘晓萍 , 逍遥散加减治疗高催乳素血症 81 例 [J]. 陕西中医 , 2006,27(6):687.

[28] 吴玉玲 , 庸加兰 . 逍遥散加减治疗糖尿病 51 例 [J]. 吉林中医药 ,2003,23(1):20.

[29] 王燕 , 加味道遥散为主治疗 2 型糖尿病 56 例 [J]. 浙江中医杂志 ,2003,38(11):478.

[30] 王彦 , 加味道遥散治疗甲亢性心脏病 112 例 [J]. 中国中医药现代远程教育 ,2012 ,10(15):113.

[31] 武斌 , 加味逍遥散治疗甲亢性心脏病 IO 例 [J]. 中国中医急症 ,2009.18(3):443.

[32] 延慧敏 , 蔡雅楠 . 逍遥散治疗抑郁症 54 例临床观察 [J]. 中国中医药现代远程教育 ,2008,6(9):1039-1040.

[33] 张芳 , 遗遥散加味治疗抑郁症 60 例 [J]. 实用中医内科杂志 , 2012,26(6):37.

[34] 赵索丽 , 逍遥散加味治疗不寐症 62 例观察 [J]. 实用中医药杂志 ,2009,25(11):736-737.

[35] 郭桂月 , 逍遥散加味治疗不寐的研究 [D]. 广州 : 广州中医药大学 ,2008.

[36] 衡向阳 , 逍遥散合归脾汤治疗神经衰弱 42 例 [J]. 中国中医药现代远程教育 ,2012,1O(ll):110—111.

[37] 韩耀军 , 吕波 . 加味道遥散治疗肝郁脾虚型黄褐斑 50 例观察 [J]. 黑龙江中医药 ,2006,35(5):32.

[38] 董菊萍 , 张欣嫒 . 加味道遥散治疗黄褐斑 56 例 [J]. 陕西中医 , 2010,31(11):1484-1485.

[39] 孙葳 , 丹栀逍遥散加减治疗座疮 60 例 [J]. 吉林中医药 , 2010,30(2):l33-134.

[40] 庄建宣 , 加味道遥散治疗青年座疮疗效观察 [J]. 四川中医 ,

2007,26(10):100.

[41] 嘉士健, 雷行华 . 丹栀逍遥散加刺血治疗带状疱疹后遗神经痛疗效观察 [J]. 黑龙江中医药 ,2010,39(3):34–35.

发表于《环球中医药》2013 年 1 月第 6 卷第 1 期

（徐守莉、孔洁编辑）

二、学术讨论

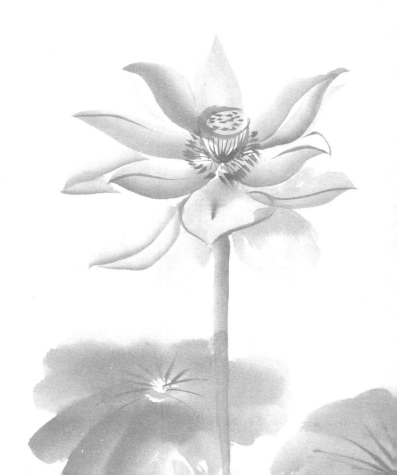

阴阳学说渊源析疑

张义明

阴阳学说不仅是中国古代哲学思想的启萌,同时也是中国古代文化基本骨架的一个重要组成部分。这种阴阳学说的对立统一思想与长期的医疗实践相结合,从而形成了中国传统医学的阴阳学说。

由于阴阳学说形成和发展的历史悠久,对其渊源问题说法不一,不论是社会科学领域,还是中医医学界,历来认为阴阳学说起源于《周易》,即八卦。故讲阴阳必言八卦,提八卦必及阴阳。这正如近年来庞朴教授所指出的:"……在整个中国学术史中,阴阳与八卦,历来都被相信是二而一、一而二的关系。说阴阳就是说八卦之理,言八卦就是讲阴阳之象,二者岂止一源,干脆原是异名同谓之一体。这一点已经成了一个传统信念"。①这种传统信念在中医学术界更加根深蒂固。例如在近年来的中医教科书中均谓:"阴阳学说是殷周时期的哲学思想,渊源于《周易 》)","《周易》讲阴阳,《洪范》讲五行",②"《周易》、《洪范》记载了我国早期的阴阳五行学说"③等等。然而,深入地考究一下我国古代文化的发展史,特别是从近年来我国新出土的历史文物中,则不难看出这种传统观念不仅错误地结论了阴阳学说形成和发展的历史。而且混淆了阴阳与八卦及古代其他占卜方法的基本概念及其相互关系。本文则试图对阴阳概念、阴阳学说、及中医阴阳学说的源头问题,并就阴阳与八卦的关系述以刍见,以求同道赐正。

阴阳学说的形成

阴阳二字,起源甚早。甲古文已见到阳字,金文又有阴阳连用,如《佰子》铭曰:"佰子 父,作其征 。其阴其阳,以征以行"(《商周金文录遗》)《敔殷》)铭曰:"南淮夷迁殳,内伐 昂、参泉、裕敏,阴阳洛"。

（《双剑多吉金文选》）又《吕氏春秋·重己篇》说："室大则多阴,台高则多阳。"《说文》曰："阴,闇也,""阳,高明也,水之北,山之南也"。可见阴阳在早期的人类观念中,只不过代表自然界中正和反两个方面的现象而已。乃至《诗经》中的"既景乃冈,相其阴阳"（《大雅·公刘》)也都是简单地保持造字时的原始意义,即"阳"为日光洒射,"阴"为洒射之否定。除此以外,别无其他深奥之义。

在中国奴隶社会后期,即西周初期,人们已开始用取象比类的方法,如"仰观天象,俯察地理,中旁人事","远取诸物、近取诸身"等,对周围事物进行细致的观察,天长日久,这种感性知识积累多了,上升为理性知识,即抽象的概括。在当时历史条件下,对人类生活影响较大的莫过于昼夜、寒暑等自然现象,常见到天地、日月、风雨、雷电、水火、男女等。因此阴阳的概念也就是在这些直观对立现象的基础上产生的。

大概从西周末年以后,阴阳开始被想象为"气",与风雨晦明一起被认为是天之"六气",开始用阴阳来解释自然界某些现象的变化规律。据《国语·周语》记载,公元前 780 年发生大地震就记有："幽王二年,西周三川皆震,佰阳父曰。周将亡也! 夫天地之气,不失其序,民乱之也。阳伏而不能出,阴迫而不能蒸,于是有地震。今三川实震,是阳失其所而镇阴也"。

《国语·越语下》也有关于阴阳的记载。如"是故聚不 崩,而物有所归,气不沉滞,而亦不散越,是以民生有财用,而死无所葬……故天无伏阴,地无散阳……"

《国语·越语》还记载了范蠡论阴阳之事。如"范蠡曰……阳至而阴,阴至而阳,日困而还,月盈而匡。"

《左传》中也有关于阴阳的记载。如"周内史叔兴聘于宋,宋襄公问焉,曰:'是何祥,吉凶焉在？'对曰:'今兹鲁多大丧,明年齐有乱,君将得诸侯而不终。'退而告人曰:'君失问,是阴阳之事,非吉凶所生也'。"《左传·喜公十六年》

当然，象这样对地震、日食、水旱、风雹等都用阴阳来解释，从科学的角度来看，未免笼统，但从哲学的意义上来说，用阴阳对立统一的思想去捕捉自然界某些事物的内在矛盾，并把宇宙间的一切，视为有机的统一整体，这应该说是阴阳概念的一次飞跃。值此，阴阳再也不是停留在直观概念的境地，而开始步入含有对立统一思想的朴素哲学范畴。这就是阴阳学说形成的初期阶段。

从战国时代，阴阳的含义逐步深化。如"道生一，一生二，二生三，三生万物，万物负阴而抱阳，冲气以为和"（《老子·四十二章》）。这里老子已明确指出，万物都有阴阳，阴阳则是万物之和。所以，这个时代的阴阳概念，而也不是单纯地说明日光的向背，以及六气之类的意义。"它已经成了一种属性，一种原力，一种使万物得以成为'物'，而又分为万物的根源。"（《阴阳五行探源》）《老子》所谓的"道"，即含有物质实体，又有事物运动变化规律的意思。如《淮南子》说："夫道者，复天载地……禀受无形，源流泉浡，冲而徐盈，混混滑滑，浊而徐清"。这段话可以作为《老子》道"有物混成"的注解。所谓一、二、三，可以为是三种气。一可以称为冲气，二、三是指阴阳二气，在先秦是指多数的意思。二生三是说有了阴阳，'很多的东西就产生出来了。冲气是阴阳二气开始分化而还未分化时的气，与道差不多，所以又叫做"一"。

到战国中叶，由于阶级矛盾的激烈，在意识形态领域中出现了我国历史上"诸子蜂起、百家争鸣"的局面。此时的子思，集前人关于阴阳思想的精华，倡导了阴阳学说，成为我国历史上阴阳家的创始人。

据上所述，阴阳作为简单的直观概念，最早见之于奴隶社会后期，即西周初期，约为公元前 1060 年左右。从直观概念上升为哲理，最早见之于《国语》，约为公元前 700～500 年左右。到战国中叶，才是阴阳学说真正形成之时。可见那种认为阴阳学说渊源于《周易》的传统认识，是与历史不相符的。

关于阴阳与八卦问题

"五行、八卦、阴阳，本是三种不同的思想体系，它们分别起源于三种不同的占卜方法:钻龟、陈卦、枚占"(《阴阳五行探源》)。《礼记·表记》载:"殷人遵神,率民以事神",在殷周时期,人们唯一所信仰的就是神,任何行动都必须遵照神灵的旨意,因而他们似乎无事不卜,且占卜方式不一。《易》之八卦就是当时所流行的一种比较简单的卜卦,有人称为易卦。不过这个初期的易卦开始是什么样子?前人说法不一,但多数人则倾向于"伏羲画八卦","太极生两仪,两仪生四象,四象生八卦"之说。认为原始的易卦就像后来这个样子,由"一"和"– –"错综组成。因而阴阳的概念一开始便蕴含于八卦、乃至太极与无极之中。其实事情大谬不然,前人就有对此提出质疑的,如梁启超在《阴阳五行说之来历》中例举了《诗》、《书》、《易》三经所含阴阳字样之句说:"最奇者,《易经》一书及《庄子》所谓《易》以阴阳者,卦辞、爻辞中仅有此'中孚九二'之一条单举一阴字,《彖》《象》两传中,刚柔、内外、上下、大小等对待名词,几于无卦不有,独阴阳二字,仅于此两卦各一见、可谓大奇"。④李镜池在《易传思想的历史发展》中说:"《易》以道阴阳,当是在阴阳说流行之时,即战国中晚期之间为易学家所采用的。……春秋时的易筮,还没有用阴阳来说解的"。⑤后来周原卜甲的出土进一步证明,易象本为六垒,并无阴阳。这正如庞朴教授最近指出的:"虽然我们也永远无法证实,这六垒在筮史的脑袋中,是否将换算成一 – –符号;但它们终究未在成卦时表示出来的事实,已足以说明,原始的八卦并不着意于,也难以启发出阴阳、刚柔等对立思想,它另有自己的意蕴"(《阴阳五行探源》)。这个意蕴是什么?当然只能从六数重叠的现象小去寻找。早在宋代,麻城发现了六件铜器,其一被称作为方鼎的铭文末尾有二字(见《啸堂集古录》卷上),宋人释为"赫"字,后来类似的奇字出土的多了,如中旅父鼎有(见《三代吉金文存)》卷三),后在丰稿、周原等地先后发现类似符号刻在卜骨卜甲上已达六十二个之多(见《试析周初青铜器铭中的易卦》)。郭沫若三十年代以这些符号为"族徽"(《西周金文辞大系考释》),唐兰在五十年代认为"是一种已经遗失的中国古代文字"(《考古学报》1957年第二期),张政良在七十年代证明为周初易卦。看来张先生的解释比较令人相信。原来那些符号,本来就是一些数目的重叠。如 即代表"七八六六六六",代表"八七六六六六" 代表"七五八"。三个数的就是易卦的所谓"单卦",六个数的谓之"重卦"(详见《试析周初青铜器铭中的易卦》)。以文献记载来印证这种符号的名字或许叫做"六茭",后称之为"六爻"。六爻将自己的奇偶数简化为——,因而定型为六十四卦。但是最初的六爻是以三数为重叠,六茭或六爻则有两个上中下,这叫做卦位。现在我们从《易经》上见到的卦爻,——是表示它们本是奇数和偶数的代号,单—和——是否含有阴阳的意义,这在《周易》中无从查找。郭沫若同志曾对此作过考证指出:"八卦的根底我们很鲜明地可以看出,是古代生殖器崇拜的余遗,画"—"以象男根,分为二以象女阴。"⑥

《易·系辞下》在谈及六爻的功用时指出:"二多誉,四多惧","三多凶,五多功"。即二、五两爻在多半情况下是吉利的,而三、四两爻多半不吉利。从卦位上说,二、五两爻分居下卦与上卦之中,称中爻,三、四两爻分别为下卦的上爻和上卦的下爻。二、五所以多誉功,三、四所以多惧凶,中爻所以有辨是非,是因为在编纂者的思想里认定凡事以处中为吉,而中间者的状态,又足以代表全体面貌之故。可见这样的寄形于三数重迭中的尚中思想,才是《周易》的根本思想。这种尚小思想在六十四卦爻辞中也称"中行"。

由此可见,八卦的思想内核是尚中,与阴阳观念是丝毫无涉的。

"三王不同龟、四夷各异卜"(《史记·自序》),龟卜起于殷商,导致东方五行文化。上已述及八卦即陈卦的尚中思想导致西方文化。而当时已处于大国的楚与吴越,即南方各族,是用什么法术与神灵交通的呢? 司马迁说过:"蛮夷氏羌,虽无君臣之序,亦有决疑之卜"(《史记·龟策列传》)。西汉人赵煜选《吴越春秋》已有宫廷以六壬决疑的线索《左传》哀公十七年载:"秋七月(楚惠)王与叶公(子高)枚卜,良以为令尹"。这就是当时的一类占筮方法,即"枚卜"。枚卜何谓? 杜预注曰:"不斥言所卜以令龟"。同时在马国翰辑的《归藏》中,也有不少枚卜的记录，如"昔夏后启筮，乘飞龙而登天，而枚占于皋陶。陶曰：吉。"此外，《初学记》《太平御览》也有枚占故事三条。这些材料足可证明，枚占应是一种特殊的贞占方法。"枚为之物，或指树干"（《诗·旱麓》施于条枚），或指马鞭（《左传》襄公十八年：以枚数阖）。《说文》："枚，干也。可为杖"。均系"干"的引申义。

梁人宗懔《荆楚岁时记》亦谓："秋社，拟教于神，以占卜岁丰俭。"（注曰：教以桐为之，形如小蛤。言数，教令也，其掷法以半俯半仰为吉者也。）所谓半俯半仰，也即一俯一仰。枚卜流行楚地，以一俯一仰为圣茭，这就使人很自然联想到楚人老子的"万物负阴而抱阳，"联想到阴阳思想和它的最先倡导者道家。道家的阴阳哲学在《楚辞》中以诗的语言出现，如："阴阳三合，何本何化？"（《天问》）。这就是阴阳化万物的思想。而"高飞兮安翔，乘清气兮御阴阳"（《天运》）如出一辙。至于"一阴一阳兮"也可以说就是枚卜所念念有词投空掷地以求的一俯一仰的圣茭。

因此，由枚卜而引申出阴阳，值此足以窥见一斑了。

至于"一阴一阳之谓道"，"阴阳不测之谓神"（《易·系辞》），从思想深度来看，似乎比《老子》）的"万物负阴而抱阳"更进一步。但这一思想不仅为《易经》本文所没有，也是《易传》之外的一切儒家经典所阙罕，因此，《易传》的阴阳思想是外加予《易》的，而并非《易》中所固有。

中医阴阳学说的形成及特点

中医阴阳学说应属于自然科学的范畴，它是哲学阴阳学说向自然科学渗透的产物。

早在春秋时期，秦国的医和就开始用阴阳概念阐明气候变化与人体疾病发生的关系，如"天有六气，降生五味，发为五色，征为五声，淫生六疾。六气曰：阴阳、风雨、晦明也……阴淫寒疾，阳淫热疾……"[7]

到战国中叶，作为社会哲学的阴阳学说已经形成，而当时漫长的医疗实践，又是阴阳学说向医学渗透的重要条件。正是这种阴阳学说的哲理一经渗透到祖国医学领域中，便与医疗实践的具体内容有机地结合起来,形成了中医所特有的阴阳学说。《黄帝内经》实际上就是运用古代哲学思想,对人体结构、生理、病理、疾病防治,以及人体与自然界的相互联系,进行了一次大总结,使之条理化、系统化,正如《素问·阴阳应象大论》所云:"阴阳者,天地之道也,变化之父母,生杀之本始,神明之府也",这里"天地之道"的"道"字的含义,实际上就是《老子》道的哲学思想在医学中的运用。《内经》中关于阴阳的理论继承了哲学阴阳学说的基本意义,如阴阳的相对性、阴阳的属性、阴阳的升降离合、阴阳的胜复消长、阴阳的互根等等。随着医学科学的发展,中医阴阳学说不断增添了新的内容。例如当古人发现人体脏腑经络同自然界的种种变化有着更为复杂联系的时候,那种阴阳各分老少的方法,就满足不了理论上的需要,一些勇于创新的医家,突破了旧框框的束缚,提出了"阳明"和"厥阴"两个新名词。原来的二阴二阳就变成了三阴三阳。三阴三阳的理论,不仅成为中医阴阳学说的一个重要组成部分,而且是中医阴阳学说发展史上的一次大飞跃。它使中医学的理论更加具体化系统化,更进一步显示出中医阴阳学说越来越趋向于自然科学的特点。从本质上讲它同哲学阴阳学说已不是一个东西。哲学中的阴阳学说是整个宇宙自然界及人类社会和思维的普遍运动规律的概括,而中医阴阳学说能反映的只是人体生命科学的各种物质的属性和某些客观规律,以及与某些自然现象的联系形式。尽管阴阳范围也包罗万象,但在无限的宇宙中,毕竟是一种有限的具体矛盾形式。

从以上史料证明,作为中国古代哲学启萌思想的阴阳学说,是在一段漫长的历史时期内思想文化发展的产物,是我国古代劳动人民聪明才智的结晶。早在奴隶社会后期,就出现了阴阳简单的直观概念。大约经历五六百年之后,才在《国语》中最早使阴阳的概念包含了部分哲理思想。到战国中叶,由于老子思想的渗透和影响,使阴阳的哲学思想更加充实和完备。因此,那种认为阴阳学说起源于《周易》的传统说法显然是错误的。据上古史料证明,八卦本为殷周时期所流行的一种较简易的占卜方法,人们把它称之为"易卦"或"陈卦",在春秋以前又称为《周易》。在原始的"易卦"中既无阴阳字样可见,又无阴阳的思想内容,而把阴阳的渊源归于《周易》)岂不谬哉! 在殷周时期的占筮方法中,具有代表性的主要有三种:即龟卜、陈卦和枚卜。龟卜导致五行思想,陈卦导致尚中思想,而真正与阴阳有联系的主要是枚卜。可见八卦的主要思想内核是尚中而不是阴阳。至于"一阴一阳之谓道"(《易·系辞》),则是战国时期一些儒家学派在解释《易》时所外加于《易》的,并非《易》中所固有。

中医阴阳学说是古代哲学中的阴阳学说向医学科学发展的产物,虽然它还保留其阴阳化生万物及对立统一的辨证思想,但毕竟已与具体医学交织在一起,而变为自然科学的范围。因此两种阴阳学说已有本质的区别。

参考文献

① 庞朴·阴阳五行探究 中国社会科学 1984;(3)

② 中医各家学说(全国普通高等院校教材)1980

③《中国医学史》(全国普通高等院校教材)1980

④ 梁启超·古史辨第五册

⑤ 李镜池·周易探源

⑥ 郭沫若·周易时的社会生活

⑦ 左传·昭公元年

发表于(《山东中医学院学报》1987 11(4)36)

（杨秀秀、秦岭编辑）

寒热错杂与寒热并用的临床体会

田传鑫

（滕州市中医医院 滕州市善国中路52号 277500）

【摘要】寒热错杂是中医临床诊疗中极为常见的证候类型，指寒证与热证交错在一起同时出现的病证。其病因多由外感六淫之邪、内伤情志、饮食劳逸、失治误治及体质因素所致。笔者宗张仲景《伤寒杂病论》等中医经典之旨，结合自己多年的临床经验，总结出十六种常见的寒热并用的临床体会，以嗜读者。

【关键词】寒热错杂;寒热并用;临床体会

【Abstract】Syndrome of intermingled cold and heat is the common syndrome type of diagnosis and treatment of traditional Chinese Medicine. its causes are varied. For example, exogenous diseases of six climate exopathogens、damaged by excess of seven emotions、injury due to diet、loss or wrong treatment. According to the classics of TCM and years of clinical experience, the author concluded sixteen common treatment measures of combined medication of cold and heat drugs. For reader' reference.

【Keyword】Intermingled cold and heat; Combined medication of cold and heat drugs; Clinical experience

"寒因热用，热因寒用，盛则泻之，虚则补之。""治热以寒，治寒以热。"首见于《素问·至真要大论》，这是几千年来中医治疗疾病的基本法则。方剂寒热并用配伍首见于《伤寒杂病论》，金元四大家及明清时期的温病学派对此又有许多充实和创新。[1]笔者临床体会到单纯的寒症或热症，固然常有，但由于人的不同体质的差异，病因病机的多变，治疗方法的优劣，病变部位的不同等因素的影响，往往在同一位病人身上，会出现寒热错杂的情况。诸如,上热下寒、外寒内热、外热内寒、脏热腑寒等等。如单纯使用热药或寒药,往往疗效欠佳,而采用寒热并用却可以取得满意的疗效。所谓寒热并用,是指将寒热异性的药物合并使用,在八法中属温清两法,亦称温清并用。具《伤寒论》和《金匮要略》中所记载的治疗方剂中,大约三分之一的比例属于寒热并用的,今根据张仲景寒热并用的理论,结合自身的临床实践,将寒热并用的体会介绍如下:

1. 寒温并用,外寒内热 《伤寒论》"太阳病,发热恶寒,热多寒少,宜桂枝二越婢一汤";太阳中风,脉浮紧,发热恶寒,身疼痛,不汗出而烦躁者,大青龙汤主之。"二者病理均为外感风寒,内有郁热,只是轻重程度不同。由于外寒内热,寒热错杂,因此治疗采取寒热并用,解表清里法,以期外解表寒,内清郁热。桂枝二越婢一汤和大青龙汤皆用麻黄、桂枝辛温解表、生石膏辛寒以清里热,如此寒温并用,不但使表邪得解,又可宣透在里之郁热,共奏表里双解之功。[2]再如麻杏石甘汤证,乃太阳病邪热内犯,上迫于肺,出现发热、汗出而喘等症。本方以辛寒之石膏清肺中郁热,伍辛温之麻黄,使邪热得以宣发,有外达之路,合杏仁宣降肺气而定喘,甘草调和诸药。此方寒温并用,清宣肺热,使郁热解而正不伤。

2. 寒温并用,外热里寒 如《金匮要略》竹叶汤由竹叶、葛根、防风、桔梗、人参、桂枝、附子组成。方中寒凉药竹叶、葛根发散风热,温热药桂枝、附子固护里阳。

3. 寒温并用、和解少阳 《伤寒论》小柴胡汤证即是寒温并用,清补兼施的典范,其病机为邪犯少阳,枢机不利,少阳经气不舒,胆逆犯胃,治宜和解少阳,方中主药柴胡、黄芩解半表半里之邪,辅以参草枣益气和中,扶正祛邪,佐以生姜、半夏,调理胃气,降逆止呕。如此则三焦疏利,上下调达,内外宣通,气机和畅,少阳之邪得以尽解。又如柴胡桂枝干姜汤证,在少阳病过程中,由于枢机不利,不能正常疏利三焦,以致三焦决渎失职,水饮停留,在柴胡证的基础上出现小便不利、口渴等症。

此时治疗需在和解少阳的同时,还要温化水饮,故以小柴胡汤和解少阳,桂枝、干姜温化水饮,寒温并用,各收其工。

4. 寒温并用、上热下寒 《伤寒论》:"伤寒,胸中有热,胃中有邪气,腹中痛,欲呕吐者,黄连汤主之。"指上焦实热,中焦虚寒。"伤寒,医以丸药大下之,身热不去,微烦者,栀子干姜汤主之。"是指误下后,外邪乘机内陷,内扰胸膈,上焦有热,中焦有寒证。[3]"伤寒本自寒下,医复吐下之,寒格,更逆吐下,若食人口即吐,干姜黄芩黄连人参汤主之。"是指素体本有虚寒下利,医者反用吐下之法,以致脾胃更伤,升降失常,寒热格拒,形成上热下寒证。

5. 寒温并用、辛开苦降 《伤寒论》"发汗吐下后,虚烦不得眠,若剧者,必反复颠倒,心中懊憹,栀子豉汤主之……若呕者,栀子生姜豉汤主之。"汗、吐、下后,有形之邪已去,而余热未尽,留扰胸膈。治疗取清热除烦法,用栀子豉汤、栀子生姜豉汤治疗。方中栀子苦寒,清热除烦,豆豉辛微温,轻浮宣散,生姜辛温降逆止呕。泻心汤及其类方的广泛运用和临床效验为其以后的发展树立了典范。《伤寒论》第 149 条:"伤寒五六日,呕而发热者,柴胡汤证具,而以他药下之,但满而不痛者,此为痞,柴胡不中与之,宜半夏泻心汤"。方中以半夏、干姜辛温燥湿,治中焦之寒;黄芩、黄连苦寒降泄,清中焦之热;党参、大枣、甘草甘温疗中焦之虚,全方寒热并调,辛开苦降,使脾升胃降,痞满自除[4]。

6. 寒热并用,通腑泻下 《金匮要略》大黄附子汤,由大黄之苦寒和附子细辛之辛热药组成,功效温阳散寒、泻下行滞。主要用于寒积腹实,腹痛便秘,胃寒腹冷,舌淡苔白,脉象弦紧。本方大黄与附子细辛相伍,变苦寒为温下,即大黄借助附子细辛的温散之力,为泻下导滞之用也。

7. 寒热并用,安蛔止痛 《伤寒论》乌梅丸,是由干姜、附子、蜀椒、桂枝等热药与黄连黄柏苦寒药配伍,功效温脏安蛔。乌梅丸主要为厥阴病之蛔厥证而设,笔者应用治疗"胆道蛔症"和"肠道蛔症"甚佳。柯琴曾对上药的治蛔作用概括为:"蛔得酸则静,得辛则伏,得苦能下。"

其义可谓简明扼要。

8. 寒热并用，温经止痛 《金匮要略》桂枝芍药知母汤，由桂枝、麻黄、生姜、白术、防风、附子、大量温热药与知母芍药之寒润相伍，主要用于风寒湿痹瘀久化热伤津，出现关节红肿疼痛，发热恶风等寒热错杂等症。本方用热药温阳散寒，通络止痛，加入芍药知母清热养阴，如见湿热互结者可选用麻黄连翘赤小豆汤，也是寒热并用之举。

9. 寒热并用，固齿止痛 笔者遵张仲景寒热并用的理论，以清胃散之石膏、黄连、黄芩、生地、丹皮、升麻、大量寒凉药与白芷、细辛、川椒、荜拨等辛热止痛药相配取名为"辛芷石膏汤"，治疗各种类型的牙痛，一般 1-3 剂均能止痛，疗效甚佳。

10. 寒热并用，交通心肾 《韩氏医通》卷下，交泰丸，由黄连之苦寒与少量辛热之肉桂配伍，以引火归原，治疗心火亢盛、肾水不足、心肾不交而引起的失眠症，药虽精少，但只要辨准确，却可效若桴鼓。

11. 寒热并用，和胃止呕 《丹溪心法》左金丸，由黄连与吴茱萸配伍（6:1），功效清肝泻火，和胃止呕。主要用于肝胃不和、嘈杂泛酸，干呕口苦，脘痞哎气等。本方病机为肝火犯胃，单用黄连苦寒，难以兼顾肝胃故配少量吴茱萸之热为反佐以制黄连之寒。临床对于慢性胃炎胃酸者应用甚效。

12. 寒热并用，助化利水 《伤寒论》五苓散由猪苓、泽泻、白术、茯苓、桂枝五味药组成，功效温阳化气、利水渗湿，主要用于伤寒之蓄水症。近广泛用于水肿、痰饮等证。方中重用泽泻取其甘淡性寒，直达膀胱，利水渗湿。猪苓、茯苓淡渗利水，白术健脾利水，更佐桂枝一药二用既外解太阳之表，又取其温性内助化气行水。是仲景配伍典范方剂之一。

13. 寒热并用，利湿退黄 《张氏医通》中茵陈四逆汤，是由寒性药茵陈为君配伍炮姜、附子温热之品，功效温阳化湿退黄，主要用于阴黄症，方中以茵陈清热化湿退黄为君，因阴黄病机为寒湿阻滞，单用茵陈很难利湿退黄，配以炮姜、附子温补阳气，阳气得复，气化得运，湿滞方通，瘀黄方退,另茵陈术附汤其义雷同。

14. 寒热并用,消肿排脓 《金匮要略》薏苡附子败酱散,是由薏苡仁、附子、败酱草组成,功效消肿排脓,主要用于肠痛内已成脓,多由寒湿瘀血互结,腐败成脓所致,近人也常用于治疗妇科慢性盆腔炎症之少腹冷痛,带下清稀。方中重用薏苡仁与败酱草寒凉药物相配,以利湿解毒、消肿排脓,少佐附子辛热助薏苡仁散寒湿,使湿瘀分化,脓排肿消。

15. 寒热并用,消暑化湿 《温病条辨》三仁汤,是由杏仁、滑石、通草、白蔻仁、竹叶、厚朴、薏苡仁组成,功效宣畅气机,清利湿热,本方主要用于湿温初起,湿重于热,方中以杏仁、薏苡仁宣畅气机,化湿利湿,配滑石通草竹叶甘寒清淡之品,以清热利湿,伍白蔻仁、川朴、半夏、辛温以化湿,方能互通上、中、下三焦,使气畅湿行。

16. 寒热并用,养心复脉 《伤寒论》炙甘草汤,由炙甘草、生姜、人参、生地、桂枝、阿胶、麦冬、麻仁、大枣组成,功效益气养阴、补血复脉,主要用于气血双虚的心动悸,脉结代的病症,方中以生地、麦冬、阿胶、麻仁、甘润滋阴养血,干姜、桂枝、白酒皆为辛温之性,具有通阳复脉之功,与益气养阴药相伍,既可温而不燥,也可使气血通畅,脉道通利,气血通盛则心悸可平也。

临床上寒热并用的情况很多,特别是一些上焦火旺的病人,如肺热的急慢性咽炎,扁桃体炎,不少则伴有脾虚,如单用清热解毒药,往往会造成大便泻泄,故多加入生姜、砂仁、肉桂等温热药。对于一些西医诊断急慢性炎症的病人,如急慢性胃炎、气管炎等,中医辨证既便属于虚寒证,也可在辨证用药的基础上,加入少量黄连、白花蛇草、鱼腥草等寒凉药 1-2 味,往往可以增加疗效。总之,在应用清热法的时候应做到清而不泻,在应用温热药的时候做到温而不燥。寒热并用,既可平寒热之失衡,更可理气机之失序、协阴阳之失调。正如《素问·至真要大论》所说"谨察阴阳所在而调之,以平为期"[5]。

参考文献

[1] 任小宁 . 小议寒热并用的起源与发展 [J]. 湖南中医杂志,

2012,04:139-140.

[2 王历 . 试论《伤寒论》中的寒热并用法 [J]. 中医药学报，
1984,02:23-27.

[3] 郭喜军，豆志伟，张晓艳，董笑一，孙园园 .《伤寒论》寒热并
用法浅析 [J]. 河南中医 ,2012,10:1261-1262.

[4] 陈拥军，孙晓梅，扈国杰，孙晓伟 .《伤寒论》寒热并用法及临
床应用 [J]. 辽宁中医杂志 ,2013,02:268-270.

[5] 张志鹏，任存霞 .《伤寒论》寒热并用法浅析 [J]. 中国中医急
症 ,2014,07:1296-1298.

发表于《中医临床研究》2015.7（26）

（胡忠波、田传鑫编辑）

张义明"即病多瘀"学术思想初探

徐守莉　　张义明

（滕州市中医医院　山东滕州　277500）

　　摘 要:历代医家主张"久病多瘀",叶天士明确提出了"久病入络"的学术思想,笔者根据祖国医学关于脏腑经络气血及气机升降运动的生理病理特点,特别是瘀病的临床症状表现和诊疗体会,以及现代科学相关研究成果,发现瘀病的时间还应更早,或应称为"即病多瘀",本文从瘀病的基础理论依据、临床治疗依据、现代科学研究相关成果依据,进行了初步探讨。

　　关键词　瘀病　即病多瘀　初探

Zhang Yiming \"blood stasis\" academic thought

　　　Shouli xu　　　Zhang Yiming

(Su hospital of traditional Chinese medicine Shandong tengzhou, 277500)

　　Pick to: past dynasties doctor claims that "blood stasis" long illness, Ye Tianshi explicitly put forward the academic thought of "prolonged illness enters into venation", the author according to the motherland medicine about qi of zang–fu organs and meridians and qi activity physiological and pathological characteristics of lifting movement, especially with the clinical symptoms of blood stasis and clinical experience, and modern science and related research results, found that the time of stasis disease also should be more early, or should be called "blood stasis", this article from the stasis disease based on the basis of the theoretical basis and clinical treatment, on the basis of modern scientific research achievements, and has carried on the preliminary discussion.

Keywords　stasis disease The disease and blood A preliminary study

瘀病是指气血火食湿痰等六因引起的气机升降失常,血液运行不畅,脏腑经络瘀滞病症的总称。其范围基本涵盖了郁证、瘀证、络病、痰瘀、血瘀、火郁,故称六瘀,以及现代医学的郁血等内容,然六瘀的基本病机均离不开血瘀。可见祖国医学的瘀病与现代医学的郁血有明显的区别,现代医学中的郁血是指局部静脉血液循环障碍所引起的病理变化,如肝肺郁血。而祖国医学对于瘀病的论述内容非常丰富,凡系由于气血津液运行不畅,水液代谢障碍,脏腑或局部组织的血液停滞瘀结,离经脉的内外出血,血液的污秽不洁代谢产物的潴留,体内的肿物、炎症、肌肉皮肤等各种组织的增生变性等,均属于瘀病的范围。历代医家多主张“久病多瘀”,叶天士明确提出了“久病入络”的思想;近代翁维良[1]等提出了“百病多瘀”的思想。张义明[2]根据祖国医学关于脏腑经络气血及气机升降运动的生理病理特点,特别是大量的瘀病的临床症状表现和治疗体会,以及现代科学相关的研究成果,发现瘀病的时间还应更早,或应称为“即病多瘀”,下面试从理论渊源、临床诊断体会及近代科学相关研究初探如下。

一　理论依据

祖国医学对于“即病多瘀”的认识由来已久,甘肃汉墓出土的一批医简,其中一个医简的处方为:干当归、芎劳、牡丹皮、漏芦及 mang(为贝母之别称)。此方活血养血加贝母化瘀散结,是治疗痰阻血瘀的典型方子《内经》中的四乌贼骨一芦茹丸,实际上也是治疗瘀血瘀滞的先例《素问·调经论》早就指出“人之所有者,血与气耳”、“血气不和,百病乃变化而生。”《灵枢·脉度》“气之不得无行也,如水之流,如日月之行不休也。”东汉张仲景在《内经》理论的基础上,立“瘀血”之病名,病创立十余个活血化瘀的方子,为外感热病的活血化瘀理论和治则启开了先河。朱丹溪在总结大量临床瘀病的症状表现和治方经验的基础上,提出了“痰加瘀血,遂成窠囊”之说《丹溪心法·六郁五十二》中指出："气血冲和，万病不生，一有怫郁，诸病生焉。故人生诸病，多生于郁。"

清代叶天士首创"络病"学说，指出"医不知络脉治法，所谓愈究愈穷也。"王清任治病强调气血为主，创立活血逐瘀方33首。唐容川在《血证论》中进一步指出："人之一身，不外阴阳。而阴阳二字，即是水火，水火二字，即是气血，气为血之帅，血为气之守"等，均为中医的瘀病学说提供了充分的理论依据。祖国医学的精髓则是天人相应的整体恒动观。中医重视自然界五运六气周而复始的恒动式运转，重视人体气血、津液的恒动运行，气停不行则气滞，津停不行则瘀阻，血停不行则血瘀，说明气血津液的正常运行是维持人体生命活动的基本保证，故《素问·生气通天论》指出：人类的健康，必须"骨正筋荣，气血以流，腠理以密。"《灵枢·经脉》篇指出"经脉者，所以决死生，处百病，调虚实，不可不通。"而维持人体气血津液的正常运行，主要依靠三个环节：一是物质基础；二是运行动力；三是运行通道。物质基础主要指气血津液，统称为真气，又称为经气《素问·刺节真邪论》曰"真气者，经气也"。气在中医学的基础理论中，即有物质基础的概念，又是推动气血津液运行的主要动力源泉，故推动气血运行的动力是为气。气血津液运行的通道则是经脉，如《灵枢·本藏》曰"经脉者，所以行气血，而营阴阳，濡筋骨，利关节者也。"《灵枢·海论》曰"夫十二经脉者，内属于腑脏，外络于肢节。"经络系统将人体的五脏六腑、四肢百骸、皮肉筋骨等联络成为一个有机的整体，使人体的正常生理机能正常发挥。因此可见，人体生命气机运行的根本主要还在气。《内经》中血多篇章均论述了气为宇宙和万物生长的本源。如《素问·天元纪大论》"太虚廖廓，肇基化元，万物资始，五运终天……"多种自然现象和人的生理病理均可从气的升降运动中找到答案。故《素问·至真要大论》指出："本呼天者，天之气也，本呼地者，地之气也，天地合气，六节分而万物化生矣。"因此气又能生血，又能行血，为血之帅《普济方·方脉总论》说"气者血之帅也，气行则血行，气止则血止。气有一息之不运，则血有一息则不行"。而人的生命在于运动,中医称为气机的升降运动,升降出入是人体生理活动以及与自然环境保持平衡的基本形式,也是人体脏腑经络气血津液、精神情志功能的体现。正如《素问·六微旨大论》所言"升已而降,降者谓天,降己而升,升者谓地。天气下降,气位为地,地气上升,气腾于天,故高下相召,升降相因,而变作矣。"又说"非出入则无以生长壮老已,非升降则无以生长化收藏。"如升降运动停滞,则人的生命也将终结。故"出入废则神机化灭,升降息则气立孤危。"可见人体在健康状态下,升降运动应保持正常运行。由于各种病因的干扰,人体的升降运动一旦出现障碍和失常,就会发生疾病,其基本病机就会出现瘀。或气郁或痰瘀,或火郁或血瘀,且气血痰湿很难截然分开,所以一旦气机的升降运动失常,实际上瘀即已经形了。前人之所以认为"久病入络"、"久病多瘀",只是在某种疾病或某种疾病阶段的初期,一些病症还没有明显的表现出来,还不能被早期发现而已,但从气机升降运动的生理病理分析,一旦升降失常,很多疾病一旦形成,瘀便在其中了。这应是一个不争的事实。

二 临床治疗依据

大量的各种临床资料证明,很多疾病一旦出现,瘀的病机即已形成,如内科病中的外感热病、急性传染感染性疾病、咳喘、胸痹、心悸、中风、头痛、胃痛、胁痛、呕血、眩晕、失眠、血浊、消渴、癃闭、浮肿、痹证等;外科病中的紫斑、各类痹证、瘿疾、乳癖、痤疮、黄褐斑、肢体外伤等;妇科病中的月经不调、带下病、不孕症、癥瘕;儿科病中的乳娥、痄腮、新生儿硬肿病,其他各科如暴盲症、喉痹及各类肿瘤等,今以内科疾病列举如下:

1. 发热 发热病人特别高热体温超过39℃以上的急性热病进入气营两燔或营血阶段的。其病机多兼瘀,西医多认为体内有弥漫性血管内凝血,故在辩证治疗的同时加入活血或去痰化瘀之品。如赤芍、丹皮、丹参、红花、大黄等,常用代表方如犀角地黄汤、清营汤等。

2. 咳喘 不论何种原因导致的咳嗽,其基本病机为肺气因痰瘀而致肺气失肃降,故治咳应以化痰通瘀为主,象麻黄伍杏仁、桔梗配枳壳、陈皮配半夏、僵蚕配浙贝或加入活血品如坤草、丹参、地龙等。特别对于慢性支气管炎、肺气肿、支扩、肺纤维化以及喉痹等引起的咳嗽,均应加入活血化瘀品,方能提高疗效。

3. 胸痹 李春岩,史载祥[3]提出了气陷血瘀是许多心血管疾病在不同阶段具有的相同的病理基础,是多种心血管疾病常见的一种临床证型。而胸痹的病机虽有气痰及寒凝等因素引起,然其根本病机不离瘀血,临床治疗多在理气、温阳、益气、化痰、养血的基础上加入活血化瘀之品,如川芎、丹参、沉香、降香、三七等。

4. 心悸 现代医学多属心动过速或心率失常,其病机虽有心阳虚、心气虚、心血虚、水气凌心、心血瘀阻之别,但也总不离瘀,在治疗上往往在辩证用药的基础上加入丹参、红花、三七等,活血化瘀之品,收效更为满意。

5. 中风病即西医的缺血性出血性脑血管疾病,和面神经炎等。刘素芝,包祖晓等[4]指出中风气虚血瘀的病机学说可以更为有效的指导中风临床治疗,即便是急性脑出血病人,也属"离经之血"血瘀的范围,故临床同样加活血药如丹参、红花、桃仁甚至加入破血的地龙、水蛭等品,不仅未见到出血加重的现象,而加快了出血的吸收以及各种体征的改善。

6. 头痛 头痛也是临床常见病症之一,虽病因之多,但病机总不离瘀,正所谓"不通则痛"故治疗时多加入川芎、赤芍、丹参、蚕虫、葛根、元胡、三七等药物,其效可立竿见影。

7. 失眠 也称不寐,因失眠多长年不愈反复发作,特别是目前的亚健康人群,长期精神压力过大,情志抑郁,气血不和,升降失职,气机不畅则血行受阻,故瘀病也在情理之中。此类病人往往中西安神药很难奏效,而使用活血化瘀法却可效如浮鼓。如王清任的通窍逐瘀汤。

8. 胃脘痛 是由胃脘部作痛为主要表现的病症。其病因多由寒凝、气滞、湿阻、食积、血瘀等引起,其病多有瘀,加用活血化瘀止痛之品,疗效甚佳,如失笑散、元胡、三七、赤芍、丹参等。

9. 呕血 即消化道出血,不论病因如何,凡出血均应归离经之血瘀血,临床常用大黄炭、三七粉、鱼骨粉等各种粉混合,一般1-2天内能达到活血之血之目的。

10. 胁痛 胁痛主要与肝经疾病相关,病因多因肝郁、气滞、火郁、痰瘀、血瘀所致其病机不离瘀,故治疗多以金铃子散或柴胡疏肝汤或加入丹参配郁金或桃仁、山甲、别甲等,目前已是中医同道所共识。

11. 血浊 即现代医学的高脂血症,其病机多由身体秉承因素加之过进肥甘,少动过逸而导致痰湿及膏脂堆积,侵淫血脉,使气机运行不畅,而出现痰瘀、血瘀、脉痹等,故其治法多以健脾利湿、化痰活血为主,临床常用逍遥散、合五苓散加入活血化瘀的丹参、红花、坤草、泽兰等。

12. 消渴 现代医学证明本病所引起的大小血管的并发症总体病都是与血瘀相关,故临床治疗消渴病时,不论病程长短,均应加入活血化瘀之品,如丹参、红花、坤草、葛根、赤芍、地龙等,以避免或减少并发症的发生。

13. 癃闭 胥小鹏,李恩强等[5]自拟补肾通关颗粒治疗前列腺增生70例中认为,癃闭病因多因肾、脾阳虚兼痰阻血瘀引起,在补肾的基础上加入活血化瘀药物。认为癃闭其病因多因肾、脾阳虚兼痰阻血瘀引起,临床上治疗本病多在补肾的基础上加入活血化瘀药山甲、水蛭、地龙、丹参、坤草、泽兰、刘寄奴之类。

14. 浮肿 浮肿即各种原因引起的水液代谢障碍而导致水溢于肌肤的病症,但精血同源,痰血相关,水气通引不畅必兼血瘀,故临床各类肾病引起的浮肿,活血化瘀药不可少,如红花、丹参、泽兰、坤草等。

15. 痹症,痹有不通之义,是由风寒、湿、热之邪瘀阻引起的肢体关节疼痛的一类病症,本病虽病因诸多,但病机都不离瘀。故痹症的治疗除针对病因辩证外,常加入虫类活血破瘀药,如地龙、全虫、土鳖、蜈蚣和藤类通络药如鸡血藤、青风藤等。

三 现代医学科研依据

我们根据近代医学科研成果发现 [2] 从微观的血液流变学以及分子生物学的角度,通过测定血细胞数量,即血细胞压积、血浆粘度、血沉以及红细胞电泳时间等多项血液流变学指标,对"血瘀症"患者的血液粘度异常的原因进行了实验研究。结果表明,各种"血瘀症"患者虽然大多显示出血液流变性和血液粘度异常的共同表现,但究竟其产生的原因和病理表现的特点,却又是不相同的。例如,对于缺血性脑中风、心肌梗塞、冠心病、血栓闭塞性脉管炎一类血瘀症患者,他们的血液粘度增高的原因主要是由于红细胞、血小板表面电荷的减少而引起的红细胞、血小板的聚集和凝结。这与祖国医学所说的"内结为血瘀"似有类同之处。这样,红细胞、血小板的聚集和凝结似是"内结为血瘀"的物质基础之一。对于肺心病、肺气肿、红细胞增多症、烧伤、烫伤以及淋巴细胞增多症、白血病等一类"血瘀症"患者,他们的血液粘度的增高主要是由于血细胞成分(红细胞、白细胞、淋巴细胞等)及其数量的改变所引起的。而对于高血脂症、重度妊娠中毒、巨球蛋白症、骨髓瘤等一类"血瘀症"患者,他们的血液粘度增高的主要原因是由于血浆化学组成成分的改变所引起的血浆或血清粘度的增高。上述这两类由于血液的细胞成分或血浆成分的改变所引起的血液粘度增高的情况,与祖国医学所说的"污秽之血为血瘀"似有类同之处。这样,血液的细胞成分或血浆成分的改变,似是"污秽之血为血瘀"的物质基础之一。另外,对于出血性脑中风、鼻出血、上消化道出血等一类"血瘀症"患者以及贫血、肝腹水、肝硬化、麻风病等另一类"血瘀症"患者,他们的血液粘度的异常,多表现为血液粘度的降低,其原因均是由于血细胞数量的减少,但究其病因和病理变化的特点,前一类"血瘀症"的血液粘度的降低主要与血管破裂,血液渗流于血管外有关,这与祖国医学所说的"离经之血为血瘀",似有类同之处;而后一类"血瘀症"的血液粘度的降低,显然与血管破裂、血外渗无关,这与祖国医学所说的病入络为血瘀"或"血虚挟血瘀"似有类同之处。总之,上述这一切表明,祖国医学

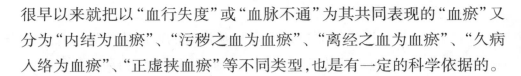

很早以来就把以"血行失度"或"血脉不通"为其共同表现的"血瘀"又分为"内结为血瘀"、"污秽之血为血瘀"、"离经之血为血瘀"、"久病入络为血瘀"、"正虚挟血瘀"等不同类型,也是有一定的科学依据的。

参考文献

1. 郭明冬,李秋艳,翁为良.翁为良"百病皆瘀"学术思想探讨[J].中医中医基础医学杂志 2015,21(11):1363.

2. 张义明,赵芸杨,秀秀等.薪火传承-张义明医论医话医案选集 [M].山东科学技术出版社,2015,36-39.

3. 李春岩,史载祥.心血管疾病气陷血瘀病机探讨 [J].中医杂志,2014,55(20):1715.

4. 刘素芝,包祖晓,张锐利.缺血性中风气虚血瘀病机学说的理论探讨 [J].中华中医药学刊,2007,25(1):97-98.

5. 胥小鹏,李恩强等.补肾通关颗粒治疗前列腺增生 70 例 [J].中国实验方剂学杂志,2012,18(10):300.

发表于《中医临床研究》2016 年 11 月第 8 卷第 31 期

（徐守莉、刘淑贤编辑）

脾胃病重在调升降

杨秀秀　　张义明

滕州市中医医院　277500

[摘要] 本文根据脾胃的生理特点,即脾主升清,胃主和降,以及脾胃病的基本病机为脾胃的升降失常,结合临床实践,提出脾胃病重在调升降的学术思想,并拟定"益气健脾,温阳健脾,补气健脾、升阳举陷"等12种辩证治疗方法。

[关键词] 脾胃病;生理;病理;调升降

脾胃升降运动的理论最早见于《内经》。如《素问·五常政大论》:"阴精所奉,其人寿;阳精所降,其人夭。"以此说明脾胃的升降功能关乎到人的寿夭。后李东垣[1]继承和发展了《内经》关于脾胃的升降运动的理论,提出"盖胃为水谷之海,饮食入胃,而精气先输脾归肺,上行春夏之令,以滋养周身;升已而下输膀胱,行秋冬之令,为转化糟粕,转味而出"。张元素则以升脾气,补脾气、脾血,燥脾湿,降胃气,泻胃实,攻胃积为治疗脾胃病的治则[2]。笔者拟从脾胃的胜利特点、病因病机、辩证论治等方面,强调调升降是治疗脾胃病的重要环节。

生理特点是升降失常

脾的生理特点　脾主升清、为人体气机升降之枢。升降运动是人体各脏腑生理活动的基础形式之一,人体脏与脏、脏与腑之间存在着一升一降,既矛盾又统一的运动,以此来产生生理机能,维持机体的动态平衡,升降不止,生命不息。在若干对升降矛盾中,脾与胃的升清降浊功能最为重要,因脾属土,位居中央,上通心肺,下连肝肾,既为气血生化之源,又为元气滋生之本。正如金·李杲在《脾胃论》中说:"真气又名元气,乃先身而生之精气也,肺胃气不能滋之。"所谓"升清",就是化生和升发清阳之气。《脾胃论》又说:"盖胃为水谷之海,饮食入胃,而精气先输脾归肺,上行春夏之令,而滋养全身,乃清气如天者也;升已而下输膀胱,行秋冬之令,为传化糟粕转味而出,乃浊阴为地者也。"说明脾将水谷精微之气,即清阳之气上归于肺,因肺朝百脉,再由肺输布全身而起濡养作用,这一升清过程,与胃气主降的作用,同时进行,共同完成饮食的消化、吸收、运输和排泄。清·叶天士《临症指南医案》说:"脾宜升则健,胃宜降则和。"脾升胃降。清阳得升,元气充沛,则脏腑均得其养;浊阴得降,则糟粕废气均得排除。这就为进行其他一切升降运动奠定了基础,供给了能量,运转了枢机。元·朱震亨《格致余论》说:"是脾具坤静之德而有乾健之运,故能使心肺之阳降,肝肾之阴升,而成天地交泰。"这就明确指出了脾胃健运,是保障人体气机升降,脏腑协调基础。诸如肝气宜升,胆气宜降;肾气宜升,肺气宜降;肾水宜升,心火宜降,等等,都与脾胃的健运功能有密切关系。诚如清·黄元御《四圣心源》说"脾主运化,中气旺则胃降而喜纳,脾升而喜磨,水谷腐熟,精气滋生,所以无病。火降则水不下寒,水升则火不上热,平人下温而上清者,以中气之善运也。"清·李中梓在《证治汇补》中亦云:"五脏之精华,悉运于脾,脾旺则心肾相交。"《血证论》也说:"血生于心而下藏于肝,气生于肾水而上注于肺,其间运行上下者脾也。"这都充分说明了脾气健运,气血壮旺,滋养脏腑,以及脾脏为脏腑阴阳水火气血升降浮沉运动互相协调的枢纽。若脾气不升而反降,饮食不能运化,则出现腹胀、呕吐、纳呆、腹泻等症,甚则出现中气下陷,脾不统血等症。如脾不健运,湿浊淤阻,影像肝胆疏泄,导致肝气不升,胆气不降,诸证丛生。若脾失运化,精气不充,枢机不运,水不能升则心火偏亢,火不能降则肾水偏寒,导致心肾不交等等《脾胃论》云:"脾胃之气既伤,而元气亦不能充,而诸病之所由生也。"明确指出脾胃受损,健运失职,是导致诸证的关键。

　　胃的生理特点　胃为"水谷之海",饮食物入胃,经胃的腐熟之后,其中清者,经脾散精,上输于肺,敷布周身;其中浊者,则在胃气的作用下下行入小肠,进一步消化吸收。胃的通降作用,还包括小肠将食入残渣下输于大肠和大肠传化糟粕的功能。

胃为六腑之一,其气主降,以通为用,以降为和。若胃失和降,则胃气上逆而出现呃逆,恶心呕吐,食欲不振等症;又可因浊气在上而发生口臭、脘腹胀闷甚至疼痛,以及大便秘结等症,如《素问·阴阳应象大论》云:"浊气在上,则生䐜胀"。当饮食入胃,进行腐熟消化,然后在胃气的通降作用下,传送到小肠,经过进一步消化再由脾肺输送到全身,其糟粕部分分降至大肠,最后变成大便排出体外。故《素问·五脏别论》说:"六腑者,传化物而不藏,故实而不能满也。所以然者,水谷入口,则胃实而肠虚;食下,则肠实而胃虚。"说明胃受纳水谷之后不能久留,随时把精微输送给五脏,把糟粕向下传送。只有胃气通降,满而不泄,糟粕浊气留于中焦,则出现胃脘胀满、疼痛、纳呆、便秘等证。若胃气不降反而上逆,则出现嗳气、呃逆、恶心呕吐等证。胃喜润恶燥,胃的这一特性,是保障受纳腐熟水谷的先决条件,只有胃中津液充足,源泉不竭,润濡食物,帮助消化,食物才能顺利的通降到小肠;只有胃中津液充足,化生精气,五脏六腑才能得到滋养。如胃中津液不足,水谷之源枯竭,燥气横生,则出现口干舌燥、腑脏、便秘、口渴引饮等证。故胃的病理一般易胃气上逆,易实易燥,有"实则阳明,虚则太阴"的提法。同时脾之与胃,同居中焦,皆属土脏,互为表里,以膜相连。胃主受纳,胃主运化,两者之间的功能关系是"脾为胃行其津液",脾主升清,胃主降浊,二者一阴一阳,一脏一腑,一升一降,共同完成水谷之受纳、腐熟、运化、输布的过程,故合称脾胃为"后天之本","生化之源"。

由于脾胃在生理上的相互联系,因而在病理上也是相互影响的。因此,脾的运化、升清功能和胃的受纳、降浊功能若有一方失调,则必会影响对方,进而影响整个消化过程,如李东垣在《脾胃论·脾胃胜衰论》中云:"饮食不节则胃病……胃既病则胃不能禀受……脾亦从而病焉。"又如《素问·阴阳应象大论》云:"清气在下,则生飧泄;浊气在上,则生��胀"。鉴于此,在治疗脾胃病时,和胃与健脾、开胃与醒脾、降胃气与脾气等法多是同时并用的。

　　脾和胃护卫表里,胃主收纳腐熟水谷而降,脾主运化水谷而升,二者气机升降有序,经络通畅,气血调达,百脉和顺,人体健壮。胃为腑而属阳,脾胃脏而属阴,阴静阳动,动静结合,相辅相承,如《素问·金匮真言论》云:"言人身之脏腑中阴阳,则脏着为阴,腑者为阳。"胃为阳腑而主燥土,故其性恶燥而喜润,脾为阴脏而主湿土,故其性恶湿而喜燥。脾气上输胃顺,胃气下降为和,脾气之升有赖胃气之降,胃气之降有赖脾气之升,如此阴阳和合,燥湿互济,升降相因,相互为用,分工合作,相反相成,共同完成升清降浊的生理过程,完成对饮食的贮藏、消化、吸收、利用、输布和排泄的过程。因而,脾胃在人体起着极为重要的作用:1 由于升清降浊,脾胃是气血生化之源,为人体生长提供物质基础,如明。吴崐《医方考·脾胃证治》说:"脾胃人身之坤元也。"《景岳全书·论脾胃》亦说:"脾胃为水谷之海,得后天之气也。何也?盖人之始生,本乎精血之原,人之既生,由乎水谷之养,非精血无以立形体支基,非水谷无以成形体之壮,精血之司在命门,水谷之司在脾胃。"2. 由于升清降浊,脾胃是元气之本,人身元气虽来源于先天,但只有依赖后天脾胃之气的充养,才能源源不绝,正如《脾胃论》:"真气又名元气,乃先身而生之精气也,非胃气不能滋之。"3. 由于升清降浊,五脏之气亦赖脾胃之气滋养,如《景岳全书·论脾胃》:"……然脾为土脏,灌溉四旁,是五脏中皆有脾气"汉·华佗《中藏经》亦云:"胃者人之根本,胃气壮,五脏六腑皆壮也。"4. 由于升清降浊,脾胃气机升降是五脏六腑气机升降之枢纽,若脾升胃降功能失常,其他脏腑气机升降必然受到影响,反之,其他脏腑气机升降失职,亦可以影响脾胃的升降。

　　由上述可知,脾胃是难以分割的整体,其性是脾喜燥胃喜润,其功能运动形式是脾升胃降,因此在病理上主要是脾湿胃燥,脾气不升,胃气不降。因此,胃病以呕恶、呃逆、嗳腐等证为主,这是胃失和降,胃气上逆之故;脾病以泄泻为主,这是脾不升清,脾气下陷所致。故治呃逆着重在胃,治泄泻着重在脾。因胃主纳谷、主运化,所以胃病多实,脾病多虚。若胃实脾虚,则能食而消化不良;若脾气虚弱,津液不布,则胃燥而不能食,纳呆食少而消化不良,如清·唐容川《血证论》:"脾气不布,则胃燥而不能食,食少而不能化。"因此,在临床上治疗脾胃病的时候,既要注意脾气宜升,胃气宜降的原则,也要注意治脾用药宜燥,治胃用药宜润的原则。在多种情况下是采取升降并举,润燥并用的原则,具体以哪方面为主,需要根据病情而定。

病因病机 〜〜

饮食所伤　饥饱无常,或过食生冷酸辣不洁之物,易伤脾胃。《难经·四十九难》有"饮食劳倦则伤脾"之说,脾胃互为表里,病时互相影响,如《脾胃论》说"夫饮食失节,脾胃乃伤。"又说"夫饮食不节则胃病,胃病则气短,精神少而生大热……胃既病则脾无所禀受……故亦从而病焉。"说明饮食不节,首先胃病,胃伤而后脾病。脾胃均伤,则受纳、腐熟、转输、传导、运化等功能失常,而出现痞、闷、胀、痛、呕吐、泄泻等证,故《素问·脏气法时论》说:"脾病者……虚则腹满肠鸣,飧泄食不化。"同时,由于脾运失职,水谷精微不得敷布,营血不足,脾土不能尽其灌溉之职,而出现四肢萎弱,肌肉消瘦,甚至出现少气乏力等全身虚衰症候。

七情所伤　《内经》有"忧思伤脾""怒伤肝"之说,故在七情中忧思怒三志与脾的关系最为密切。忧本肺志,忧伤过度,伤及肺脏,肺病及脾(子盗母气),故致脾病。思为脾志,张景岳云:"苦思难释则伤脾。"所以说,忧思伤脾,脾气既伤,化源不足,气血亏乏,心神失养,多出现心脾两虚证候。怒为肝志,怒则肝气过旺,必乘脾土,导致肝脾不和证。

寒湿侵袭　在六淫中,寒、湿之邪郁脾脏的关系较为密切。《素问·至真要大论》说:"诸湿肿满,皆属于脾。"因寒湿均属阴邪,其性凝滞收敛,既损伤脾阳,又阻碍气机,使脾胃升降之职减弱或丧失,如食凉饮冷,久处湿地,或外感雨露等等,脾土被困,遏伤中阳,脾运失健,则出现畏寒、纳呆、腹胀、腹痛、腹泻等证。另外,湿邪内蕴日久,因人的体质不同,有的湿郁化燥伤津,导致湿证兼燥;有的湿郁化热,导致脾胃湿热而出现黄疸。

燥邪伤胃　寒湿之邪既能伤脾,又能害胃,前已详述。因胃为阳腑,其性主燥,喜湿恶燥,故燥邪为胃的主要致病原因。若过食辛辣、或燥邪入里,胃阴受伤,则出现口干、口渴、便秘等证;若胃阳素强,加之七情郁结之火相并,耗津伤液,致使胃腑阴血亏乏,出现消谷善饥、噎膈反胃等证。燥伤胃络,则胃痛,吐血等。脾主湿,胃主燥,燥湿虽属对立,但可相互转化,若胃阳过强,可化湿生燥,若胃阳不足,可化燥生湿,故有"脾胃阳虚而病湿,脾胃阴虚则病燥"之说。在临床上,燥湿互化,非常复杂,因阳虚过甚过久,不能化湿,阴液无源,必致阴虚内热耗伤津液而生燥,终致阳虚水泛兼有阴亏内燥之证;也有因阴虚过重过久,精不化气,气不化水,终致精亏内燥兼有水湿内停之证。病已至此,虽由脾胃开始,但已伤及肾之阴精和阳气,临证时决不能单从脾胃论治。

其他因素　因脾为后天之本,很多因素可导致脾气虚衰,如素体虚弱、劳倦过度、病后失养、久病不愈,均能造成健运失职,脾胃虚弱。虫积日久,耗伤气血、阻塞肠道、扰乱气机、影响健运,终致脾胃虚弱,气血双亏。

尽管病因各异,但引起脾胃病的病机确不离升降失常。

升降失常是指气机紊乱的病理变化,临床上气机升降失常的表现多种多样,但归纳起来,升降失常的基本病机不外升降不及、升降太过和升降反常三类:

升降不及　是脏腑虚弱,运行无力,或气机阻滞,运行不畅,使升降作用减弱。如脾气主升,脾气虚弱,则清气不升而头昏、便溏;又如大肠以通降为顺,若气虚传导无力,则糟粕停滞而为便秘等。以上皆升降不及所致。

升降太过　是指脏腑气机的升降运行虽与其主导趋势一致,但其程度已超出正常的生理范围的病理现象。如胃、大肠,均以通降下行为顺,若通降太过,就会出现泄泻稀便等症状。

升降反常 是指脏腑气机的升降运行与其正常趋势相反的病理现象,即当升不升,反而下陷;当降不降,反而上逆。如脾气不升,中气下陷,发生泻泄、脱肛;胃气不降,反而上逆,出现呃逆、呕吐等。

辨证论治

1. 脾气虚弱,升清失常 是指脾气不足,健运无力,升清功能失常。临床表现为腹胀纳少,食后胀甚,大便溏薄,精神疲乏,肢体倦怠,气短懒言,形体消瘦,或见肥胖,浮肿,面色萎黄,舌淡苔白,脉缓弱。治宜益气健脾。方选参苓白术散(《太平惠民和剂局方》)。方药组成:党参、茯苓、白术、炒扁豆、炒山药、薏苡仁、莲子肉各12g,陈皮、砂仁、桔梗各6g,炙甘草4g。

2. 脾阳虚弱,温运失常 是指脾阳虚弱,温运无力,升清功能失常,临床表现为腹胀纳少,腹痛绵绵,喜温喜按,畏寒肢冷,口淡不渴,大便溏稀,或是肢体浮肿,小便短少,舌淡苔白滑,脉沉迟无力。治宜温阳健脾。方选理中汤加味(《伤寒论》)。方药组成:人参9g(或党参15g)、白术15g、干姜6g、茯苓15g、山药15g、砂仁10(后下)、附子6g、炙甘草3g。

3. 脾气下陷,升举无力 是指由于脾气亏虚,升举无力反而下陷的征候,又称脾气下陷。

临床表现为脘腹重坠作胀,食后益甚;或便意频数,肛门重坠;或久泻不止,甚至脱肛;或子宫下垂;或小便混浊如米泔。伴见气短乏力,神疲倦怠,声低懒言,动则气坠,头晕目眩,食少便溏,面白,舌淡苔白,脉缓弱等。治宜补气健脾,升阳举陷。方选补中益气汤(《脾胃论》)。方药组成:黄芪30g、党参15g、白术、茯苓各10g、当归9g、陈皮、柴胡、甘草各6g、升麻3g。

4. 寒湿困脾,降浊失常 是指由于寒湿内盛,阻困中阳,使中焦升清降浊功能失常的征候。

临床表现为脘腹胀闷,口腻纳呆,泛恶欲吐,口淡不渴,腹痛便溏,头身困重，小便短少，或身目发黄，色泽晦暗，或妇女白带增多，舌胖苔白腻，脉濡滑或濡缓。章虚谷云"脾气弱者则湿自内生，湿盛则脾不健运。"可见脾虚与湿盛是因果关系。寒湿内盛则阻遏脾阳，而运化失职，升降功能失常。故见脘腹胀闷、干呕纳呆、腹痛溏泻，湿邪弥漫，阻滞气机，遏制清阳，浊阴不降，或见头身困重，发黄色晦，或是浮肿带下。治宜健脾运湿，升清降浊。

方选胃苓汤（即五苓散合平胃散）（《证治准绳》）。方药组成：苍术、白术、茯苓、猪苓各12g，桂枝、陈皮、泽泻各9g，厚朴、甘草各6g，生姜5片，大枣5枚。

5. 湿热蕴脾、降浊失常　是指由于湿热内蕴中焦所表现的征候，又称中焦湿热、脾胃湿热。

临床表现为脘腹痞闷，呕恶纳呆，肢体困重，大便溏泻不爽，小便短黄，或面目肌肤发黄，或皮肤发痒，或身热起伏，汗出热不解，舌红苔黄腻，脉濡数或滑数。湿热之邪蕴结脾胃，受纳运化失职，升降失常，故脘腹痞闷，呕恶厌食，湿邪阻而下迫，故大便溏而不爽，小便短赤不利，湿热熏蒸肝胆，胆液外泄，故身目发黄，皮肤发痒，湿邪重浊粘腻，故身热起伏，不为汗解。治宜利湿化浊，佐以清热。方选茵陈五苓散合甘露消毒丹加减。方药组成：茵陈15g，桂枝、茯苓、猪苓、泽泻、白术各12g，白蔻仁、滑石、木通、黄芩、连翘、藿香各9g。

6. 胃阴亏虚，和降失常　由于胃阴不足，失其濡润，失于和降所表现的征候。临床表现为口咽干燥，饥不欲食，胃脘嘈杂，或痞满不舒，或胃脘隐痛，或干呕呃逆，大便干燥，小便短少，舌红少津，脉细而数。胃之受纳，消化食物，赖胃气与胃液的共同作用，若津液不足则胃失濡润，食不得化，故纳少脘痞，津亏液少。胃失和降，则干呕呃逆，嘈杂不适。治宜养润胃阴，降逆止呕。方选养胃汤（《临证指南》）。方药组成：沙参15g，玉竹、花粉各10g，桑叶、麦冬各9g，生扁豆24g，生甘草3g。

7. 脾胃寒凝，通降失常　由于寒邪犯胃，阻滞中焦，腑气不通，脘腹冷痛的证候。临床表现为脘腹冷痛，遇冷加重，得温则轻，伴呕吐清水，大便不通,舌苔白滑,脉沉弦或沉紧。寒邪在胃,胃阳被困,通降失常,不通则痛。寒伤胃阳,水饮不化而上逆,故呕吐清水,寒滞中焦,腑气不通,故大便不通。治宜温阳散寒,通降行滞。方选温脾汤(《备急千金要方》)。方药组成:大黄 15g,黑附片 12g,干姜 10g,人参 9g,甘草 3g。

8. 脾胃实热,通降失常 是指胃火炽盛而表现的实热证候,临床表现为胃脘灼痛拒按,渴欲饮冷,或消谷善饥,或食入则吐,或见口臭龈肿,大便秘结,小便短黄,舌红苔黄,脉滑数,或沉实有力。热郁火炽,使胃失和降,故见胃脘灼痛拒按,或食入即吐,实火内盛,火能消谷,热能灼津,故渴欲冷饮,消谷善饥,火盛上炎,则见口臭,牙龈肿痛等证。治宜清胃泻火。方选清胃散(《脾胃论》)(《兰室秘藏》)。方药组成:生地 15g,当归 9g,丹皮 9g,黄连、升麻各 6g。

9. 肝气犯胃,疏降失常 是指肝气郁结,木克脾土,使脏腑气机升降失常而表现的证候。临床表现为胃脘及两胁胀痛,嗳气太息,烦躁易怒,胸脘痞闷,纳呆腹胀,舌红苔白,脉弦。肝主疏泄,以条达为顺,胃主受纳,以通降为和,情志抑郁,忧思伤脾,疏泄失职,横逆犯胃,胃气阻滞,合降之常则胃脘及胸胁胀痛痞满,气滞则嗳气太息,弦脉主肝病。治宜疏肝解郁,和胃降气。方选柴胡疏肝散(《景岳全书》)。方药组成:陈皮、柴胡各 9g,川芎、香附、枳壳、白芍各 6g,甘草 3g。

10. 食滞胃脘,通降失常 是指由于食饮停滞胃脘而表现的食积证候。临床表现为脘腹痞胀疼痛,嗳腐吞酸,干呕纳呆,有明显暴食暴饮史,吐后痛满则减。或兼肠鸣矢气,泻下不爽,泻下物酸腐臭秽,舌苔厚腻,脉滑或沉实。饮食损伤脾胃,胃气壅塞,脾失健运,胃失和降,致食积停滞,故脘腹胀闷,痞塞不通,手不可按。胃失和降,则浊气上逆,故恶心呕吐,嗳腐吞酸;食浊下趋,积于肠道,则腹痛肠鸣,大便不爽,或泻下之物臭秽,舌苔厚腻。脉滑沉实,均为食浊内积之象。治宜消食导滞,和胃降浊。方选保和丸(《丹溪心法》)、平胃散(《太平惠民和剂局方》)。方药组成:苍术 15g,厚朴 10g,陈皮 10g,半夏 10g,山楂 15g, 六曲 15g,连翘 6g,莱菔子 6g,云苓 10。

11. 木克脾土,升降失常　是由于肝气郁滞或肝气横逆,乘其土位,脾胃受制,气机失调而表现的证候。临床表现为腹痛肠鸣、腹泻,且因情志异常引发泻后痛减,伴胸胁胀满,嗳气少食,善思易怒,失眠多梦,舌红苔白,脉弦。忧思恼怒,气机郁结,肝气横逆,乘脾犯胃。脾胃受制,气机失调,运化失常。清气不升反而下降,而发生腹痛肠鸣泄泻,情志不畅则伤肝,肝郁加重故每以情志不畅时发,泻后气机稍畅,故泻后痛减,肝郁气滞,气机郁闭故胸胁胀满,脾胃受制故嗳气食少。治宜抑肝扶脾,升清降浊。方选痛泻药方(《景岳全书》引刘章宜方)。方药组成:白术15g,白芍12g,陈皮9g,防风6g。

12. 寒热错杂,升降失常　是由于邪在胃肠,寒热错杂,升降失常而致心下痞满等证候。临床表现为胃脘部痞满,有灼热感,口苦心烦,口渴欲饮,或呕恶欲吐,泛酸嘈杂,腹中冷痛,便溏或饮冷即泻。舌红苔黄,脉沉弦或弦滑。胃热脾寒,寒热错杂,中焦壅滞,胃气主降,热则胃气不升;脾主升清,寒则清阳不升,故升降失和,胃脘痞满,热壅塞于胃则有灼热感,心烦,上扰则苦,口渴,欲饮冷,干呕欲吐,脾阳不足,温运功能低下,谷气下流,则肠鸣,腹中冷痛。治宜辛开苦降,和中消痞。方选半夏泻心汤(《伤寒论》)。方药组成:半夏12g,黄芩9g,干姜9g,人参9g,甘草6g,黄连6g,大枣5枚。

结论

总之,早在《内径》已经认识到脾胃的升降运动。脾主升,胃主降。升者,水谷之精气;降者,饮龙之糟粕[3]。清阳得升,元气充沛,则脏腑均得其养;浊阴得降,则糟粕废气均得排除,脾胃病的机责之于其升降失常。若脾气不升,则出现腹胀、呕吐、纳呆、腹泻等症,甚则出现中气下陷等症;若胃气上逆,则出现呃逆、恶心、呕吐、食欲不振等症。张小萍[4]运用调理气机升降理论治疗慢性肠病,注重脾升胃降,疗效显著。蒋凯[5]治疗胃痛、胃胀等胃部不适病症,常以降胃为治疗大法,每获佳效。魏玮[6]在调升降治则的指导下,通过升降法调节脾胃气机升降而恢复脾胃功能,有力拔千钧之功。笔者结合临床实践,提出脾胃病重在调升降的思想,并拟定"益气健脾、温阳健脾、补气健脾、升阳举陷等 12 种辨证治疗方法,希望对脾胃病的诊断和治疗有参考意义。

参考文献

[1] 王剑发.宋炳礼.李庆垣"脾升胃降"学术思想的阐析.[J] 湖北中医学院学报,2006.8(2):3-4

[2] 陈焉然.龙懋珍.张元素.论治脾胃病经验探讨.[J] 现代中西医结合杂志.2011.2018:1119-1120

[3] 李冀.毕春辉.浅析脾胃气机升降.[J] 中国中医药信息.2005.22(6):1-2

[4] 高生.王茂泓.张小萍.运用调理气机升降理论治疗脾胃病经验.[J] 江西中医药.2010.12.(12):14-15

[5] 蒋凯.鲁嵬.蒋凯治疗脾胃病经验总结.[J] 世界中西医结合杂志.2012.7(4):291-292

[6] 魏玮.郝建军.升降法治疗脾胃病机制初探.[J] 北京中医药.2010.29(1):41-42

发表于《中国医药科学》2013.5(3)

(杨秀秀、胥小鹏整理)

浅析"外风引动内风"

密丽 张义明

（滕州市中医医院 277500）

【摘要】中风病是四大疑难病症之首,而病因病机理论繁琐复杂。近年来由于外风论得到重新认识和临床重视,并在临床治疗中取得满意疗效。本文简短论述外风如何引动内风而发为中风,为临床遗方用药提提供新思路。

【关键词】中风病;脏腑气血;外风;引动;内风

"风劳鼓膈"是古代文献中记载的四大疑难病症。而中风病以发病急剧,变化多端,病情危重,后遗症多而列四大疑难病症之首,是历代医籍中病因病机论述最为繁多的疾病之一。而外风理论的提出源于《黄帝内经》,此观点在金元以后日渐忽略,近年来这种观点被重新认识,并得到临床重视,考虑到大量脑血管疾病的感染的临床观察及实验研究发现,二者之间有着密切的联系[1]。同时,也有现代学者提出风邪是导致中风病发生的重要原因[2]。中医认为外风并不是单一的风邪,二是六淫邪气的统称。依据我院中风病科住院情况显示,每年的冬夏两季为中风病的高发期。这显然与六淫治病特点有关,此即外风引动内风的结果。《素问·评热病论》曰:"邪之所凑,其气必虚",《灵枢·百病始生》"此必因虚邪之风,与其身形,两虚相得,乃客其形",可见中风病的发生与其他疾病一样,正虚即体内脏腑功能失调是发病基础,而外邪的入侵是发病的诱导因素。

1.脏腑气血功能失调是引动的内因

1.1 七情内伤对脏腑气血功能的影响

七情即喜、怒、忧、思、悲、恐、惊七种情志变化,是机体的精神状态。当突然、强烈或长期持久的情志刺激,超过了人体本身的正常生理活动范围,使人体气机紊乱,脏腑阴阳气血失调,才会导致疾病的发生,故又称"内伤七情"。人体的情志活动与内脏有密切的关系,如《素问·阴阳应象大论》说:"人有五脏化五气,以生喜怒悲忧恐"。由于七情的变化不通,对脏腑的影响也不一样。如"怒伤肝、思伤脾、忧悲伤肺、惊恐伤肾",其所影响的脏腑,多表现为该脏腑的功能紊乱,气血阴阳失调,如"怒则气上","思则气结"。

1.2 饮食失宜对脏腑气血功能的影响

饮食不洁、饥饱失常及饮食偏嗜,损伤脾胃功能而发病,常为导致疾病发生的原因。首先饮食不洁,导致有害物质侵袭人体,损伤脾胃功能而影响气血生化,终致脏腑阴阳气血失调而发病。其次,饥饱失常,不论过饥还是过饱,均导致脾胃功能失调,久之则气血衰少,正气虚弱,易致外邪入侵继发其他病症。最后,饮食偏嗜,或损伤脾胃阳气或留热胃肠,功能紊乱,导致人体阴阳失调,或导致人体相应脏气偏胜,人体功能活动失调,《素问·生气通天论》说:"味过于酸,肝气以津,脾气乃绝……味过于辛,筋脉沮弛,精神乃央",亦或使人体获得某种营养成分缺乏,营养不均衡,导致阴阳失调,或某些营养缺乏而发生疾病。

1.3 劳逸失度对脏腑气血功能的影响

只有长时间的过度劳累或过度安逸才能成为致病因素而使人发病。首先,过劳包括劳力过度,劳神过度和房劳过度三个方面。一是劳力过度则伤气,久之则气少力衰,神疲消瘦《素问·举痛论》所说"劳则气耗",《素问·宣明五气篇》所说"久立伤骨,久行伤筋",即指此而言。二是劳神过度,是指思虑太多,劳伤心脾而言。思虑劳神过度,耗伤心血,损伤脾气,可出现心神失养及脾不健运等证。其次,过度安逸,易使人体气血不畅,脾胃功能减弱,可出现食少乏力,精神不振等,或继发它病《素问·宣明五气篇》说:"久卧伤气",就是这个道理。

1.4 痰饮对脏腑气血功能的影响

痰和饮食水液代谢障碍所形成的病理产物。痰饮多由外感六淫,或饮食及七情内伤等,使肺、脾、肾及三焦等脏腑气化功能失常,水榭代谢障碍,以致水津停滞而成。痰饮形成后,饮多留积于肠胃、胸胁及肌肤,而痰则随气升降流行,内而脏腑,外至筋骨皮肉,形成多种病症,因此有"百病多由痰作祟"之说。

1.5 瘀血对脏腑气血功能的影响

瘀血是疾病过程中形成的病理产物,又是某些疾病的致病因素。瘀血形成之后,不仅失去正常血液的濡养作用,而且反过来又会影响全身或局部血液的运行,产生疼痛、出血或经脉淤塞不通,内脏发生癥积,以及产生"淤血不去,新血不生"等不良后果。

2.外风是引动内风的诱发因素

2.1 风邪 "风为百病之长",在中风病的发病过程中有着重要的作用。如《灵枢》所说"真气去,邪气独留,发为偏枯",认识到感受外邪可以导致其发病。特别对于肝肾亏虚,阴虚阳亢体质的人,风邪入侵最易引起肝风内动,发为中风。《太平圣惠方》强调"肝肾久虚,气血不足,腠理开泄,风邪易侵",此即"外风引动内风"之意。

2.2 寒邪 寒为阴邪,易伤阳气,寒性凝滞,一旦阴寒之邪偏盛,阳气受损,则正如《素问·举痛论》所说:"寒气入经而稽迟,泣丽不行,客于脉外则血少,客于脉中则气不通",所谓稽迟,泣而不行,不通,乃是经脉气血为寒邪所凝闭阻滞之故。

2.3 暑邪 暑性升散,耗气伤筋,暑为阳邪,阳性生发,故暑邪侵犯人体,多直入气分,可致腠理开泄而多汗或扰动心神。所以伤于暑者,最易引动内风出现热极生风或津亏引动肝风,突然晕倒,不省人事等。《素问·六元正纪大论》说:"炎火行,大暑至……故民病少气,……甚则瞀燔懊恼,善暴死"。这与暑性炎热、升散而又易伤津耗气,以致脑神被扰有关。

2.4 湿邪 湿邪侵及人体,留滞于脏腑经络,阻遏气机,或阻遏脑的阳气布达,经络阻滞不畅。若湿热蒸腾上逆,或湿邪挟痰上蒙清窍,又可见神昏、癫病痴呆,湿热阻遏经络,使脑之真气不能宣发布达、可出现肢体不遂,或拘挛瘫躄。正如《素问·生气通天论》云:"因于湿,首如裹,湿热不攘,大筋𦆵短,小筋弛长,𦆵短为拘,弛长为痿"。

2.5 燥邪 燥性干涩,易伤津液,易伤津耗神。燥胜则津血方少,血液运行不畅,脑神失养,则可见神志涸乱,燥易伤肺,肺热叶焦,津液不能布达,可见四肢痿躄不用,燥伤津液,阴虚精伤,极易造成虚风内动,即内风引动外风。使人体阴津耗伤,气血运行不畅,同时燔灼肝经,劫耗阴液,使筋脉失其滋养濡润,而致肝风内动,称为"热极生风",表现为高热、神魂谵语、四肢抽搐,目睛上视,颈项强直,角弓反张等《素问·至真要大论》说:"诸热瞀瘛,皆属于火"。

2.6 火邪,火热之邪,最易伤津外泄,消灼津液。

3. "外风论"的现代医学认识

中风病在现代医学称为"脑卒中"。现代医学认为脑卒中危险因素分为不可干预因素和可干预因素,不可干预因素包括年龄、性别、种族等;可干预因素不外乎高血压、心血管病、糖尿病、高脂血症、动脉硬化及抽烟酗酒等等[3]。而可干预因素均与中医"外风引动内风"导致中风的某些病因病机大致相符。

现代医学研究证实[4],感染性疾病通过复杂的机制对缺血性脑卒中的发病产生影响,它可以造成斑块破裂和急性血栓闭塞,从而导致中风。有学者证实,近期感染,特别是呼吸道感染是急性脑梗死的独立因素,感染是患者处于凝血状态,可以诱使患者发生急性脑梗死[5]。感染可使外周血小板聚集及黏附增加使前列素及血栓素比值失调,形成血栓[6],终致脑梗死发生。而现代医学已证实感染引起血管炎或血管淀粉样变就是脑出血发生的病因之一。

风邪、暑邪、燥邪及火热邪气侵袭人体,耗气伤筋、血及精,津血亏少,或者寒邪、湿邪收引凝滞,血液运行不畅,易成瘀血,代谢紊乱,阻滞脉道,血流速度慢,易形成栓子,阻塞血管或血管速度快,压力改变,遇有薄弱血管,破裂出血,发为脑卒中。因此,笔者认为现代医学脑卒中的病理机制也佐证了"外风引动内风"观点。

参考文献

[1] 滕晶,中风病病因病机理论探析,中华中医药学刊[J],2007,25(5):962-963.

[2] 胡建鹏,《内径》相关中风病病因病机浅析,中医药学刊[J],2004,22(1):113-115。

[3] 许越,中医体质学说在中风病一级预防中的理论研究[D],广州中医药大学,2008。

[4] 白舒霞,董梦久,中风"外风"学说新实[J],湖北中医杂志,2012,11:36-37。

[5] 赵红领,杜秦川,近期感染与急性脑梗死关系的临床研究[J],中原医刊,2008,35(6):29-31。

[6] 史嘉伟,张苏明。炎症反应在脑缺血发病中的作用[J],中风与神经疾病杂志,2000,17(2):121-122。

发表于《中国保健营养》2016.26卷第28期

（胡忠波、张义明编辑）

脏腑定位辩证初探

赵芸　张义明

（山东省滕州市中医医院　山东滕州　277500）

摘　要：本文以中医脏象学说等基本理论为依据，以整体衡动观象思维的逻辑方法为指导，提出了先定位后定性脏腑辨证的思路和方法，脏腑定位辨证包括以解剖定位（微观）辨证定位为参考；以脏腑生理病理特点（宏观）辨证定位为核心；以现代科学仪器设备检查和实验室检查结果辨证定位为补充

关键词：脏腑辨证；　定位辨证；　初探

辩证论治作为中医学的基本特征和优势之一，从产生至今已有二千多年的历史。早在《内经》中就有"谨守病机，各司其属"和"谨察病机，勿失气宜"之说，张仲景《伤寒论》中亦指出："观其脉证，知犯何逆，随证治之"，均为辩证论治奠定了基础。其基本概念为：以中医整体衡动观的象思维为指导思想；以"司外揣内"的逻辑思维方法为原理；以四诊所收集的症状以及现代医学的检验结果为依据，运用中医理论进行分析归纳，找出疾病的病位和病性，制定出治则方法的全过程，称为辩证论治。其辩证方法主要包括八纲辨证、脏腑辨证、气血津液辩证、六经辨证、经络辨证、卫气营血辨证、三焦辨证等。其中以八纲辨证为基础，以脏腑辨证为核心。今将笔者数十年的临床体会，依据传统中医理论，结合现代研究成果，将脏腑辨证中的定位辩证思路和方法试探如下：

一、以脏腑解剖部位（微观）定位

中国人很早就认识到脏腑是一个实体，是客观存在的。早在《黄帝内经》就提出"若夫八尺之士，皮肉在此，外可度量切循而得之，其死

可解剖而视之"(《灵枢·经水》)。而关于人体脏腑的度量,与现代解剖结果基本一致,包括古人对心、肝、肺等的描述基本上都有一个形态学的依据。例如《灵枢·胃肠篇》中记载的食道长度与下消化道长度的比值是 1:36,与现代医学的 1:37 是非常接近的。这说明《灵枢》中的胃肠的数据是经过实测的,而且是准确的。更可贵的是,四十二难详细记载了脏腑的长短,容量与重量。其对五脏解剖形态学和功能的记述是:"肝重四斤四两,左三叶,右四叶,凡七叶,主藏魂。心重十二两,中有七孔三毛,盛精之三合,主藏神。脾重二斤三两,扁广三寸,长五寸,有散膏半斤,主裹血,温五脏,主藏意。肺重三斤三两,六叶两耳,凡八叶,主藏魄。肾有两枚,重一斤一两,主藏志。"可见,古人在对动物和人体内部的器官通过解剖有了结构部位的认识,并建立起了人体内脏形态学概念,将这种概念命名为心、肝、脾、肺、肾、胃、大小肠、膀胱、女子胞等,可以设想,如果没有古人的解剖知识,很难想象有现在的五脏六腑的名称[1]。目前,中医借鉴西医解剖学的知识,对五脏的具体部位描述的更具体,如心居于胸腔,隔膜之上,位于左侧;肝位于上腹部,横膈以下,右胁之内;脾位于中焦,在膈之下;肺位于胸腔,左右各一,右肺分上、中、下三叶,左肺分上、下两叶;肾位于腰部,脊柱两旁,左右各一。故一旦出现左上胸部闷痛不适症状,从解剖学的角度就可定位在心。同样如右上腹横膈之下,出现胁腹痛,就可定位在肝;左上腹横膈之下出现疼痛,就可定位为脾;两胸或一侧出现胀满或胀痛,就可定位为肺;腰部脊柱两侧出现不适,就可定位为肾。但由于目前中医脏象学说的内涵已从解剖的意义上脱胎出来,故以解剖辨证定位只能是一种辅助和参考。

二、以脏腑的生理病理特点(宏观)定位

应用五脏的生理病理特征,现称宏观辨证进行定位,是中医定位诊断的核心,因为中医脏象学自形成至今已不是原始的单纯解剖意义上的概念,中医重视的人与天地相参,人与万物的相互关系。不用说脏腑器官的结构,就是再精细的解剖,到了细胞、分子、原子阶段,仍不能看

出人与天地万物的联系,四季寒热温凉气候对人体的影响,人与万物声色气味的关系,社会生活喜怒哀乐的精神活动对人体有哪些影响,这些重要因素,没有一个是通过脏腑解剖说清楚的。因此,古人走了另外一条道路:依靠脏象来说明这一切。

脏腑气机的升降出入特征是通过脏腑的生理活动所体现的。升降运动是脏腑的生理特性,也是脏腑功能的体现,升降失常是疾病发生的基本病机[2]。如《素问·六微旨大论》说:"出入废则神机化灭,升降息则气立孤危。"可见,气的升降出入须协调平衡,才能维持人体正常的生理活动《素问·禁刺论》云:"肝生于左,肺藏于右,心部于表,肾治于里,脾为之使,胃为之市。"此处所言,即从气机输布运行论五脏功能特点。气机输布运行是五脏功能的重要特征,肝气从左生升,肺气从右肃降,相反相成;心属火性炎散其气布于表,肾属水性内沉其气治于里;脾主运化如信使之运行不息,胃主受纳如市之百物汇聚。如《素问·至真要大论》病机十九条中的五脏病机"诸风掉眩皆属于肝","诸湿肿满皆属于脾","诸气膹郁皆属于肺","诸痛疮疡皆属于心","诸寒收引皆属于肾"。均明确指出了五脏的生理病理表现与五脏定位的关系。五脏精气神三层次之说,与气化、四时、神志、五脏之说,纵横交错,构成了五脏概念的整个内涵[3]。与解剖之五脏有了根本的区别。

(一)从五脏生理功能特点定位

1. 心 心主神明,主血脉,《素问·五脏生成论》:"诸血者皆属于心。"《素问·灵兰秘典论》:"心者君主之官,神明出焉。"若患者出现精神不振、失眠多梦、健忘、思维迟钝,或心烦、失眠,或是狂燥谵语,意识不清,可辨证定位在心,由心失所养或心火亢盛所致。

2. 肝 肝主疏泄,《素问·灵兰秘典论》:"肝者,将军之官,谋虑出焉。"主藏血,《素问·五脏生成论》:"故人卧,血归于肝。"若患者出现烦躁易怒、咯血,或妇人月经过多、崩漏不止等,即可辨证定位在肝,由肝失疏泄太过,肝不摄血所致。

3. 脾 脾主运化,《素问·经脉别论》:"饮入于胃,游溢精气,上输于脾。脾气散精，上归于肺，通调水道，下输膀胱。水精四布，五经并行，合于四时五脏阴阳，揆度以为常也"。主统血，《难经·四十二难》："脾裹血，温五脏。"主四肢，《素问·痿论》："脾主身之肌肉。"若患者出现腹胀、便溏、食欲不振，以至倦怠、消瘦等病变，或便血、尿血、崩漏等，即可辨证定位在脾，由脾不运化、脾不统血所致。

4. 肺　肺主气，司呼吸，《素问·五脏生成论》："诸气者，皆属于肺"；主宣发和肃降，《素问·至真要大论》"诸气膹郁皆属于肺"；通调水道，《素问·经脉别论》"…通调水道，下输膀胱。水精四布，五经并行"；主治节，而朝百脉，《素问·经脉别论》"…经气归于肺，肺朝百脉，输精于皮毛。"若患者出现咳嗽、憋喘、气短等症状，即可辨证定位在肺，由肺气上逆，肺失肃降所致。

5. 肾　肾藏精，主生长发育及生殖，《素问·六节藏象篇》"肾者主蛰，封藏之本，精之处也"，《素问·上古天真论》"肾者主水，受五脏六腑之精而藏之"，主水。《素问·道调论》"肾者水脏，主津液"。主纳气，《类证治裁》"肺为气之主，肾为气之根，肺主出气，肾主纳气。"若患者出现发育迟缓或水肿、尿少等症状，即可辨证定位在肾，由肾虚，肾不纳气所致。

（二）五脏与形体官窍的联系进行定位，即以在志、在液、在体、在窍定位

1. 心在志为喜，《素问·天元纪大论》"人有五脏化五气，以生喜、怒、悲、恐、惊"；在液为汗，有"汗为心之液"之说，"汗、液、血同源"，"血汗同源"；在体合脉，其华在面，《素问·五脏生成篇》"心之合脉也，其荣色也"；在窍为舌，《素问·阴阳应象大论》"心主舌，心在窍为舌"。若患者出现面色㿠白、汗出或口舌生疮等，即可辨证定位在心。

2. 肝在志为怒，《素问·脏气法时论》"肝病者，两胁下痛，令人善怒"；在液为泪，《素问·宣明五气论》"肝为泪"；在体为筋，其华在爪，《素问·痿论》"肝主全身之筋膜"；在窍为目，《素问·五脏生成论》"肝受血能视"。若患者出现胁痛、双目干涩、四肢屈伸不利等，即可辨证

定位在肝。

3. 脾在志为思,有"思出于心,而脾应之"之说;在液为涎,《素问·宣明五气论》"脾为涎";在体合肌肉,《素问·痿论》"脾主身之肌肉";在窍为口,其华在唇,《灵枢·脉度》"脾气通于口…"若患者出现善思虑、口中流涎、消瘦、口唇皲裂等,即可辨证定位在脾。

4. 肺在志为忧,《素问·阴阳应象大论》"在脏为肺,在志为忧";在液为涕,《素问·宣明五气论》"五脏化液,肺为涕";在体合皮,其华在毛,《素问·五脏生成篇》"肺之合皮也,其荣毛也";在窍为鼻,《灵枢·脉度》"肺通气于鼻"。若患者出现鼻塞、咳嗽、流涕、皮肤粗糙等,即可辨证定位在肺。

5. 肾在志为恐,《素问·举痛论》"恐为气下,惊则气乱";在液为唾,《杂病源流犀烛·诸汗源流》"唾为肾液";在体为骨,其华在发,《素问·四时刺道从论》"肾主身之骨髓";在窍为耳及二阴,《灵枢·脉度》"肾气通于耳"。若患者出现耳鸣、耳聋、腰酸、腰痛、尿频等症状,即可辨证定位在肾。

三、以现代科学仪器设备检查和实验室检查结果定位

中医根源于朴素的辩证唯物主义哲学思想,其理论基础和实践经验是经过数千年的临床实践探索出来的。在漫长的发展历史中,经过了由实践上升到理论,再有理论指导实践的反复循环过程;在传承创新中始终坚持了吸纳利用科学技术成果,并不断与时俱进,才发展成为了长久不衰的中医科学,被称为当今国粹。现代医技检查手段,是集物理、光学、化学、自然、生物等科学技术的集合形成的检查技术,广泛应用于医学领域。通过现代医技检查技术得出的结果,大大地提高了诊断水平。比如,通过B超检查,能诊察到人体内肝、胆、脾、肾、子宫、输尿管、盆腔等多个脏器的疾病。通过CT、核磁共振检查,能诊察到全身体内各脏器、骨骼、心血管系统、呼吸系统等疾病,没有这些先进技术的优势及作用,很多疑难病症想要明确诊断是比较困难的。西医的发展史只有几百年,发展突飞猛进,不得不承认是其充分吸收利用了现

代医技检查技术的结果。唯象理论是对实验现象概括的总结和提炼，但是无法用已有的科学理论体系作出解释，所以钱学森说唯象理论就是知其然不知其所以然。其实，中医就是一种唯象理论，《内经》便是一部唯象理论著作。它已经被几千年的生活实践所证明，但却无法从物理、化学等现代科学角度进行解释。抓住唯象理论，用现代科学语言表达中医精髓，使之中心鲜明，结构完整，有助于实现中医学的现代化。故邹氏强调，"随着唯象中医学事业的发展，要求医生要有中医的思路和技能，……还要掌握西医的微观医学知识[4]。"钱先生认为，为了突破自然哲学医学模式，望、闻、问、切须仪器化，以保证临床获得的人体信息客观化、规范化。诊断手段仪器化是中医现代化必不可缺的一项工作。

笔者认为，中医的辨证论治，除了进一步继承和发展传统的思维理论和方法外，还应该把现代医技设备的诊疗结果和实验检查的数据纳入中医症的范围，洋为中用，使微观与宏观辩证相结合，使中医的辩证施治的理论更完善，所得到的诊断结果更准确，所取得的疗效更满意。这不应该视为西化。如胸部 X 光平片，或 CT，发现肺部的炎症、支气管炎症、肺脓肿、肺纤维化、支气管扩张、肺气肿、肺大泡、肺结核、胸膜炎、胸腔积液、自发性气胸、肺占位病变等情况下，在中医的定位辩证时即可定位于肺；如钡餐或消化道内镜发现各类胃炎、十二指肠炎、食道炎、结肠炎、食道裂孔疝、十二指肠息室、胃下垂、消化道占位等情况下，即可定位在脾或胃；如通过 B 超和 CT 或磁共振检查，发现肝部炎症病变、脂肪肝、肝纤维化、肝脓肿、肝囊肿、胆囊炎、胆结石、肝胆占位等病变等，即可定位为肝胆；如通过 B 超和 CT 检查发现肾部炎症性病变、肾结石、肾囊肿、前列腺炎、精囊腺炎、前列腺增生、肾及前列腺占位病变，以及骨质增生、骨质疏松、颈腰椎增生、骨性关节炎、股骨头无菌性坏死、骨占位病变、辩证可定位在肾；如 B 超或心脏造影、心电图等发现心脏炎症、实质性改变、心肌梗塞、心率及节律等心电图的改变等，即可定位在心。在检验结果方面，如发现各种肝炎病毒及抗原阳性,肝功能异常,定位应在肝;如尿蛋白阳性,小肾功异常,肾穿刺病理改变,辨证可定位肾;如心肌酶类的改变,辨证应首先考虑心。血气分析结果的改变,辨证时首先考虑肺;内分泌检验异常,应考虑肾、脾、肝;临床免疫学检验结果异常,中医辨证应考虑肺、脾、肾;血常规及造血系统检验结果异常,首先应考虑脾、肾、肝等等。

当然,将这些检查和检验结果纳入中医证类的范围进行定位辨证,目前还处于尝试阶段。它和中医的传统辨证一样,不可能是绝对的,特别是涉及的问题很多,是一个又大而又复杂的系统工程,希望有更多的中医同道支持、参与,使之进一步完善、规范和发展。

中医脏腑理论的形成是一个长期而复杂的过程,其内容也是一个多层次的复杂体系,其中既有古人对脏腑身形和功能的实际描述,又有借用当时最先进的哲学模型构建而成的四时五脏阴阳虚拟模型;既有脏腑与经络、气血、五体、五官之间关系等人体本身的研究,又有超人体的人天观的论述。又因中医理论是古人在与疾病作斗争的过程中形成的,常是在病中识人,所以一些在表面上是关于生理功能的论述,其本质可能是病理的或药理的,故我们采用多层次、多学科、多角度的研究,将中医的辨证论治的方法和思路确定为先定位,即病变的具体脏腑部位,然后再定性,即证候的辨证分型,以确定治则和方法。并将现代科学医技设备的检查结果和实验室的检验结果,纳入中医症的范围,完善和发展了辨证论治的特色和内涵,其中应以脏腑的生理病理定位概念的核心,而解剖辨证定位只能是参考,现代医学设备和实验室检查结果定位只能是补充。人类已进入 21 世纪,中医学整体思想中的天、地、人,即自然、社会、生物、心理等都发生了重大变化,无疑给产生于二千多年的中医学带来了极大的挑战,诸如各种 X 线和核辐射,严重的工业化的大气污染,各类转基因五谷、果蔬、禽类等食品的出现,以及大量化学药品的应用,市场经济使人类的精神生活受到负面影响等,给人类健康造成的严重威胁,这是张仲景、扁鹊、华佗等中医先祖们不可能看到的。故中医学必须与时俱进,在继承的基础上不断创新和完善。

参考文献 ◈◈◈

1.刘承才.五脏功能理论的建立和发展【J】.山东中医药大学学报,1991,15,(5):11

2.王琦.黄帝内经专题研究【M】山东科学技术出版社,1985,339

3.烟建华.医道求真【M】人民军医出版社,2007,105

4.邹伟俊.唯象中医学和大临床【J】.山东中医药大学学报,1995,19,(4):268

发表于《中医临床研究》2014.32.

（徐守莉、李君平编辑）

"有柴胡证，但见一证便是"浅析

赵芸　张义明

（山东省滕州市中医医院 山东滕州 277500）

摘要：自《伤寒论》问世自今，对"伤寒中风，有柴胡证，但见一证便是，不必悉具"的理解，可以说众说不一，笔者在深入探讨少阳证柴胡证病因病机的基础上，在排除其他经病的前提下，从口苦、咽干、目眩、往来寒热、胸胁苦满，嘿嘿不语饮食，心烦喜呕，脉弦。八个主要症素中，只要见到一个或数个主要症素，即可确定为柴胡证。为小柴胡汤的使用提供了比较易行的使用经验。

Absrtact: Since the publication of the treatise on Typhoid fever, there is different understand about "typhoid apoplexy, there is a chai-hu card, but there is no need to understand that there are different opinions."On the basis of probing into the etiology and pathogenesis of the syndrome of Bupleurum Chinense, and under the precondition of excluding other diseases, from the mouth bitter, pharynx dry, dazzling, the chest bitter full, no language diet, upset,vomit, pulse string of these eight main disease element, some disease can b

关键词：《伤寒论》；小柴胡汤；但见一证便是

自仲景《伤寒论》第 101 条提出"伤寒中风，有柴胡证，但见一证便是，不必悉具"。至今，对如何理解"但见一证便是"可以说仁者见仁，智者见智，莫衷一是，如以成无己为代表的医家认为是小柴胡汤"或然诸证"；程郊倩等则认为系指"口苦、咽干、目眩"之一；刘栋认为是指《伤寒论》原文 96 条所述的四大证之一[1]。当代伤寒学家刘渡舟[2]在《伤寒论诠释》中解释："此条文旨在告诉读者临床辨证要善于抓主证。'但见一证便是'应当理解为一二个能确实无误反映少阳病变特点的主证。如见到往来寒热、胸胁苦满是少阳病的特征性症候。"李克绍[3]认为"一证便是,邪在半表半里,少阳被郁","要有分析,要有局限性","症状不一定全部都有",其一症的概念比较模糊,而周氏[4]则直接指出"一症即指寒热往来"。如何正确理解"一证"到底指的是什么,这个答案还应从《伤寒论》中去寻找,笔者想就少阳病症柴胡证的实质、排除性诊断是前提、和确定"一证"要素是关键,三个方面述以管见:

1. 何为小柴胡汤证

《伤寒论》中少阳病提纲"少阳之为病,口苦、咽干、目眩也。"(264)程郊倩解释为"少阳为六经中开合之枢机,出则阳,入则阴,凡客邪侵到其界,里气辄从中起,故云半表半里之邪。半表者,指经中所到之风寒而言,所云往来寒热,胸胁苦满是也;半里者,指胆腑而言,所云口苦、咽干、目眩是也。"《伤寒论》六经辨证源于八纲,即阴阳表里寒热虚实,可见小柴胡汤证的实质在病位上应属半表半里,在病性上应属寒热虚实错杂。

正邪相争学说是中医的重要理论之一。如"正气存内,邪不可干","邪之所凑,其气必虚"的观点已被大家熟知。在《伤寒论》中,也大量采用了正邪相争学说。机体发病与否,是正气与邪气斗争的结果。如邪气与正气相争于表,则表现为表证。"发热恶寒,发于阳也"是太阳病,治以麻黄汤、桂枝汤类辛温解表剂;"无热恶寒,发于阴也"是少阴病,治以麻黄附子甘草汤、桂枝加附子汤等温阳解表剂。

对于正邪相争于表,正不能胜邪的,则邪气入里。如《伤寒论》第97条所述:"血弱气尽,腠理开,邪气因入,与正气相搏,结于胁下。"也说明疾病的相传是由表入里、由浅人深《伤寒论》成书前,外感热病均以表、里分病位,即认为病不在表,即在里。故治疗时,常汗之不愈则下之,《伤寒论》开创了少阳病柴胡证的先河,在三阳发病部位上,除在表、里之外,还有一个病位在半表半里的情况。

六经辨证由八纲辨证发展而来,表、里、半表半里为病位,寒热、虚实为病性,阴阳为主纲,在半表半里的病位上,存在着阴、阳不同的证。将六经与八纲一一相应,则半表半里的阳证为少阳病,半表半里的阴证为厥阴病。

以三阳病为例,太阳为表,阳明为里,少阳为半表半里。太阳病治宜解表,阳明病治宜清泻里热,少阳病治宜和解半表半里。从症状而言,阳明为胃家实,或为发热、汗出、口渴、脉大的里热实证的白虎汤证,或为热结里实便秘的承气汤证等,而少阳病的提纲为"口苦,咽干,目眩",属于清窍热之证,邪入化热的初期阶段,虽然有热,但尚未达到阳明热的程度,治宜小柴胡汤。方中既有清热的黄芩,也有解表的柴胡,也有补益中气,防止邪气进一步传里的人参、甘草、大枣、生姜等。说明少阳病是介于太阳病、阳明病过渡阶段的,也说明若少阳病不解,则邪气可以进一步传人阳明病。

以三阳三阴开合枢学说而论,少阳为枢,位居太阳阳明之间,故谓之半表半里。一般而言,在外感热病的发展演化进程中,少阳病证属于太阳表证向阳明里转化的过渡阶段,故其病理性质既与阳明燥热亢盛之里实热证相异,亦与太阳营卫失调之风寒表证有别。就其病性而论,少阳本火而标阳,病从本气而化,是以当属火热之证,故口苦咽干、发热心烦等热性症象为其重要临床表现。

2. 排除诊断是前提

排除诊断法不仅是现代医学所采用的一种辅助诊断方法,也是仲景在《伤寒论》中经常采用的诊断方法,由于小柴胡汤证是介于太阳阳明之间的病证,其病位在半表半里,病性寒热虚实兼杂,症状表现既有少阳病本经的证候,也有类似太阳经合阳明经等经的证候。故临床症状表现复杂多变,《伤寒论》中涉及少阳病本经的条文就有八条之多,还有合病、并病的条文达七条之多,小柴胡汤的兼变证与疑似证也多达七条,其中的某一个症状往往涉及到诸经,如发热一症,可散见于六经诸篇,70 余条原文,病位有表里和半表半里之别,如发热一症,《伤寒论》第 2 条"太阳病,发热,汗出,恶风,脉缓者,名为中风",第 18 条"阳明中风,口苦咽干,腹满微喘,发热恶寒,脉浮而紧……"第 265 条"伤寒,脉细,头疼发热属少阳",此三条均有发热,而分属于三经病证。如眩晕一症,第 82 条"太阳病,发汗,汗出不解,心下悸,头眩,身瞤动,振振欲擗地者,真武汤主之",第 195 条"阳明病,脉迟……饱则微烦头眩,必小便难……"第 142 条"太阳与少阳并病,头项强痛,或眩冒,时如结胸。"此三条均有眩晕,也分属于太阳,阳明,少阳三经。再如呕吐一症,第 3 条"太阳病,或已发热,或未发热,必恶寒,体痛,呕逆,脉阴阳俱紧者,名为伤寒"。第 397 条"伤寒解后、虚羸少气,气逆欲呕,竹叶石膏汤主之"。第 266 条"本太阳病不解,转入少阳者,协下鞭满,干呕不能食……"此三条均有呕吐,也分别于太阳、阳明、少阳三经。由此可见,小柴胡汤正的八个主要证素,并非独属少阳,在太阳、阳明甚至三阴经中也能见到,可以想象,仲景所提出的"但见一证便是"中的某一症,在不排除其它经症的时候,单凭一症,定少阳的准确度较小,如果采用排除诊断法,既在排除太阳或阳明等其它经症的时候,再以"但见一症"定柴胡证,其诊断的准确度要大的多。故笔者认为"但见一症便是",排除它经病症是前提,否则便带有一定的盲目性。

3. 确定"一证"要素是关键

从《伤寒论》中涉及到柴胡证的共有 8 条:264 条"少阳之为病,口苦、咽干、目眩也。";265 条"伤寒、脉细、头痛发热者,属少阳。";37 条"太阳病,十日以去,脉浮细而嗜卧者,外已解也,设胸满胁痛者,与小柴胡汤。";98 条"伤寒五六日,中风,往来寒热,胸胁苦满,嘿嘿不欲饮食,心烦喜呕……小柴胡汤主之。";97 条"血弱气尽,腠理开,邪气因入,与正气相博,结于胁下,正邪分争,往来寒热,休作有时,嘿嘿不欲饮食……小柴胡汤主之。";99 条"伤寒四五日,身热恶风,颈项强,胁下满,手足温而渴者,小柴胡汤主之。";266 条"本太阳病不解,转入少阳者,胁下硬满,干呕不能食。往来寒热,尚未呕下,脉沉紧者,与小柴胡汤。";101 条"伤寒中风,有柴胡证,但是一证便是,不必悉具……"

以上八条中,共有证候证素 19 个,笔者根据仲景旨意从这 19 个证候提炼出以下 8 个证候,确定为"一证"所指的证素,具体为:口苦、咽干、目眩、往来寒热、胸胁苦满、嘿嘿不欲饮食、心烦喜呕、脉弦。其中"一证"应理解为一到数个证素,"一证"本身应是八个证素中的不固定的某一个。仲景之所以提出"但见一证便是",是为人们提醒,少阳病柴胡证的症状较多,除 19 个重要的证素外,还有兼证 95 个,所以要求柴胡证全部具备的情况是不多见的。只有在排除了太阳、阳明病的前提下,又具备柴胡证八个主要证素中的一至数个证候的时候才可使用小柴胡汤,所以"一证"也是表述旨意的一种语言形式。

参考文献

[1] 苑淑凤 ."有柴胡证,但见一证便是"的思考 [J]. 天津中医,2001,18(3):42-43.

[2] 刘渡舟,傅士恒,郝万山,等 . 伤寒论诠释 [M]. 天津:天津科学技术出版社,1983:66.

[3] 李克绍,伤寒解惑论 [M]. 山东科学技术出版社,1978,100.

[4] 周广涵,杏花心语 [M]. 天津科学技术出版社,2013,17.

(胡忠波、刘萍编辑)

脉象归类诊法探析

　　脉诊是祖国医学在漫长的医学实践中创造出来的一种简便易行具有较强科学技巧的诊断方法。故古人谓"切而之知者谓之巧"。著名医学家扁鹊即擅长脉诊，《史记。扁鹊仓公列传》中记有"今天下之言脉者，由扁鹊也。"《内经》记载了"三部九候"等脉法。《难经》记有"独取寸口"诊法。东汉张仲景确立了"平脉辨证"的原则，西晋王叔和则编著了第一部脉学专著《脉经》。历代医家无不以诊脉水平的高低来衡量医学水平的优劣。由于脉诊毕竟是一种实践性与技巧性极强的艺技，脉象的体状内容背的娴熟，不一定能领悟到其中的奥妙。王叔和在《脉经》中指出："脉理精微，其体难症，……在心易了，指下难明"故必须多实践、求名医、多体察、善总结；在多年带教大中专实习生的过程中，同学们反应最多的难题就是脉诊。传统的文献资料多以位、数、形、势四个方面进行分析归纳，现代不少学者通过现代实验手段进行分析总结，把脉象的部位、、至数、长度、宽度、力度、流利度、紧张度、均匀度八个方面视为脉象要素。但至今仍未形成较为简便易行又较为科学可行的快速准确的诊脉方法。尽管近代各种脉象诊疗仪相继问世，但器象远非气象。近年来我在传统诊脉的理论基础上，结合现代研究成果，特别是根据自己四十余年的诊脉经验，将28种常见脉象，按脉象的深浅层次、脉象的频率、脉象的节律及脉象的体状进行归纳，形成了比较科学可行的、易于掌握的、准确性强的快速诊脉方法。今将脉象的起源，常用脉诊方法，近代脉诊研究现状及脉象的归类方法四个部分介绍如下。

一、脉象的起源

　　西汉司马迁撰的《史记·扁鹊仓公列传》中，记载了扁鹊诊治太子"尸厥病"的故事：案记扁鹊（名秦越人，春秋战国时），"入诊太子，当闻其耳鸣,而鼻张,循其两股以至于阴,当尚温也。"通过观形、察色、切脉的方法诊断太子是由气逆乱而致的"厥"证,并以汤剂、针灸、药熨、按摩等疗法进行抢救,使太子起死回生。所以《史记》中说:"至今天下言脉者,由扁鹊也"《淮南子·泰族训》中亦说:"所以贵扁鹊者,非贵其随病而调药,贵其厌息脉血而知病所生也"。可见扁鹊是有文字记载最早的脉诊创始人,是运用切脉诊病的第一位代表人物。

《史记·扁鹊仓公列传》还记载了仓公(淳于意)的诊脉经验和医案。淳于意(前215-前150年)受益于黄帝扁鹊之脉书,并在临床实际中体验和运用,诊疗患者必先切脉,治验脉案均有笔录,后名为"诊籍"。由于他治学严谨,善于总结,在他收录的病案中,已出现19种脉象。亦称是脉学奠基人之一。

东汉末,擅长外科的名医华佗,不仅其医术名垂史册,并有"其治病,手脉之候,其验若神"的记载,阐述寸口三部脉法、脏腑脉象、阴阳脉象,诸论说对脉法均有发挥,散录于《中藏经》《华佗神医秘传》等著作中。

二、脉诊部位简介

诊脉的部位历来就有多种,如《素问·三部九候论》有"三部九候诊法",《灵枢·终始》有"人迎寸口诊法",汉朝张仲景在《伤寒杂病论》中提出"仲景三部诊法",而《难经》倡导的"独取寸口诊法"得到推广运用,至今还是中医临床脉诊的重要诊法之一。

1. 三部九候诊法:《素问》三部九候诊法,又称为遍诊法,是遍诊人体上、中、下三部有关的动脉的诊法。所谓上位头部、中位手部、下位足部。在上、中、下三部又各分为天、地、人三候,三三合而为九,故称为三部九候诊法。

上部天是指两侧颞动脉,可以反应头额及颞部的病痛;上部人是指耳前动脉,可以了解目和耳的情况;上部地是指两颊动脉,可以了解口腔和牙齿的情况。中部天是手太阴肺经的动脉处,可候肺气;中部人是手少阴心经的动脉处,可候心气;中部地是手阳明大肠经的动脉处,候

表1 三部九候诊法的具体部位及临床意义

三部	九候	相应经脉和穴位	所属动脉	诊断意义
上部（头）	天	足少阳经 太阳穴	颞浅动脉	候头角之气
	地	足阳明经 巨骨穴	面动脉	候口齿之气
	人	手少阳经 耳门穴	颞浅动脉	候耳目之气
中部（手）	天	手太阴 太渊穴、经渠穴	桡动脉	候肺
	地	手阳明 合谷穴	拇主要动脉	候胸中之气
	人	手少阴 神门穴	尺动脉	候耳目之气
下部（足）	天	足厥阴 五里穴或太冲穴	背动脉	候肝
	地	足少阴 太溪穴	胫后动脉根支	候肾
	人	足太阴 箕门穴或冲阳穴	股动脉或足背动脉	候脾胃

胸中之气。下部天是指足厥阴肝经的动脉处,候肝气;下部人是足太阴脾经或足阳明胃经的动脉处,候脾胃之气;下部地是足少阴肾经的动脉处,候肾气。诊察这些脉动部位的脉象,可以了解全身各脏腑、经脉的生理病理状况。故《素问·三部九候论》说:"人有三部,部有三候,以决生死,以处百病,以调虚实,而除邪疾。"三部九候诊法是一种最古老的诊脉方法。

2. 人迎寸口诊法:人迎寸口诊法,是对人迎和寸口脉象互相参照,进行分析的一种诊脉方法。《灵枢·终始》提出:"持其脉口(寸口)、人迎,以知阴阳有余不足,平与不平。"其寸口脉主要反映内脏的情况,人迎脉(颈总动脉)主要反映体表情况。此两处脉象是相应的,来去大小亦相一致。

人迎寸口诊法是用两部脉象的变化相互参照进行诊断,它比三部九候诊法简单。

3. 仲景三部诊法:张仲景在《伤寒杂病论》中常用寸口、趺阳、太溪三部相参诊法。其中以寸口脉候脏腑病变,趺阳脉候胃气强弱,太溪脉候肾气盛衰。现在这种方法多在寸口无脉搏动或观察危重病人时运用。如两手寸口脉象十分微弱,而趺阳脉尚有一定力量时,提示患者的胃气尚存,尚有救治的可能;如趺阳脉难以触及时,提示患者的胃气已绝,难以救治。

4. 独取寸口诊法:寸口,又称"气口"或"脉口",独取寸口诊法是单独切按桡骨茎突内侧的一段走行浅表的桡动脉之搏动形象,以诊察人体生理、病理状况的一种诊脉方法。寸口诊法最初见于《素问·五脏别论》,而《难经》倡导"独取寸口",晋代王叔和在《脉经》中加以肯定,并予推广。

寸口脉的具体部位:《脉经》指出"从鱼际至高骨却形一寸,名曰寸口。从寸口至尺,名曰尺泽,故曰尺寸;寸后尺前,名曰关。"可见所谓寸口,是腕横纹后约1寸的桡动脉搏动的部位。而寸口脉又分为"寸""关""尺"三部,通常以腕后高骨(桡骨茎突)为标记,其内侧的部位为关,关前(靠腕侧)为寸,关后(靠肘侧)为尺。左右两手各有寸、关、尺三部,共六部脉,又称为"六脉"。

寸口脉的寸、关、尺每部根据切脉时指力的轻、中、重不同,又可施行浮、中、沉三候,三三得九,是为"三部九候"。故《难经·十八难》说:"三部者,寸、关、尺也;九候者,浮、中、沉也。"但须注意,寸口诊法的三部九候与遍诊法的三部九候虽名同而实异。

表2 寸口分候脏腑的几种学说比较表

学说	寸		关		尺		配候原理说明
	左	右	左	右	左	右	
难经	心 小肠	肺 大肠	肝胆	脾胃	肾 膀胱	肾 命门	大小肠配心肺是表里相属。右肾属火,故命门在右尺。
脉经	心 小肠	肺 大肠	肝胆	脾胃	肾 膀胱	肾 三焦	
景岳全书	心 包络	肺 膻中	肝胆	脾胃	肾 膀胱 大肠	肾 三焦 命门 小肠	大肠配左尺,为金水相从。小肠配右尺,为水归火位。
医宗金鉴	心 膻中	肺 胸中	肝胆	脾胃	肾 膀胱 小肠	肾 大肠	大小肠配于尺为部位相配。又以三焦分配寸关尺三部。

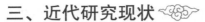

三、近代研究现状

中国脉诊的成长曾与世界医学同路相伴,相互影响。公元前 4 世纪,希腊海为代表的欧洲脉学兴起,他将脉动比拟为音乐的韵律与诗赋的节拍。盖伦(131-200 年)首创以检查手腕部脉搏进行临床诊断的方法,描述了 27 种脉象,并加以命名。公元 7 世纪,中国脉经传到阿拉伯等地,对世界医学产生了很大影响。公元 10 世纪,阿维森纳所撰的《脉诊的艺术》等著作中吸取了中国《脉经》的精华,形成了希腊 – 阿拉伯脉学。在一些医家的著作中多论述了脉诊。

1680 年德国出版了卜弥格用拉丁文译述的《医药和中国脉理》一书,促进了中国脉学的传播,继之而来的爱尔兰医师尼尔在伦敦出版了《脉搏观察各种疾病变化的分析方法》(1741)、鲍氏著《脉经的研究》(1756)重新提出内脏与脉搏的关系,立刻引起整个欧洲医学界的重视。18 世纪文艺复兴后期,科学随工业飞速发展,1860 年法国诞生了第一台脉搏描记器,为脉诊的器械化准备了条件。但是,随着实验医学的发展,对于疾病发生、发展机制的研究均以解刨学、组织学、细菌学等为基础,却忽视了局部病变对整体功能的影响,或整体功能在局部的反映。把人体与自然界的关系孤立起来,不重视反映整体综合效应的脉诊,使脉诊在西方医学中逐渐退居于次要地位。

科学技术的发展,传感器工艺的精细化,计算机信息处理技术的进步,对脉诊的现代化发展有很大的推动。自 20 世纪 50 年代以来先进的科技使脉诊从手指切脉到结合切脉进行客观测绘、自动分析、及时打印结果的跨越,汇聚了一代中医、西医、生物、数理、工程技术、计算机等多学科人员辛勤研究的结晶。脉象仪经过三代升级,目前表带式的传感器性能稳定,携带方便,重复性好,可以自助检测。

在上述机型基础上,通过人机对话,判别脉图特征,提示辨证结果、脉名、证型、脉图参数等,为临床医师的对证用药、评价诊疗效果提供良好检测仪器及客观材料。除了整机的研制外,为了探讨脉图形成的力学原理,研制了同心圆式的传感器;为了观察寸口三部九候脉象变化,体现脉长、脉宽等要素的实测记录,研制了三探头、多点矩阵式的传感器,以及测绘脉象长、短用的五探头传感器。经过大量的测试和分析,首先确定了 13 种脉图的特征参数值,且对弦、滑、虚、实等脉图还建立了判别式。在脉象客观化的基础上,建立了脉象检测的操作规范;取得了正常人脉象的生理常数,如不同年龄、性别的脉象图;昼夜节律脉图、月相节律脉图、年节律(24 节气)脉图;不同地区人群脉图;寒冷、饮酒、饥饱、妊娠等因素干扰下的脉图变化;运动、寤寐、思虑、紧张等状态的脉图变化等。积累了大量生理常数和变异规律的脉图资料,为进入临床观察和实验研究做准备。

四、脉象的归类方法

1. 根据脉象的深浅层次归类:即根据脉象的浮沉程度至上而下依次归类分为革脉—浮脉—平—沉脉—牢脉—伏脉五种脉象。

革脉　"浮极为革,弦而芤"(仲景),"如按鼓皮"(丹溪)。

↓

浮脉　"举之有余,按之不足"(《脉经》),"如微风吹鸟背上毛"(《素问》)。

↓

平

↑

沉脉　"重手按至筋骨乃得"(《经脉》),"沉行筋肉,如石沉水"(《脉经》)

↑

牢脉　"似沉似伏,实大而长,微弦"(《脉经》),"位在沉伏间"(《时珍》)

↑

伏脉　"重按着骨,指下裁动"(《脉经》),"推筋着骨,隐然深"(《时珍》)

2. 根据脉象的频率归类:即根据脉搏快慢的频率至快而慢依次分类为疾脉—数脉—平—缓脉—迟脉四种脉象。

每息搏至数	七至	六至	五至	四至	三至
	疾脉◀—数脉◀— 平 —▶缓脉—▶迟脉				
每分钟次数	110以上	90以上	75次	60以上	不足60

疾脉 "六至以上,脉有两称,或名曰疾,或名曰极,总是急速之脉,数之甚者也"。

(《脉决汇辩》)

缓脉 "出来小驶于迟"(《脉经》),"如微风轻风占柳梢" (《滑佰仁》)

数脉 "一息六至(《脉经》脉流薄疾"(《素问》)"一息六至脉流疾"(《时珍》)

迟脉 "一息三至,去来极慢"(《脉经》)"迟来一息至惟三"(《时珍》)

3. 根据脉象的节律变化归类:即根据脉象的节律快慢及停顿变化进行归类为促、结、代三种脉象

促脉:"促脉来去数时,时一止复来"(《脉经》)"结脉数而时一止"(《濒湖脉学》)

结脉:"脉结往来缓,时一止复来"(《脉经》),"结脉缓而时一止"(《濒湖脉学》)

代脉:"代脉动而中止,不能自还,因而复来"(《仲景》),为有规律的停止

区别促、结、代三脉,应熟记四句话,缓止曰结,数止曰促,代脉难还,止有定数。

4. 根据脉的形状形态归类:即根据脉象的形状及形态划分为洪、滑、实、弦、紧、长、动七种实类脉象,和短、细、弱、散、微、芤、涩、濡、虚九种虚类脉象。

实脉类:

洪脉:"指下极大,来盛去衰"(《素问》)"指下极大,来盛去衰,来大去长"

(《濒湖脉学》)

滑脉:"往来前却,流利展转,替替然如珠应指"(《脉经》)"如盘走珠,如荷叶承露"。

(《泂溪脉学》)

实脉:"浮沉皆得,脉大而长,应指幅幅然"(《脉经》)"脉体宽大其势来盛去也盛"。

弦脉:"轻虚以滑,端直以长"(《素问》)"按之如弓弦状"(《脉经》)"状若筝弦"

(《脉决》)

紧脉:"来往有力,左右弹人手"(《素问》),"如转索无常"(《仲景》)"数如切绳"

(《脉经》)

长脉:"如揭长竿末梢,如引绳,如循长竿"(《素问》)脉长超三部

动脉:"动脉摇摇数在关,无头无尾空形园"(《濒湖脉学》)动乃数脉,其形滑数空动。

虚脉类:

短脉:"不及本位"(《脉诀》)"应指而回,不能满部"(《脉经》)脉短不足三部

细脉:"细直而软,若丝线之应指"(《脉经》)"细之为义小也,状如线也"

(《诊家正眼》)

弱脉:"极软而沉细,按之乃得,举手无有"(《脉经》)"弱来无力按之柔,柔细而沉不见浮"。(《濒湖脉学》)

散脉:"大而散,有表无里"(《脉经》)"散似杨花散漫飞,去来无定至难齐"

83

（《濒湖脉学》）

微脉："极细而软,按之如欲绝,若有若无"（《脉经》）"微脉轻微淌淌乎,按之欲绝有如无"（《濒湖脉学》）

芤脉："浮大而软,按之中央空,两边实"（《脉经》）"花形浮大而软如葱,边实须知内已空"（《濒湖脉学》）

涩脉："细而迟,往来难,短且散,或一止复来"（《脉经》）"如轻刀刮竹"（《脉诀》）

濡脉："极软而浮细,如绵在水中,轻手相得,按之无有"（《脉经》）

虚脉："迟大而软,按之无力,隐指豁豁然空"（《脉经》）"举之迟大按之松"

（《濒湖脉学》）

从上所述,脉象不是难于捉摸的,只要我们用心去学,刻苦磨练,持之以恒,循序渐进,就能和历代医学家、当代名医们一样,掌握诊脉技能,成为诊脉高手。

选自《薪火传承–张义明医论医话医案选集》

（杨秀秀、张建滕编辑）

治癌三要素 扶正气、顺脏气、化瘀癥

一、癌症的渊源

中医的"癌"或"嵒"与岩通,是指体内发现肿块,表面高低不平,质地坚硬,宛如岩石而言。远在殷墟甲骨文上就有"瘤"字的记载。《灵枢·刺节真邪篇》里,也有"筋溜"、"肠溜"、"昔瘤"等记载。认为"昔瘤"的病因病机主要是由于"已有所结,气归之,津液留之,邪气中之,凝结日以易甚,连以聚居"所致。晋·葛洪《肘后备急方,卷之四·治卒心腹癥坚方第二十六》中说:"治卒暴症,腹中有物如石,痛如刺,昼夜啼呼,不治之百日死"。在这里将这种起病较急的腹内癥块,名为卒暴症。并通过检查观察认为这种卒暴之癥块,坚硬如石,且疼痛非常剧烈,患者不能忍受,昼夜啼哭,预后较差,一般在百日之内即死亡。书中还介绍了多种治疗方法。同时对这种卒暴癥块的发病过程,作了初步的描述,如说:"凡癥坚之起,多以渐生,如有卒觉,使牢大,自难治也。腹中癥有结积,便害饮食,转羸瘦'。而且对于腹部癌肿不易早期诊断,临床进展非常迅速,晚期恶病体质等都作了较为细致的观察。可以说明远在晋代,我国医学家对腹部癌肿已有较丰富的认识。葛洪在本书所说的癥坚,大致指的就是现在所说的癌肿。

宋《卫济宝书·卷上·痈疽五发一日癌》中第一次使用了"嵒"字,说:"嵒疾初发,却无头绪,只是肉热痛,过一七或二七,忽然紫赤微肿,渐不疼痛,迤逦软熟紫赤色,只是不破。宜下大车螯散取之,然后服排脓、败毒托里、内补等散,破后用麝香膏贴之。"虽然用了嵒疾的名称,但所描述的症状与恶性肿瘤并不完全符合,只是属于痈疽五发的一种。《仁斋直指附遗方论·卷二十二发癌方诊》对癌的特征叙述较为深刻,说:"癌者上高下深,岩穴之状,颗颗累垂……毒根深藏,穿孔透里,男则多发于腹,女则多发于乳,或项或肩或臂,外症令人昏迷。"

《妇人良方·乳痈乳岩方论第十四》明确提到了乳岩的病名,《疮疡经验全书·卷二·乳岩》中对乳岩的描述说:"若未破可疗,已破即难治,捻之内如山岩,故名之,早治得生,若不治内溃肉烂见五脏而死。"《格致余论·乳硬论》指出:"忧怒郁闷,朝夕积累,脾气消阻,肝气横逆,遂成隐核,如大棋子,不痛不痒,数十年后方疮陷,名曰乳岩,以其疮形嵌凹似岩穴也,不可治矣。"中医将发于外者,坚硬如岩石的肿物称之为岩,因此对乳岩的描述,几乎完全类似现在的乳腺癌,其他如《疡科心得集》所描述的阴茎发生结节,坚硬痒痛,名为肾岩,至形成溃疡呈菜花样,名肾岩翻花,则大致类似现在的阴茎癌。

由于体表的癌症外形不同,中医也有以其形状命名者,如《外科正宗》有茧唇的描述,指唇部初结如豆,渐大若蚕茧,突肿坚硬,妨碍饮食《疮疡经验全书唇茧》并指

出:"始起一小瘤如豆大,或再生之,渐渐肿大,合而为一,约有寸厚,或翻花如杨梅,如疙瘩,如灵芝,如茵,形状不一。"类似现在的唇癌《医宗金鉴》还有舌菌的描述,指出舌的表面肿瘤,初如豆粒,以后如菌,头大蒂小,渐则燃肿如泛莲,或如鸡冠,舌本短缩不能伸舒,妨碍饮食言语,流出臭涎,久则延及项颌,肿如结核,坚硬脊痛,皮色如常等,类似现在的舌癌及其转移的情况《医宗金鉴·外科心法要诀·卷四·上石疽》有石疽的记载,分上、中、下三种,其中上石疽是生于颈项两旁,形如桃李,皮色如常,坚硬如石,亦类似颈部淋巴转移癌。中医外科有五大绝症,即乳岩、肾岩、茧唇、舌菌与失荣。

至于内脏的一些癌症,则多属癥瘕、积聚、噎膈、反胃、崩漏带下等范围内。所谓癥,是描写腹内肿块固定不移者,瘕,是指腹内肿块攻冲疼痛而聚散无形者。积聚在古人亦看作是气之留注而生,如《难经·五十五难》中所说:"气之所积名曰积,气之所聚名曰聚,故积者五脏所生,聚者六府所成也。积者,阴气也,其始发有常处,其痛不离其部,上下有所始终,左右有所穷处。聚者,阳气也,其始发无根本,上下

无所留止,其痛无常处,谓之聚。"根据五脏不同,积亦有所区别,如心之积为伏梁,,脾之积为痞气,肺之积为息贲,肝之积为肥气,肾之积为奔豚。其中伏梁指心下至脐有肿物,犹梁之横架于胸膈,甚则可以呕血;痞气在胃脘覆大如盘,可以出现黄疸,饮食不为肌肤;息贲于右胁下覆大如杯,皆不能除外肝癌及胃癌。

噎膈反胃在《素问·通评虚实论》中也有记载,如说:"膈塞闭绝,上下不通,则暴忧之病也。"噎膈多属于食管癌,反胃则有一部分是属于胃癌的表现。

崩漏带下在《千金要方·赤白带下崩中漏下第三》中的描述是:"崩中漏下,赤白青黑,腐臭不可近,令人而黑无颜色,皮骨相连,月经失度,往来无常,小腹弦急,或苦绞痛,上至心,两胁肿胀,食不生肌肤,令人偏枯,气息乏少,腰背痛连胁,不能久立,每嗜卧困懒。"《古今医统》说:"妇人崩漏,最为大病,中年以上及高年妇,多是忧虑过度,气血俱虚,此为难治。"根据不规则流血、有恶臭的分泌物、消瘦、腰背痛、多见于中年以上,很类似宫颈癌的临床表现。

另外,《外科大成·痔漏》有锁肛痔的描述,说:"肛门内外如竹节锁紧,形如海蜇,里急后重,便粪细而带扁,时流臭水。"可能亦相当于肛管癌、直肠癌的临床表现。

从以上的介绍可以看出,我国古代医家对"癌证"已有相当的认识,对肉眼可见,体表的癌证,有乳岩、肾岩、茧唇、舌菌、失荣、瘿瘤等的区分。对内脏所患的癌证,则散见于癥瘕、积聚、噎膈、反胃、崩漏、带下等病证之中,并对这些病证都作了较为细致的临床观察,积累了很多治疗方药。但古代医家所说"癌证",概念和内涵和我们现在所称癌肿不完全一致。

二、癌症的病因病机

（一）正虚为本

正气虚亏　房劳太过,纵欲太甚,真精亏耗,致使阴津耗伤,精血枯涸,燥热结于里,脏腑滋润。年高体虚或久病失治,均可使气血亏乏,精血渐耗,现代医学亦认为老年以后脏器的生理功能下降,内分泌失调;免疫功能减退,或精神和疾病的干扰,居住或工作环境的污染,以及饮食不节,长期吸烟,大量饮酒等不良生活习惯等都可以加速癌瘤的发生和发展。

老年癌瘤当病情发展到中晚期以后,肿瘤复发、增大或远处转移、一般体质都较虚弱、据文献报道,约85%的癌症病人检测其细胞免疫功能低于正常值范围。机体的免疫状态与肿瘤的发生、发展有密切关系。特别是细胞免疫水平的降低及巨噬细胞吞噬能力的抑制是肿瘤发生、发展的重要内在因素。"扶正培本"药物能够改善机体的免疫状态,增强机体的免疫机能(包括细胞免疫、体液免疫及网状内皮系统的功能),从而提高机体抵抗肿瘤的能力。祖国医学对免疫学的认识很早就有描述。古典著作《内经》指出:"真气从之,精神内守,病安从来。"这里所说"真气"就是机体抵抗病邪的"正气"。如果正气旺盛,机体就能祛除外邪(外界致病因素),免于生病,即所谓"正气存内,邪不可干";如果机体的正气虚衰,则邪气易侵入机体而引起疾病,即所谓"邪之所凑,其气必虚"。可以认为,正气就是指人体的抗病能力,在某种含义上说有"免疫力"的意义,包含着人体免疫系统的正常功能。

中医认为"脾为后天之本",为"气血生化之源",并且有"脾旺不易受邪"之说。已经证明,一些健脾益气的方药能够提高 T 淋巴细胞比值及淋巴母细胞转化率的作用。脾为后天之本,肾为先天之本,脾肾亏损者,也是发生癌症的因素。如《诸病源侯论·虚劳病诸侯》说:"积聚者脏腑之病也,……虚劳之人,阴阳伤损,血气凝涩,不能宣通经络,故积聚于内也。"

《素问·生气通天论》说:"风者,百病之始也,清净则肉腠闭拒,虽有大风苛毒,弗之能害"。"风"是一种外界的致病因素,"大风苛毒"指的是外界强烈的致病因素,如果做到生活有规律,劳逸结合,则正气旺盛,肌肉丰满,腠理固密,虽然外界有强烈的致病因素,也可不会引起疾病。《素问·疟论篇》中指出:"……腠理开则邪气入,邪气入则病作"。

说明机体皮肤腠理的抗病能力减弱，则外邪就会乘虚而入，引起疾病，明确论述了非特异性免疫防卫系统的皮肤粘膜屏障作用。祖国医学认为，腠理之所以能防御外邪入侵，有赖于卫气的旺盛。卫气是正气的一部分，卫气行于脉外，敷布全身，具有湿润肌肤、滋养腠理、启闭汗孔、保卫体表的作用。《灵枢·本藏篇》指出："卫气和则分肉解利，皮肤调柔，腠理致密矣"。这里所说的卫气显然也指的是人体的防卫功能，其中包括有特异性和非特异性免疫在内。

（二）外因为由

1. 外感六淫

《灵枢·九针论》说："四时八风之客于经络之中，为瘤病者也。"《灵枢·百病始生篇》说："积之始生，得寒乃生。"《诸病源候论》也说："积聚者，乃阴阳不和，脏腑虚弱，受于风邪，搏于脏之气所为也。"所谓风、寒，都是指外来的邪气，亦即外来的致病因子。但是外邪往往在内伤的基础止导致发病，如《灵枢·五变篇》说："人之善病肠中积聚睹。……则肠胃恶，恶则邪气留之，积聚乃伤；肠胃之间，寒温不次，邪气稍至，畜积留止，大聚乃起。"《景岳全书·杂证谟·积聚》也说："不知饮食之滞，非寒未必成积，而风寒之邪非食未必成形。故必以食遇寒，以寒遇食，或表邪未清，过于饮食，邪食相搏，而积斯成矣。"说明了外来的风寒邪气，必与痰食之滞，相互影响而成。伤于食可以引起脾虚，脾虚又可使痰食停滞，故肠胃之间，寒温不调，外邪与之搏结形成积聚。

2. 内伤情志

七情的变化在癌症的病因中占有重要的位置，《素问·通评虚实论》说："膈塞闭绝，上下不通，则暴忧之病也。"说明了噎膈的发病与暴忧有关。《外科正宗·乳痈乳岩论三十三》认为乳岩的病因，是"忧郁伤肝，思虑伤脾，积想在心，所愿不得，致经络痞涩，聚结成核。"有关五积之病，《儒门事亲》中也指出是七情抑郁不伸所致。《澹寮集验方》也说："盖五积者，因怒忧思七情之气，以伤五脏，遇传克不行而成病也。"由于七情失调可以影响到五脏的功能使之亏损，易招致外邪浸入；也可使气机不畅,脉络受阻,气滞血瘀而形成癌症。

3. 内伤饮食

饮食失调易损伤脾胃,影响水谷的消化吸收,使饮食不能化生精微,生长气血,化源告竭,则机体之正气亏损,易受外邪侵袭;且饮食如果不能化生精微,则变为痰浊,痰阻气滞,脉络阻塞,血行不畅,痰血搏结,亦可形成癌症。《重订严氏消生方·癥瘕积聚门·积聚沦治》也说:"夫积者,伤滞也,伤滞之久,停留不化,则成积矣。"可见由于平素饮食失调,损伤脾胃,进而产生痰浊、食滞、气阻、血瘀等病理性改变,创造了引发癌症的基础。另外在饮食上的一些长期的慢性刺激,亦可促使癌症发生。如《外科正宗·卷十·茧唇》载:"茧唇因过食煎炒炙煿,又兼思虑暴急,痰随火行,留注于唇。"《医学统旨》说:"酒面炙煿,粘滑难化之物,滞于中宫,损伤肠胃,渐成痞满吞酸,甚则为噎膈反胃。"《张氏医通》说:"好热之人,多患膈症。"都说明了促使发生癌症的饮食因素。

(三)现代医学病因

1. 环境因素包括气候因素如气温过热或过冷,干湿度的差异过大,特别是工业化造成的大气污染,各种工业有毒害气体以及对水质造成的污染等。同时近日也有报道噪音的污染也是不可呼视的因素之一。

2. 饮食因素,饮食因素包括不能节制饮食、饥饱不均,或辛辣食品、吸烟等,同时油煎过程中产生的多环碳氢化合物,熏制肉类产品产生的 3.4 苯丙芘,发霉食品的真菌,过期蔬菜类产生的黄曲霉素、亚硝酸盐及其他化学物质如甲基胆蒽等均与致癌有关。

3. 精神情志因素,情志不仅中医视为重要因素,现代医学也越来越重视,精神情志的变化对人体发病的影响,特别是现代化的生活节奏及激烈的市场竞争给人们精神生活造成的压力已成为不可轻视的重要因素,象内分泌系统的甲状腺癌,情志刺激则视为主要病因。

4. 慢性炎症,各种慢性炎症往往是某些癌症的重要致病因素,诸如慢性病毒性肝炎,慢性痿缩性胃炎及其他消化道炎症,慢性呼吸道炎症及泌尿系炎症,疱疹病毒感染等。

5. 遗传基础,如某些家族的消化道癌症发病率较高,一些资料表明,A 型血较 O 型血,胃癌的发病率较高,另外象食道癌、肝癌、子宫颈癌等都有一定的遗传趋向。

6. 免疫因素,免疫功能低下的人各种癌症的发病率较高可能免疫功能障碍,对癌症的免疫监督作用降低,在癌病发生中有一定意义。

7. 物理因素,损伤是物理因素中最常见的病因,如颅内及骨肿瘤病人,部分均有创伤性病史,曾调查一组颅内肿瘤病人,33% 有外伤病史。所以外部创伤可能是某些癌症的致病因素。另外,放射线、核辐射可以诱发皮肤癌,舌、食道的纤维肉瘤是已知的事实。

8. 病源性因素,包括外伤手术的创伤,放疗化疗对正气的伤害,以及在中西药治疗过程中,热别是生物化学药品给人体造成毒副作用等。

在病机上,除了考虑癌症发生的部位,做出中医脏腑的定位诊断外,还要注意以下各种病理性因素。

(一)痰结 脾为生痰之源,水湿不化,津液不布,郁久化热,热灼津液,煎熬为痰,痰则无处不到,在肺则咳喘痰多,在胃则呕恶痰涎,流窜至皮下则结成无名肿物。

(二)湿聚 脾虚则水湿不能运化,水聚于内,蓄而成毒,湿毒泛滥,浸淫生疮,流脓流水,经久不愈。

(三)气阻 气是人体生理功能的一种表现,气在正常情况下,流畅无阻,升降出入,循行身体各部,如果由于某些原因引起气的功能失调,则可出现气郁、气滞为病。

(四)血瘀 气为血之帅,气行则血行,血的瘀滞,多由气行不畅引起,故血瘀多伴有气滞,瘀滞日久则成肿块,故《医林改错》说:"肚腹结块,必有形之血。"日久有形之血,不得畅行,凝结于内,瘀而不化,则为结块。

(五)郁热 癌症的病因多为忧思郁怒,五志过极则化火,阳胜则热,热甚则腐,故出现热证及分泌恶臭秽浊之脓液,郁热又与气血痰湿搏结,因而造成癌症复杂的病机,正虚邪实,不易治愈。

总之,癌症的病因可分外因及内因,外因与感受外邪有关,内因与七情内伤、饮食失调有关。在发病上,多见于年老、脾肾衰败之人。在病机上,由于机体的脏腑阴阳气血的失调,外来的致病因素必与机体内部所产生的病理因素如痰、湿、气、瘀等相搏结,因而导致癌症的发生。

三、治法三要素

(一)扶正气

肿瘤是一类慢性消耗性疾病。它的存在是以耗伤机体的气血和精微物质为基础的。所以在肿瘤疾病的过程中,特别是晚期病人往往表现出正气虚弱的证候。但是,正气虚弱有阴虚、阳虚、阴阳两虚、气虚、血虚、气血两虚之别,同时气血阴阳不足的具体表现又有脏腑各异。因此,具体情况必须具体分析,在祖国医学辨证施治原则指导下,灵活运用"扶正培本"药物,"谨察阴阳,以平为期"。

目前,在肿瘤的化疗、放疗中存在最大的问题是敌我不分。杀灭肿瘤细胞的同时,却抑制了骨髓造血功能,引起消化道及全身反应,降低了机体的免疫功能,这相当于中医所述的"伤正"。而"扶正培本"药物具有补益正气即增强机体免疫机能的作用。因此,"扶正培本"药物与化疗、放疗结合应用于临床,可以起到相辅相成的作用。既能大量地捎灭敌人(放、化疗可以大量地杀灭肿瘤细胞),又能有效地保存自己(扶正药物保护和提高机体的免疫机能),从而比较显著的提高临床疗效。根据癌症病人不同表现,扶正培本法又可分为:

健脾益气:用于脾虚气弱的病人,主要表现为全身疲乏、语言低微、气短自汗、纳差便溏、舌淡或胖、有齿痕,脉象沉缓或濡,常用药物如人参、党参、黄芪、太子参、苍术、白术、苡米、山药、扁豆、黄精、大枣、甘草等。

滋阴养血:用于血虚的病人,主要表现为面色无华、头晕心悸、月经量少、舌淡苔薄、脉象沉细。常用药物如熟地、首乌、当归、白芍、枸杞、阿胶、龙眼肉、大枣等,一般滋阴养血药多配合健脾益气药同用。

养阴生津:用于阴虚的病人,凡咽干唇燥、口干喜饮、大便干结、五心烦热,舌红无苔或剥脱,脉象沉细而数者,可用养阴生津药物,如养肺阴用沙参、天冬、麦冬、百合;养胃阴用沙参、麦冬、石斛、玉竹;养肝阴用熟地、首乌、白芍、枸杞、女贞子、龟版、鳖甲;养肾阴用熟地、枸杞、桑椹子、女贞子、龟版、鳖甲;养心阴用龙眼肉、柏子仁、酸枣仁等。

温补脾肾:用于阳虚的病人,主要表现如畏寒肢冷、四肢浮肿、下利清谷、五更泄泻、舌大胖嫩、脉象沉迟。常用温脾阳的药物如干姜、肉豆蔻、草果、砂仁、蔻仁;温肾阳的药物如鹿茸、巴戟天、仙灵脾、仙茅、补骨脂、附子、肉桂、菟丝子、肉苁蓉等。

(二)顺脏气

笔者认为,癌症的发生是由各种因素导致正虚邪实,气血痰湿瘀滞而成积癥,其中内外因素是癌症发生的诱因。气血痰湿瘀滞或积癥是病变的结果,而其中的中间环节,即脏腑的气机功能发生了障碍人体的内环境发生了改变,却没有引起人们的足够重视,所以如何顺应五脏之气,恢复其生理功能,应该作为治疗癌症的一个重要环节。

中医理论中的脏腑不仅各有其职而且还具有"三性":一是自然属性:基于"天人相应"理论,中医学认为人体脏腑与自然界有着内在的关联,如肝属木,应春、应风;脾属土,应长夏、应湿等。二是社会属性:如心为君主之官,肝为将军官等。三是生理特性:如肺为娇脏、脾喜燥恶湿等。

在《素问·脏气法时论》中不仅描述了五脏之病与季节、昼夜的关系,而且指出了其治疗中的苦欲喜恶,如"肝欲散,急食辛以散之,用辛补之,酸泻之……心欲软,急食咸以软之,用咸补之,甘泻之……脾欲缓,急食甘以缓之,用苦泻之,甘补之……肺欲收,急食酸以收之,用酸补之,辛泻之……肾欲坚,急食苦以坚之,用苦补之,咸泻之。"这里的补泻之义,即是就五脏本身的喜恶而言,顺其性者为补,逆其性者为泻。

由此不难理解,只有在治疗过程中,充分适应脏腑的个性特点,做到投其所好,顺性而治,才能收到药中肯綮之效。

1. 顺心之性

心为君主之官,属火,应夏、应热。其功能有二:一为主血脉,即推动血液在脉中运行,心气是其源动力;二为主藏神,主司人的精神、意识及思维活动。

血脉宜畅,惟此才能保证血行的顺利及心血的供应;神宜静谧,惟此才能调控血行,神态安和。二者构成和谐的状态。

但心为火脏,"心恶热"(《素问·宣明五气论》),不耐热扰,一旦有热,无论来自内外,如暑热、风热、痰热、湿热、肝火、胃火、肺热、积热、虚火等,均易扰动心神,可见心烦、狂躁、心悸、失眠、多梦、口舌生疮等症。因此,治心一则多清,常用泻心汤、黄连温胆汤、导赤散、朱砂安神丸等;二则要处理好血与神的动静关系。

2. 顺肺之性

肺为相傅之官,属金,应秋、应燥。其功能有主气、司呼吸,主宣发、肃降,主通调水道等。因肺"两叶白莹,虚如蜂窠"(《医宗必读》),外合皮毛,开窍于鼻,易招致邪侵又不耐邪侵,风寒、风热、风燥均易伤之,有"娇脏"之称。故护肺重在加强调摄以顺应四时。

此外,肺居高位,形如"华盖",宣发向外,肃降向下,共同完成津液、水谷精微的布散及浊气的排出。而肺主肃降,一方面有赖于肺的宣发通达,一方面还需要清凉、湿润的环境。因此,治肺当注意宣与降、散与收的结合,如麻黄与杏仁、麻黄与石膏、桔梗与杏仁、麻黄与白果、桔梗与枳壳等药对均是这种用药的经验总结。

3. 顺脾(胃)之性

脾胃为仓廪之官,属土,应长夏、应湿。胃主受纳,脾主运化,共同完成饮食物的消化吸收及其精微的输布,有"后天之本"之称。

在生理特性上,脾喜燥恶湿,胃喜润,恶燥;脾主升清,胃主降浊,"脾宜升则健,胃宜降则和"(叶天士)。脾气不升者,可见食欲不振、食后胀满,大便溏泄,或头晕眼花,或脘腹坠胀,或脏器脱垂等;胃气不降者,可见遍腹胀满,纳差、呕吐或呃逆等。因此,治疗脾胃病尤应处理好升降关系。

据叶天士"太阴脾土,得阳始运;阳明燥土,得阴始安"之言,欲升脾须先燥脾,因"脾燥则升"。(《医学求是》)燥脾时因于脾虚当健脾,因于湿困当除湿,可选用补中益气汤、升阳益胃汤、参苓白术散、平胃散等,若重升提则用柴胡、升麻等。欲降胃多先润胃,可选用益胃汤、养胃汤、沙参麦冬汤等,若重降逆则用旋复花、代赭石等。此外,叶天士说"胃喜为补",指出食疗与食养均应顾及、顺应胃的感受。

4. 顺肝之性

肝为将军之官,属木,应春、应风。其功能主要有二;一为主疏泄,即可疏通与升发,又能调畅气机、促进脾运胃纳等;二为主藏血,可贮藏血液与调节血量。肝为风木之脏,性喜条达而恶抑郁,主升、主动。一旦遭遇忤逆,如抑郁或恼怒,则极易使"刚脏"的本性显露,桀骜不驯,气机逆乱,扰及四邻,或横逆犯胃乘脾,而致胃痛、痞满、呕吐、呃逆或泄泻等,或上逆而呈肝阳上亢,致头痛、眩晕,甚或中风等。此如《四圣心源》言:"风木者,五脏之贼,百病之长。凡病之起,无不因于木气之郁。"

但肝的功能又充分体现了其"体阴而用阳"的特点,疏泄与藏血相辅相成,藏血充盈则肝体得养,而能发挥调畅气机、通达气血之用;疏泄正常,则血行畅达,有利于藏血而充筋养目。

因此,肝用太过往往因于肝体不足。在此背景下,治疗肝之病变,于疏理肝气时一定要注重养柔肝体,药用当归、白芍等,方选四逆散、逍遥散、柴胡疏肝散、镇肝熄风汤等。

5. 顺肾之性

肾为作强之官,属水,应冬、应寒。其功能为藏精、主水、主纳气。因所藏"先天之精"是构成胚胎发育的原始物质,故又有"先天之本"之称。肾中精气,可分阴阳。肾阳者,又称为元阳、真阳,对机体各脏腑组织起着推动、温煦作用;肾阴者,又称为元阴、真阴,对机体各脏腑组织起着滋养、濡润作用,因而肾又称"水火之宅",且"五脏之阴气,非此不能滋,五脏之阳气,非此不能发"(张景岳)。因此,治肾之病当注意以下几点：

一是据"肾者主蛰，封藏之本，精之处也"（《素问·六节脏象论》），肾中精气宜涵蓄敛藏，不宜轻举妄动，但病之久甚，则其又往往难以幸免，即"五脏之伤，穷必及肾"（张景岳）。如水不涵木，肝肾阴虚，可致寄居之相火冲，冲逆上炎，症见头目不清，视物不明，耳鸣耳聋，五心烦热，性欲亢进，梦遗早泄等，治宜滋阴降火，方选知柏地黄汤。

二是肾"合水火二气"（《理虚元鉴》），根据阴阳互根、互生互化之原理，补益肾中阴阳则颇有讲究，即如张景岳所言："善于补阳者，必于阴中求阳，则阳得阴助而泉源不竭；善于补阴者，必于阳中求阴，则阳生阴长而生化无穷。"

三是肾为水脏，职司开阖，主导着全身水液的代谢，开阖失司的水肿、遗尿均可通过补肾来解决。也正因于此，致使无论肾阳虚与肾阴虚，均可出现水湿停潴的内环境，对此不加处理，则肾虚难复。故此《金匮》肾气丸与钱乙的六味地黄丸中均用茯苓、泽泻予以渗利。

（三）化瘀癥

活血化瘀用于气滞血瘀所形成之肿物，或临床表现具有血瘀者，如肿块结聚而痛，痛处固定不移，肌肤甲错，舌质青紫或暗，或有瘀斑瘀点，脉象沉细而涩或弦细等。气与血的关系密切，气行则血行，气滞则血瘀，因此多与行气药合并使用。瘀血多在正虚的基础上产生，故活血化瘀的应用，又常与补气或养血之剂，同时应用。

活血化瘀药举例：当归、赤芍、川芎、丹参、桃仁、红花、生蒲黄、五灵脂、三棱、莪术、水蛭、蠃虫、血竭、山甲、䗪虫等。

兼气滞：宜加入行气药，如郁金、香附、延胡、降香、乳香、没药等。

兼气虚：宜加入益气药，如党参、黄芪、太子参等。

兼血虚：宜加入养血药：如当归、川芎、赤芍、熟地、首乌、阿胶等。

现代科学技术研究证明活血化瘀的药物具有增强纤维蛋白溶解性的作用；具有降低纤维蛋白稳定性的作用；具有抗凝及促纤溶作用；能够提高血小板中 cAMP，从而减少血小板聚合作用；同时能够改善微循环,扩张微血管。由此推论,"活血化瘀"类药物能够防止或破坏肿瘤周围及其瘤灶内纤维蛋白凝集,能够改善肿瘤组织的微循环,增加血流量,使抗癌药物和免疫活性细胞易于深入瘤内,从而杀灭肿瘤细胞。不少资料认为,活血化瘀类药物能够增强网状内皮系统的吞噬功能,活血化瘀类药物改善机体的免疫状态,可能是其治疗肿瘤的原理之一。有资料报道,以活血化瘀类药为主要成分的方剂,能够显著增加实验动物(家兔)巨噬细胞的百分比。

同时活血化瘀可直接作用于肿瘤细胞的代谢。根据各地报道,实验证实具有抗肿瘤作用的活血化瘀药有赤芍、川芎、红花、郁金、元胡、乳香、没药、当归、丹参、水蛭、全虫、三棱、莪术、水红花子、石见穿等。有的认为,丹参的抗癌作用可能与抑制癌细胞的呼吸和糖酵解有关。又有报道,莪术对癌细胞核酸有一定影响,是否能使核酸逆转化为正常,尚待继续研究。在临床上以破症、活血的大黄为主的方剂治疗恶性肿瘤据报道有缓解作用,其作用机理主要是大黄酸和大黄素抑制癌细胞的氧化和脱氢,大黄酸对癌细胞的酵解也有明显抑制作用。山查具有良好的活血作用,牡荆素是山查的主要成分之一,是一种抗癌作用较强的黄酮类化合物。

活血化瘀类药物的现代研究,认为能减弱血小板的凝聚性,使癌细胞不易在血液中停留、聚集、种植,从而减少转移,能改善微循环,增加血管通透性,以改善实体瘤局部的缺氧状态,提高放疗敏感性,并有利于药物、免疫淋巴细胞及其细胞毒素到达肿瘤部位,发挥抗癌作用;能提高抗体、补体水平,增强机体免疫力;能抑制体内纤维母细胞的胶原合成作用,减少粗糙型纤维母细胞生存,预防或减少放射治疗后引起的组织纤维化。动物实验表明,活血化瘀药对大鼠的放射性肺纤维化有一定作用。

选自《薪火传承–张义明医论医话医案选集》

(徐守莉、李君平编辑)

也谈"春夏养阳，秋冬养阴"

"春夏养阳，秋冬养阴"出自《素问·四气调神大论篇》。要探求此句的原意，需要回到原文中去。该篇首先讲了春三月、夏三月、秋三月、冬三月的养"生、长、收、藏"之道，进而提出"逆"四气的后果，接着得出"夫四时阴阳者，万物之根本也。所以圣人春夏养阳，秋冬养阴，以从其根；故与万物沉浮于生长之门……"的结论。

前面详列的养"生、长、收、藏"之道，与后面的总括"春夏养阳，秋冬养阴"属于互辞，意义相同。这就可以得出养"生、长"就是"养阳"，养"收、藏"就是"养阴"的结论。隋·杨上善的《黄帝内经太素·顺养篇》为此认识提供了佐证。该篇中关于此问题是这样讲的："圣人与万物俱浮，即春夏养阳也。与万物俱沉，即秋冬养阴也"。

关于冬季的"养藏之道"，《黄帝内经》明确指出的原则为"勿扰乎阳"。这就是说在冬季"养阴"和"勿扰乎阳"之间也可以直接划等号。这样的话；"养阴"和"阳气的潜藏"之间的关系便昭然若揭了。冬季养"阴"本身就是指顺应"阳气的潜藏"，没有必要再和"充足的阴液"牵强地联系起来。

明白了冬季"养阴"之"勿扰乎阳……必待日光……无泄皮肤"的真意，对于炎夏"养阳"之"无厌于日……使气得泄"的解读便容易了许多。

"一年四季的变化，二十四节气的变化，其实就是阳气收藏与释放之间的变化。我们抓住了这个主导，阴阳的方方面面就会自然地连带出来。"

根据"四气调神"的原则，人应该"顺应"四时变化的"道"，对此问题很多医家做了发挥。对于"春夏养阳"，明代医家马莳和清代医家高士宗从顺养生长之气立论，比较接近《黄帝内经》原意。马莳云："圣人春夏有养生养长之道者,养阳气也。"高士宗亦论:"圣人春夏养阳,使少阳之气生,太阳之气长"。

笔者认为:"春夏应该顺应自然界阳气的升发",将"养"视为"顺应",将"阳"释为"自然界阳气的升发"。这与《黄帝内经太素·顺养篇》之"圣人与万物俱浮,即春夏养阳也"颇为吻合。

具体到夏季"养长",彭子益在其《圆运动的古中医学·二十四节气圆运动详细说明》中,给出了如何炎夏"调神"的答案:"夏长……夏浮……浮者,阳热浮也……长者,长阳热也"。炎夏自然界的特点是"阳热浮","养长之道"就应该是"长阳热"。就是让自己的阳气顺应自然界"阳热浮"的状态,发散于体表。阳气的发散怎么才能做到呢?需要"无厌于日"和"若所爱在外"。对于"无厌于日"和"若所爱在外",笔者是这样认为的:"在夏天,对于日光的照射要不知满足,就是多晒;对于户外活动,要像有所爱的人或物在外面吸引一样,即多做户外活动。只有这样才能让体内多余的废气、垃圾尽量地向外排泄,才能保证秋冬时人体收藏的是精华,而不是糟粕。"

春夏之季由寒转暖,由暖转热,宇宙万物充满新生繁茂景象。此时是人体阳气生长之时,一方面应该适当晚睡早起,增加室外活动的时间,进食大葱、生姜、豆芽、秧苗尖等舒展阳气的食品,心态上宜开朗外向,使阳气顺应季节、天气变化以生发调达。夏季不恣意贪凉饮,避免人体阳气过分消耗。另一方面,阴阳互根,阳气生发,必须有阴液的补充才能够使身体的阳气、阴津在较高水平上维持平衡。在酷暑炎热之时,也应阴居避暑热,保护阴津,防过汗伤液。增加饮水,多吃些滋阴生津的蔬菜瓜果,来适应阳气的生发,为阳气的生长提供源源不断的物质基础。

秋冬之季气候由热转凉,由凉转寒,万物都趋于收藏状态。一方面,此季节应以食物来填补阴精,使阴精积蓄,培补肾元,骨健髓充,元神得养,也是对夏季损伤阴精的补充。另一方面,更应固护阳气。起居上应早睡,与日出同起,防寒保暖,减少户外活动,保护消减的阳气,使阳气不至外泄。同时适应阴气渐长的特点,增加羊肉、韭菜、干姜、肉桂等温阳食品。心态上应恬淡虚无,精神内守,以求阳与阴配,使得阳气在较低水平上,与阴液相平衡。

春夏养阳,秋冬养阴,也是中医顺应四时阴阳的变化,调节阴阳,追求生命平衡之真的完美概括。

选自《薪火传承-张义明医论医话医案选集》

（胡忠波、孙艳编辑）

产妇满月发汗应是误区

我国民间一直流传着一种习惯,即产妇满月后一定要喝发汗汤,由于地区差异不同,发汗的药物和方式也不尽相同,如东北地区以防风、荆芥、桂枝、透骨草为主;华东地区以益母草、红花、荆芥、红糖为主;华南地区以防风、藿香、薏苡仁为主。近年来由于市场经济的浸透和影响,产妇满月应发汗几乎成了某些人谋取钱财的手段,发汗方式五花八门,不仅要喝发汗药,许多女子养生会馆推出所谓的桑拿发汗、汗蒸馆发汗、药物熏蒸馆等发汗方式,甚至将发汗与养生联系到了一起。那么产妇满月发汗果真像某些传统理念宣传的那样对产妇身体康复有益吗?答案是否定的,理智地说所谓产妇满月应发汗是一个误区。因为这一传统观念,不仅不符合中医药理论,而且事实上由于产妇满月发汗而导致的产妇肢体痛又称"产妇痹"现状越来越严重,甚至终生不愈,严重损害了产妇的身体健康,笔者想就此述以粗见,能够引起人们的反思。

首先,我们要从中医理论的角度,正确认识关于汗的生理和病理。"阳加于阴,谓之汗"出自《素问·阴阳别论》,其含义主要有两个方面:一是汗为阴液,靠阳气的蒸腾与宣发,阳加于阴则汗出;二是脉来为阳,脉去为阴,阳加于阴即来者盛,去者衰,指脉象与汗出的关系。如张志聪注:"汗乃阴液,由阳气之宣发,而后能充身泽毛,若动数之阳脉加于尺部,是谓之汗。当知汗乃阳气之加于阴液,而脉亦阳脉加于阴部也。"

汗是津液所化生,津液是血液的重要组成部分,津血同源,血汗同源,皆由脾胃化生水谷精微而产生。汗和津液靠肺气的宣发、肝的疏泄与调节、心气的推动、肾阳的蒸腾与温化,并与阴气平顺,阳气固密,营卫的调和有密切的关系。

汗的生理作用,可以调节体温,促进新陈代谢,通过调节体温的变化而维持人体的正常生理功能。"天寒衣薄则腠理闭,天炅衣厚则腠理开故汗出"。一年四季有春温、夏热、秋凉、冬寒的更替变化,人体通过肺宣发卫气的作用,调节腠理的开阖。春夏气温升高,腠理开泄,汗出较多,秋冬气温下降,腠理密闭,汗出较少。人体通过生理调节机制,来适应外界环境的变化,维持正常的生理功能。因此,正常生理上的出汗有利于人体的新陈代谢,使人体阴阳平衡协调。

其次要正确认识什么情况下应该发汗《伤寒论》各篇对汗出和病证的关系都作了明确的论述,如太阳伤寒,寒邪束表,腠理闭塞,卫阳被遏,营阴郁滞而见恶寒发热,无汗而喘,身体疼痛,脉浮紧的伤寒表实证用麻黄汤,辛温解表,发汗散寒,宣肺平喘。风邪外袭,营卫失调,卫强营弱,而见发热,恶风,汗出,脉浮缓的风寒表虚证,用桂枝汤,解肌祛风,调和营卫。尤以服药后的护理方法寓意更加深刻:一是药后服热稀粥,借谷气滋汗源以助药力;二是温服取汗,以遍身微似有汗为佳,切忌大汗淋漓;三是见效停药,一服汗出病愈,中病即止;四是不效继服,如发汗后身疼痛,营气不足的桂枝新加汤证;汗出过多,心阳受损的桂枝甘草汤证等。

由此可见,作为产妇可不可发汗应根据其体质,特别是有没有外感风寒之邪,出现寒邪郁滞营卫的病症。如头身痛、恶寒无汗等。如见以上表证,则可发汗解表,汗出而病愈,若产妇既无表证又无不适,就没有必要发汗。

最后须进一步强调为什么产妇满月不应发汗。

《伤寒论》对发汗的禁忌证也作了详尽的论述,如:"咽喉干燥者,不可发汗"(第83条);"淋家不可发汗"(第84条);"疮家虽身疼痛,不可发汗"(第85条);"衄家不可发汗"(第86条);"亡血家不可发汗"(第87条);"汗家不可重发汗"(第88条)。分娩是很多女性一生中最为重要的一件事情,十月怀胎已经耗费大量精、气、神,再经过分娩这一紧张、痛苦、消耗体力的过程,致其筋骨毛孔大开,消耗一身元气,身体抵抗力随之下降。如有些产妇由于分娩时的创伤、出血以及临产时用力等耗损大量气血,以致其产后"百节空虚",抗病力弱,加上有些产妇本来身体虚弱,气血不足,如果再强行发汗,就会使津液耗损更严重,极易导致排尿异常、大便困难及乳汁分泌不足,甚至昏眩四肢麻木痉挛等症状。故《传青女科》强调:"产后百节开张,血脉流散,气弱则经络间血多阻滞,累日不散,则筋牵脉引,骨节不利,故腰背不能转侧,手足不能动履,或身体头痛。若误作伤寒发表出汗,则筋脉动荡,手足发冷,变症出焉,宜服趁痛散。处方:当归、甘草、黄芪、白术、独活、肉桂、桑寄生、牛膝、薤白、生姜。可见产妇满月不仅不能发汗,还应补益气血以固其本,复其正。

选自《薪火传承－张义明医论医话医案选集》

（杨秀秀、孔洁编辑）

三、药理实验及研究

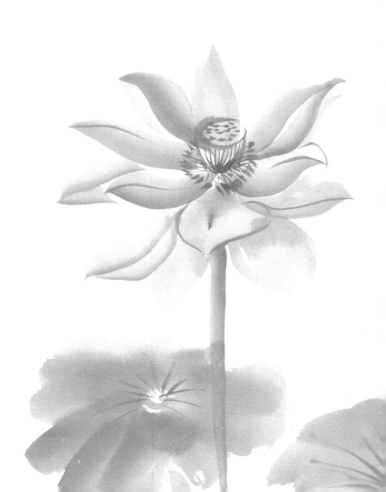

通脉灵抗栓活血作用观察

滕州市中医院（277500）　张义明　赵明　王慎凯
山东中医药大学（250014）　王树荣

内容提要　实验表明,给动物腹腔注射通脉灵可显著改善垂体后叶素所致的微循环障碍($P<0.001$),具有抑制体外血栓形成的作用($P<0.05$),可明显降低血浆血栓素 B2 的水平,升高 6- 酮前列腺素 Fa 含量。本品对动物急性毒性甚微,小鼠尾静脉注射最大耐受量大于 80g/kg,腹腔注射最大耐受量大于 160g/kg 结果提示,通脉灵具有较好的活血化瘀及抗栓作用。

关键词　通脉灵　抗血栓　活血祛瘀

通脉灵是由山东省滕州市中医院研制的制剂,由单味药穿山甲的鳞片提取、精制而成,用于治疗中风病有较好的疗效。为阐明其作用机理,保证临床用药的安全性,我们利用动物实验对该制剂有关药效学等问题进行了初步研究。

1. 实验材料

通脉灵注射液由山东省滕州市中医院中医药研究室提供。该制剂为浅黄色澄清液体,每毫升相当于生药 4g,贮于 4℃冰箱备用,实验时,根据需要将其用生理盐水稀释成所需浓度应用。

LDF-2 型激光微循环血流计（天津南开大学电子仪器厂）,FJ2107 液体闪烁计数器（国营二六二厂）,LG10-3A 高速冷冻离心机（北京医用离心机厂出品）,XSN-RII 型体外血栓形成、血小板粘附两用仪（无锡电子仪器厂）,$^3H-TXB_2$ $^3H-6-K-PGF_{la}$,放射免疫测定药盒（中国医学科学院基础医学研究所提供）,垂体后叶素注射液（中国上海天丰药厂900101）,分析纯:石油醚（中国杭州炼油厂）,乙醚（山东单县有机化工

厂),乙酸乙酯(淄博化学试剂厂)

实验用昆明系小白鼠,由山东省防疫站动物中心提供;家兔由山东中医药大学实验动物室提供。实验中动物所用药物剂量均系按"实验动物与人体等效剂量折算系数"进行换算,以保证与临床所用剂量有可比性。

2. 实验方法与结果

2.1 急性毒性实验

健康小鼠 100 只,体重 20g 左右,雄雌各半,随机分为 10 组其中 5 且分别尾静脉注射通脉灵 0.1ml/10g,另组分别腹腔注射通脉灵 0.2ml/10g,每日 1 次,连续 2d 使用剂量最高值分别为 80g/kg 以及 160g/kg,各组剂量比值均为 1:0.8,此后连续观察 3d 实验期间,动物无一死亡,其活动、反应、背毛、粪便均无异常现象由于尾静脉注射和腹腔注射两种途径均无法求出该制剂对动物的半数致死量 LD50,仅可据此推算出在该用药途径下小鼠对通脉灵的最大耐受量(MTD)和最大耐受倍数结果见表 1

表1通脉灵急性毒性测定结果

给药途径	最大耐受量	最大耐受倍数
尾静脉注射	> 80g/kg	>100
腹腔注射	> 160g/kg	>200

2.2 抗微循环障碍实验

健康小白鼠 48 只,体重 15g 左右,雄雌不拘,随机分为组。分别腹腔注射生理盐水、5% 通脉灵、50% 通脉灵 0.2ml/10g,每日 1 次,连续 6d 实验时用 LDF–2 型激光微循环血流计测量小鼠尾部内 1/3 与中 1/3 交界处的组织微循环区血管灌流量。调节血流计的时间常数为 0.22s,增益选择为 3,频率响应为 4kHz 待测定出正常数值后,随向鼠尾静脉注射垂体后叶素 0.1ml/ 只(每毫升 0.5 单位),1min 后,在原部位重复以上测定。将所得数据进行统计学检验,比较组间差异。结果见表 2

表2 通脉灵改善微循环实验结果（$\bar{x}\pm s$）

动物数（只）	微循环血流值		血流减少百分率（%）
	正常	注射垂体后叶素后	
NS组	17	0.735±0.083	0.357±0.125	51.40
50%通脉灵组	16	0.736±0.050	0.565±0.059*	25.23
50%通脉灵组	15	0.733±0.050	0.617±0.054*	15.82

与NS组比较，*P＜0.001

2.3 抗血栓形成的作用

取家兔 10 只，体重 2-2.5kg，雄性，随机分为两组，即生理盐水组和40% 通脉灵组。调节体外血栓形成仪的控温指针至 37℃，转动速度为 17 转 /min 给药前动物不麻醉，心脏取血 1.8ml，注入硅胶血栓管中，套紧装入体外血栓形成仪中，启动转盘，转动 15min，停机，取下血栓管套环，将管内血液及形成的血栓迅速倾倒在铺好滤纸的培养皿中，用刻度尺测量血栓长度，用分析天平称取血栓湿重。将血栓置恒温烤箱中，于 64℃烤干 20- 30min，用分析天平称取血栓干重耳缘静脉注射药物或等量的生理盐水，容量 1ml/kg 1h 后重复以上体外血栓形成试验。将所得数据进行统计学检验，结果见表3

表3 通脉灵对体外血栓形成的影响（$\bar{x}\pm s$）

	血栓长度 （mm）		血栓湿重		血栓干重	
	给药前	给药后	给药前	给药后	给药前	给药后
NS组	52.0±28.36	48.8±27.43	131.6±35.26	125.6±30.50	52.6±9.84	45.2±14.76
40%通脉灵组	66.1±29.66	33.9±7.68*	213.4±86.20	102.2±19.83*	66.5±35.14	29.9±8.14*

给药前后自身比较，* P<0.05

2.4 血浆 TXB_2,6-K-PGF_1a 水平的测定

健康小鼠 50 只，体重 25g 左右，随机分为 3 组分别腹腔注射生理盐水、5% 通脉灵、50% 通脉灵 0.2ml/10g，每日 1 次，连续 5d，实验第 6d

上午 8-10 时摘取动物眼球取血,肝素消炎痛液抗凝。4℃离心,300(转/min,10min 定量吸取血浆,加石油醚提取,丢弃有机相,沉淀物用重蒸乙酸乙酯提取,收集上清部分于室温下吹干,样品于 -30℃下保存待测。

TXB_2,$6-K-PGF_{1a}$ 放射免疫测定方法按中国医学科学院基础医学研究所药理同位素室等方法进行,所测得结果输入数据处理程序计算机,并换算成每毫升血浆含量(pg/ml)结果见表 4

表4通脉灵动物血浆前列腺素类物质测定结果($\bar{x} \pm s$)

pg/ml

	动物数（只）	TXB2	6-K-PGFa	TXB2/6-K-PGFa
对照组	15	397.6 ± 90.5	201.97 ± 5.0	1.97
5%通脉灵组	18	410.1 ± 112.4	270.1 ± 101.4*	1.51
50%通脉灵组	17	305.1 ± 80.6**	257.4 ± 117.7	1.19

与对照组比较, **$P < 0.01$, *$P < 0.05$

3. 讨论

实验表明给小白鼠分别静脉注射及腹腔注射通脉灵生药 80g/kg 及 160g/kg,动物未出现急性毒性反应,无任何异常表现;经计算,小鼠对该制剂的最大耐受倍数分别大于 100 倍(静注)、200 倍(腹腔注射)。从实验药理学角度分析,一般认为动物对某中药制剂的最大耐受倍数如果大于 125 倍,则可考虑该剂毒性较小,可供临床试用。鉴于在本实验中受到制剂浓度的限制(最高浓度为 400%),故以上得出的最大耐受倍数仍小于实际值。这就从某一个角度说明该制剂对动物的急性毒性较小,为临床安全应用提供了必要的实验依据。

通脉灵在临床上主要用于治疗中风后遗症等脑血管疾患。祖国医学认为此类疾患多由血瘀引起;现代医学认为血瘀主要有三大异常表现,即微循环障碍,血流动力学异常以及血液流变学异常,而呈现器官组织一系列病理改变。鉴于通脉灵的临床适应证以及该药的功效,我们选用部分实验以反映该制剂的通经祛瘀功效。

在微循环实验中,给对照组动物静脉注射垂体后叶素,其微循环血流量可减少 51% 以上,呈现明显的微循环障碍;而预先给予通脉灵的动物,其垂体后叶素所致的微循环障碍则大为减轻,微循环血流仅减少 15%~25% 可见,通脉灵能改善微循环,拮抗垂体后叶素所致微循环障碍,与对照组比较可见统计学上的显著差异(P<0.001);而且该制剂在一定范围内呈现良好量效反应关系。

我们利用抗体外血栓形成实验观察了通脉灵的抗栓效应给动物静脉注射该药生药 0.4g/kg 后,可显著抑制体外血栓形成,对形成的血栓长度缩短 49% ,血栓湿重减轻 52% ,血栓干重减轻 55% ,经自身比较,具有显著性差异(P<0.05)而且实验过程中观察到用药组动物血栓形成不仅较对照组明显缩短及重量减轻,而且所形成的血栓较疏松,易断开。推论该药主要作用于血液中凝血成分(如血小板、纤维蛋白原等)而发挥抗栓作用。鉴于客观情况的限制,暂未进行有关凝血成分的研究。实验结果提示,该制剂尚可用于有血栓形成倾向者以及血液有"凝、聚、稠"状态的血瘀患者《医学衷中参西录》中谓:"穿山甲······能宣通脏腑,贯彻经络,透达官窍,凡血凝血聚为病,皆能开之"先人的论述,虽不能指出穿山甲的作用环节,但却准确地描述出该药预防及治疗血瘀证的治疗价值。

实验观察到,连续给动物应用通脉灵后,动物血浆中前列腺类物质含量有较明显的变化,其血浆 $TXB2$ 水平下降,$6-K-PGF_1a$ 含量升高,血浆 $TXB2/6-K-PGF_1a$ 比值下降通过统计学分析可见,通脉灵 1g/kg 可明显升高 $6-K-PGF_1a$ 水平(P<0.05),而 10g/kg 的大剂量药物则明显降低 $TXB2$ 含量(P<0.01)由于目前国内医学界尚无测定血栓素合成的酶以及前列环素合成酶活性的方法,故无法确切阐明该制剂由于剂量不同对以上两种酶的不同效应尽管如此,实验结果揭示的事实是,通脉灵抑制 $TXE2$ 生成,促进 $6-K-PGF_1a$ 合成的作用,是其抑制血小板聚集,舒张血管效应的基础之一结合前述实验结果综合分析,通脉灵改善微循环、抗微循环障碍作用以及抗体外血栓形成作用基础之一在于其对

前列腺素类物质的影响,这是该药的作用机理之一,从而有利于从分子水平上说明该药在临床治疗脑血栓后遗症的良好效果。

参考文献

1. 史以庆,李振甲,马魁榕,等.6 酮前列腺素 FF 放射免疫分析法.中国医学科学院学报,1986,8(6):310

2. 李振甲,杨梅芳,马丽,等.解放军医学杂志.血浆血栓素 B2 放射免疫分析法,1985,10(1):35

发表于《山东中医杂志》1997 年第 03 期第 16 卷

（胡忠波、徐守莉编辑）

通脉灵胶囊的质量控制方法研究

唐兴法，刘希建，张义明

（滕州市中医医院，山东滕州277500）

摘要：目的：研究通脉灵胶囊的质量控制方法。方法：采用 TLC 定性鉴别；采用 HPLC 测定制剂中的酪氨酸含量。结果：通脉灵胶囊与穿山甲对照药材在薄层的相同位置处显示出相同斑点；酪氨酸的线性范围是 0.16-0.96ug，r=0.9999；平均回收率为 95.51%，RSD 为 1.38%；通脉灵胶囊中酪氨酸的含量是 11.36%。结论：该方法灵敏、简便、重复性好，可作为该制剂的质量控制方法。

关键词：通脉灵胶囊；酪氨酸；TLGHPLG；质量控制

中图分类号：R284.1　　文献标识码：B　　文章编号：1005-9903（2005）05-0016-02

通脉灵胶囊为穿山甲药材原粉与穿山甲提取物制成的制剂。具有活血化瘀，熄风通络的功效。临床用于缺血性中风，出血性中风恢复期及后遗症期。为建立其质量控制方法，本文对其定性定量方法进行了研究，现将结果报道如下。

1. 仪器与试药

KQ-100 超声波清洗器，昆山市超声设备有限公司；HPLC 色谱仪，HP1050-DAD 系统；YWGC$_{18}$ 分析柱（250X4.6mm，10%μm），北京分析仪器厂；桂胶 G 薄层板，青岛海洋化工分厂；穿山甲对照药材，中国药品生物制品检定所（批号 1027-200002）；酪氨酸（纯度大于 98.5%），北京化学试剂公司（批号 020717）；通脉灵胶囊，滕州市中医医院制剂室；甲醇为色谱纯，水为重蒸馏水，其余试剂均为分析纯。

2. 方法与结果

2.1 定性鉴别　取通脉灵胶囊内容物 5g,研细,加氯仿 60ml 回流 4h,冷却,滤过。滤液蒸干,残渣加氯仿 1mL 溶解,作为供试品溶液。另取对照药材 1g,同法制成对照药材溶液,分别吸取上述两种溶液各 10uL,分别点于同一硅胶 G 薄层板上,以苯 – 丙酮(20∶1)为展开剂,展开,取出,晾干,喷以醋酐 – 浓硫酸(9∶1)混合液,在 80℃加热数分钟,分别置曝光及紫外灯(365nm)下检视,供试品色谱中在与对照药材色谱相应的位置上,显相同的斑点和荧光斑点。

2.2 含量测定

2.2.1 色谱条件　UWG–C$_{18}$ 分析柱(250×4.6mm,10μm),流动相:甲醇 – 水(24∶1),加磷酸调至 PH3.0;检测波长;220nm,流速:1.0mL/min,柱温,室温。

2.2.2 对照品溶液的制备　精密称取酪氨酸 4.0mg 于 50mL 容量瓶中,加水超声使溶解、放冷,加水定容至刻度,摇匀,即得对照品溶液。

2.2.3 供试品的制备　取通脉灵囊内容物 2g,精密称定,加入 8mol/L 的 HC1 溶液 40mL,沸水浴水解 3h,水解液过滤,残渣用水洗涤两次,每次 5mL,洗涤液与水解液合并至蒸发皿中蒸干,残渣加水溶解,定量转移至 50mL 容量瓶中,加水定容至刻度,摇匀。精密吸取该溶液 1mL 于 25mL 容量瓶中,加水定容至刻度,摇匀。精密吸取溶液 5mL 于 25ml,容量瓶中,加水定容至刻度,摇匀,即得供试品溶液。

2.2.4 标准曲线的制备　精密吸取对照品溶液.0、2. 4. 6. 8. 12μL,注入液相色谱仪,进行测定,以峰面积积分值为纵坐标,对照品的进样量(ug)为横坐标,求得回归方程:Y=2373.66X+ 5.02,r=0.9999。结果表明,酪氨酸在 0.16ug–0.96ug 范围内呈现良好的线性关系。

2.2.5 精密度考察　精密吸取对照品溶液 6μL,连续进样 5 次,在上述色谱条件下测定酪氨酸对照品的峰面积,RSD 为 1.56%;吸取供试品溶液 15μL,连续进样 5 次,测定酪氨酸的峰面积,RSD 为 1.70%。

2.2.6 稳定性试验　精密吸取供试品溶液 15μL,分别在 0、2. 4. 6.

8h 进样,测定供试品溶液中酪氨酸峰面积积分值,RSD 为 1.38%,说明供试品在 8h 内稳定。

2.27 重复性实验 精密称取 5 份通脉灵胶囊内容物,按供试品溶液的制备方法制备 5 份供试品溶液,测得酪氨酸峰面积积分值,为 2.30%。

2.28 加样回收率试验 取已知含量的通脉灵胶囊容物 1.0g,共 5 份,精密称定。精密加入对照品酪氨酸 100mg,按供试品溶液的制备项下制备试液;进样 15μL,依法测定酪氨酸含量,计算回收率,结果平均回收率为 95.51%,RSD 为 1.38%。结果见表1。

表1 加样回收率试验结果

序号	原有量（mg）	加入量（mg）	测得量（mg）	回收率（%）	平均回收率（%）	RSD（%）
1	117.38	100.97	213.58	95.57		
2	108.29	100.45	202.56	94.29		
3	114.55	100.92	212.47	97.38	95.51	1.38
4	I20.01	99.18	212.27	94.23		
5	109.28	101.44	206.45	96.09		

2.2.9 样品溶液的测定 在上述色谱条件下,供试品溶液进样 15μL,采用外标法计算样品中酪氨酸的含量为 11.36%(n=3)。

3. 讨论

本文采用 2000 版药典中穿山甲药材鉴定方法进行定性鉴别.

本文同时考察了 4mOl/L HCl 水解 3h(A)、6mol/L HC1 水解 3h(B)、8mol/L HC1(C)水解 3h、8mol/L HCL 水解 4h(D)、8mol/L HCI(C)水解 5h(E)、10mol/L HCl 水解 3h(F)的水解条件,结果显示,C 与 D、E、F 条件水解后酪氨酸的含量无显著性差异,A 与 B 水解液中酪氨酸含量较 C、D、E、F 水解液中低,所以采用 8mol/L HCl(C)水解 3h 作为水解条件。

酪氨酸在 220nm、230nm、280nm 处均有较强吸收,但在 220nm 处,酪氨酸基线平稳,分离度好,所以最终选择在 220nm 处测定。

　　穿山甲中由酪氨酸组成的环二肽成分具有一定生物活性[1],穿山甲药材经水解后,酪氨酸的含量远高于其它氨基酸[2],测定水解后的酪氨酸含量有一定意义,所以本文选用酪氨酸作为指标性成分。

参考文献

[1] 马雪梅,王强,秦永棋.炮制前后穿山甲中环二肽成分的 HPLC 定星分析.中草药,1990.21(9):19-20.

[2] 程金友,石俊英,吕鹏月.穿山甲及其混洧品鉴别与质研究 [J].时珍国民国药,1999.10(10):758-759.

发表于《中国实验方剂学杂志》2005 年第 05 期第 11 卷

（杨秀秀、胡忠波编辑）

速克痛口服液中反丁烯二酸的含量测定

张义明，唐兴法

（山东省滕州市中医医院，滕州 277500）

摘要：采用薄层扫描法对速克痛口服液中反丁烯二酸进行定量分析，平均回收率 96.85%，RSD=1.54%。方法简便，数据准确，可作为本品质量控制标准。

关键词：速克痛口服液；反丁烯二酸；薄层扫描法

中图分类号：R284.2　　文献标识码：B　　　文章编号：1005-9903（2000）05-0006-02

Content Determination of Fumaric Add in Sukebing Oral Liquid

ZHANG Yi –ming，TANG Xing –fa

（Tengzhou Hospitol of Traditional Chinese Medicine in Shandong，Tengzhou，277500）

Abstract The quantity of fumaric acid in Sukebing oral liquid was analyzed with the method of thin layer scan– Average rate of recovery was 96. 85^. RSD was 1– 54% . The method is simple and the data is nicety. The method may be used as a method of quality control of standard on Sukebing Oral Liquid.

Key words Sukebing oral liquid; fumaric acid; thin layer scan

速克痛口服液由七叶莲川芎天麻葛根、白芍等中药经水提取，乙醇处理等步骤，按一般口服液制备工艺精制而成临床主要用于治疗各种原因引起的头痛。七叶莲为君药，据目前国内有关资料发现，七叶莲品种繁多，计有五加科、木通科等 5 个科属，约 21 个品种，本文所采用的为五加科植物密脉鹅掌柴 Schefflera venulosa Wight et Am. 的全株[1]，七叶莲，性温功用止痛消肿，舒筋活络，用于风湿骨痛、头痛[2]。现代药理研究具有较强的镇静止痛作用，主要有效成分为反丁烯二酸[3]。薄层扫描测定反丁烯二酸的方法未见报道为控制速克痛口服液质量，保证临床疗效，我们建立了薄层扫描法测定反丁烯二酸的含量测定方法，此法结果准确、可靠。

1. 仪器试药

薄层扫描仪为日本岛津 GS-910 型双波长薄层扫描仪。

反丁烯二酸购自北京中国药品生物制品检定所，硅胶 G 为青岛海洋化工厂产品。

速克痛口服液由山东省滕州市中医医院制备所用药材七叶莲购自湖南衡阳市医药公司，经衡阳市药品检验所鉴定为密脉鹅掌柴 Scheflera venulosa Wight et Am. 的干燥茎叶。其它中药材购自滕州市医药公司，经济宁市药检所鉴定符合九五版中国药典。

2. 方法与结果

2.1 色谱条件　薄层板为自制板（1×20cm），取 4g 硅胶 G，加水 12ml，研磨后铺板，室温晾干后，105℃活化 1h，备用。展开剂为环己烷－氯仿－醋酸乙酯（20:5:8），显色剂为 10% 硫酸乙醇液，喷雾后 85℃加热约 10min，显色。测定波长为 420nm，参比波长为 325nm，SX=3，狭缝 1.25X1.25mm，双波长反射法锯齿扫描，扫描速度:20mm/min，纸速:20mm/min。

2.2 可行性　分别吸取对照品液、供试品液与阴性对照液点于同一薄层板上，按上述条件展开、显色、扫描、测定、结果见图 1

薄层扫描图

1. 对照品 2. 样品 3. 阴性对照品

由图 1 可知速克痛口服液中七叶莲以外的其它成份对反丁烯二酸含量测定无影响。

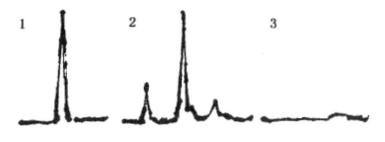

图1速克痛口服液中反丁烯二酸

2.3 标准曲线制备 取反丁烯二酸对照品 10mg,精密称定,置 10ml 量瓶中,加甲醇适量溶解并稀释至刻度,摇匀,为对照品溶液。精密吸取反丁烯二酸对照品溶液 2. 4. 6. 8L1,分别点于同一硅胶 G 薄层板上,按上述条件展开、晾干、显色后立即用同样大小玻璃板盖上,四周用胶带纸粘封,放至室温后,按前述条件扫描测定计算,回归方程:Y=18.8x-0.35 r=0.9994。结果表明反丁烯二酸在 0.2– 0.8ug 范围内呈线性关系。

2.4 稳定性试验吸取反丁烯二酸对照液 2.4u1 分别点于同一薄层板上,按前述条件展开,显色后,每 20min 测定一次,结果表明在 3h 内稳定,RSD 分别为 1.60% 和 1.31%。

2.5 精密度测定取同一薄层板,点供试品液 5 点,展开、显色测定结果 RSD 为 1.95%。

2.6 加样回收率试验取已知含量的口服液 6 支(每支 20ml),定量加入反丁烯二酸对照品适量,按样品测定步骤制备供试品溶液、展开、显色、测定,计算回收率,结果回收率为 96.58%,RSD=1.54%

2.7 样品测定取 3 支口服液摇匀,精密吸取 20ml 置蒸发皿中,于水浴蒸干,残留物加 0.5% 酸性乙醇液 10ml 搅拌溶解,过滤,再以适量乙醇洗涤,合并乙醇液,置蒸发皿中,于水浴上蒸至无醇味,残留物用水 20ml 分次溶解至分液漏斗中,用正丁醇萃取三次(20、20、15ml)合并正丁醇提取液,于水浴减压蒸干,残留物用甲醇适量溶解置 10ml 容量瓶中,加甲醇至刻度,摇匀,为供试品溶液分别吸取供试品溶液 4u1,对照品溶液 2u1,4u1,点于同一硅胶 G 薄板上,按前述条件展开,晾干,显色,测定,用外标二点法计算反丁烯二酸的含量,结果见表 1

表1速克痛口服液中反丁烯二酸含量测定结果

样品(批号)	反丁烯二酸含(mg/1ml)	RSD(%)(n=5)
1	0.35	1.92
2	0.37	2.18
3	0.37	2.05
4	0.36	1.43
5	0.37	3.11

3. 讨论

3.1 采用薄层扫描法测定七叶莲中反丁烯二酸的含量,方法简便,快速准确,可作为速克痛口服液的有效成分含量测定方法。

参考文献

[1] 云南省药品标准 [S]. 昆明:云南大学出版社,1998.3.

[2] 冯存忠,张义明 . 速克痛口服液药效实验 [J]. 湖南中医药导报,1998,4(11):30

[3] 王大林,余芝龙 . 七叶莲有效成分的研究 [J]. 中草药通讯,1979,10(11):18.

[4] 侯世荣,刘燕燕 . 七叶莲制剂与三丁酸钠注射液止痛作用的临床观察 [J]. 中草药,1983,14:28.

发表于《中国实验方剂学杂志》2000 年第 6 卷第 5 期

(胡忠波、王霞编辑)

速克痛口服液药效实验

冯存忠　张义明　顾天鸽　赵明

山东省滕州市中医院（277500）

主题词　速克痛口服液/药理学

速克痛口服液由川芎、白芍、元胡、细辛等中药组成,具有熄风通络、活血化瘀、行气止痛等作用,临床主要对血管神经性头痛,偏头痛、肌肉收缩性头痛及其他功能性头痛、颅内感染,颅内血管及颅内占位性头痛,以及其他痛症具有良好的疗效。为进一步阐明其药理作用,我们对该药进行了多指标镇痛试验观察,现将其结果报道如下。

1. 实验材料

1.1 药物　速克痛口服液由本院制剂室提供(批号:971110:浓度:每 ml 含生药 1.13g);阳性对照药镇脑宁胶囊由中国通化东宝药业股份有限公司提供(批号:971105)。

1.2 动物　昆明种小鼠 80 只,体重 20.0 ± 2.0g:Wistar 大鼠 40 只,体重 200 ± 20。均♀♂各半,由山东省实验动物中心提供(合格证:鲁动质字:960101)。实验室温度为 25 ± 1℃。

1.3 给药途径　灌胃。

2. 方法与结果

2.1 对小鼠热板法致痛的影响

预选痛阈在 30 秒内的健康♀性小鼠 40 只,随机分为 4 组,每组 10 只,分别为速克痛口服液大剂量组(22.6g/kg),小剂量组(5.7g/kg),镇脑宁组(1.2g/kg),给药体积为 0.8ml/20g,对照组给等容积蒸馏水。均为一次性灌胃给药。热板温度为 55 ± 0.5℃,室温为 26 ± 1℃,自小鼠放置热板上开始计时至小鼠舔后足为痛反应潜伏期,用 YSD– 多用仪分别测定给药后 60、120、180mm 的小鼠痛反应潜伏期,见表1。

从表1可知,速克痛两个剂量组均能明显延长热板法所致小鼠痛反应潜伏期,与空白对照组比较 P<0.05,说明该药具有明显的镇痛作用,其作用与镇脑宁相当。

2.2 对醋酸所致小鼠扭体次数的影响

给药方法及剂量同 2.1。灌胃给药 1.5h 后,腹腔注射 0.6% 醋酸 0.2ml/20g,记录各组小鼠 0-10min 及 10-20min 内小鼠的扭体次数,见表2。

从表2可知,速克痛口服液两个剂量组均能明显减少醋酸所致小鼠扭体次数,与对照组比较 P<0.01,说明该药对醋酸所致的小鼠腹痛具有明显的镇痛作用。

2.3 对辐射热所致大鼠甩尾的影响

选用 5 秒钟内甩尾反应的大白鼠 40 只,♀♂ 各半,按预选时的甩尾时间随机分为 4 组,每组 10 只,分别为速克痛口服液大剂量组(22.6g/kg),小剂量组(5.7g/kg),镇脑宁组(1.2g/kg),给药体积为 2ml/200g,对照组给等容积蒸馏水,灌胃给药 1h 后,将大鼠置于特制的大白鼠固定筒内,实验前于距尾端 1/3 处用酒精擦干净,待酒精挥发后涂上黑墨汁,实验前将聚光灯安装好,使鼠尾黑墨汁部位对准透焦点,照射温度为 90℃,记录从照射开始到甩尾时的痛反应潜伏期,并计算痛反应抑制百分率,用以评定镇痛强度。痛反应抑制百分率 =(给药后痛反应潜伏期一给药前痛反应潜伏期)/给药前痛反应潜伏期 x100%,结果见表3,附图。

表1 对小鼠热板法致痛的影响($\bar{x}\pm s$)

组别	动物数(只)	剂量(gAg)	给药后不同时间痛反应潜伏期(秒)		
			1h	2h	3h
对照组	10	---	20 40±5 68	20 26±8 47	17.30±6.23
镇脑宁	10	12	40 40±9 77**	47 40±13 87**	30 70±15 68*
速克痛	10	22 6	43.35±15 59**	46 30±16 37**	29.10±15 08*
速克痛	10	5.7	27 90±14 02	30 10±13.75	28.60±12 79

表2 对醋酸所致小鼠扭体次数的影响（$\bar{x} \pm s$）

组别	动物数（只）	剂量（gAg）	0—10min		10—20min	
			扭体次数	抑制率（%）	扭体次数	抑制率（%）
对照组	10	---	28.2±5.63	---	54 00±14.64	---
镇脑宁	10	1.2	19.40±12.24	32.1	33 00±15 14**	38 39
速克痛	10	22.6	18.90±12.77	32.98	31 90±17 28**	40 93
速克痛	10	5.7	25.80±14.48	8.51	38 80±17 27	28 15

与对照组比较，*P<0.05，**P<0.01。

表3 对光热法所致大鼠甩尾时间的彩响（n=10，$\bar{x} \pm s$）

组别	剂量（g/kg）	药前痛反应潜伏期（秒）	药后痛反应潜伏期（秒）			
			1h	1.5h	2h	2.5h
对照组	0	4.05±0.73	4.18±0.63	4.35±1.08	5.07±2.01	4.44±0.90
镇脑宁	1.2	4.25±0.61	5.27±1.15*	6.09±1.52**	7.93±1.45**	6.50±1.80**
速克痛	22.6	4.19±0.90	5.34±1.26*	5.85±1.22**	8.30±1.83**	6.41±1.68**
速克痛	5.7	4.22±1.16	4.67±1.11	5.11±1.29	7.34±1.74*	5.55±1.35*

与对照组比较，*P<0.05，**P<0.01。

附图 速克痛口服液对光热法所致大鼠甩尾时间的影响

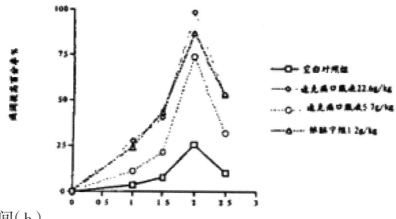

时间（h）

结果表明,速克痛口服液两个剂量组对大鼠辐射热所致疼痛均有明显的镇痛作用,给药组的痛反应潜伏期较对照组明显延长。

3. 结论

实验结果表明,速克痛口服液 22.6g/kg 及 5.7g/kg 能明显延长热板法所致小鼠痛反应潜伏期,与空白对照组比较,$P<0.05$;能明显减少醋酸所致小鼠扭体次数,与空白对照组比较,$p<0.01$,对大鼠辐射热所致疼痛均显示明显的镇痛作用。说明速克痛口服液有较强的镇痛作用。表现为起效快,持续时间较长,能明显提高痛阈。该实验为其临床用于血管神经性头痛、偏头痛、肌肉收缩性头痛及其他功能性头痛提供了现代药理学依据。且该品服用方便,疗效好,无明显毒性,具有开发应用价值。

发表于《湖南中医药导报》1998 年第 4 卷第 11 期

(徐守莉、孔洁编辑)

康妇灵栓的毒理及药效作用

王树荣　赵明　张义明　董复云

（药理教研室250014）　（山东省滕州市中医院277500）

内容提要　体外试验表明,康妇灵栓具有抗阴道滴虫、抗真菌以及抗 G– 杆菌作用。可拮抗小鼠耳廓巴豆油炎症(P<0.01);可减少醋酸致动物扭体反应,呈镇痛作用;可显著改善垂体后叶素所致的微循环障碍。该制剂口服急性毒性极小,并无皮肤刺激和过敏作用;在一定浓度下对腹膜刺激作用很小。

关键词　康妇灵栓;毒性作用;体外抑菌;抗炎镇痛;改善微循环

康妇灵栓是一种新型的外用纯中药制剂,用于治疗妇女阴道炎症具有较显著的疗效,临床有效率可达 96.5%。为确认其作用及保证临床用药的安全,我们利用动物实验对康妇灵栓的毒理、药效等问题进行了探讨。

1 实验材料

实验所用康妇灵栓提取液系由泗水县第二人民医院提供,将其用生理盐水配制成溶液,该制剂每 ml 中相当于生药 1.2g,药液 pH 值为 4.81,贮于 4℃备用(以下称康妇灵液)。垂体后叶注射液,上海天丰药厂,批号900101。实验所用昆明系小白鼠、豚鼠及家兔系由本院实验动物室及山东省中医药研究所提供。

2 实验方法与结果

2.1 急性毒性测定

健康小白鼠 20 只,体重 17.5 ~ 21g,雄雌各半。实验第 1 天给动物灌胃 120% 康妇灵液 0.2ml/10g,早、中、晚各 1 次,此后连续观察 5

天。实验期间,动物无死亡现象,亦无其它异常表现。由于灌胃途径无法测知小鼠对该制剂的半数致死量,仅能推算动物灌服本品的最大的耐受量——折算成每 kg 体重的生药 g 数,结果 >72g/kg。

2.2 皮肤刺激实验

健康雄性家兔 5 只,体重 1.9 ~ 2.7kg,每只动物脊柱两侧分别脱 4 块毛,每脱毛区面积约 20cm2。待脱毛部位皮肤完全恢复正常后,每动物的 4 块脱毛区分别涂抹 120%、60%、10% 康妇灵液 0.5ml,余一块作空白对照,敷料包扎用药部位,24h 后去除。观察药后 24. 48. 72. 96. 120h 药物对皮肤的刺激情况。实验中未见用药部位皮肤有水肿及严重红斑出现,按皮肤刺激强度判断标准计分,见表1。

表1皮肤刺激实验结果

药后时间（h）						
		24	48	72	96	120
用药部	120%药液	1.4	0.8	0.6	0	0
位平均	60%药液	0.8	0	0	0	0
积分	10%药液	0	0	0	0	0

皮肤刺激强度判断标准

极轻微的红斑(几乎看不到)……1 分

边界清晰的红斑……2 分

严重红斑……3 分

极严重红斑,有轻微焦痂出现……4 分

平均分:0 ~ 2 分为轻微刺激

      2.1 ~ 5 分为中等强度刺激

      6 分以上为强烈刺激

2.3 过敏试验(经皮肤涂抹致敏法)

健康白棕色豚鼠 5 只,雄性,体重 200 ~ 260g,在其背部用脱毛剂除去面积约 2cm × 2cm 皮肤的背毛,每日用 100% 康妇灵液 0.2ml 涂抹该部位,2 天 1 次,连续 6 次。实验第 21 天,在此处用注射器皮内注入康妇灵液 0.1ml,观察动物在此后 5 天内反应。实验期间豚鼠未有兴奋不安、呼吸困难等过敏反应。仅见注射部位皮肤有硬结、颜色略变深,持续 9 天。考虑此不是过敏反应,该反应原因在于本制剂非为注射应用,将其注入皮内造成局部刺激所致。

2.4 局部刺激实验(腹腔注射法)

健康雄性小鼠 44 只,体重 20~23g,分为 11 组。将 120% 康妇灵液按 1:0.65 的比例稀释成系列液。给各组动物分别腹腔注射上述系列液(0.3ml/ 只)。观察动物在药后 2h 内出现的腹膜刺激症状。记录结果见表 2。

表2局 部刺激实验结果

药物浓度(%)	120	78	51	33	21	14	9.0	5.9	3.8	2.5	1.6
药液PH	4.81	4.82	4.83	4.84	4.86	4.90	4.94	4.98	5.13	5.28	5.51
动物刺激反应	+	+	+	+	+	+	−	−	−	−	−

2.5 体外抗病原微生物实验

2.5.1 抗阴道滴虫体外实验

常规制备 CPLM 培养基,以及每 ml 含有 2×10^5 滴虫混悬液。将康妇灵液直接溶于培养基中,药物浓度从 1:25 开始按照几何级数稀释。每试管 8mlCPLM 培养基中接种 0.4ml 滴虫混悬液,置于 36℃温箱育 24h。滴虫计数是在光学显微镜下用血球计数板进行。视野中未见滴虫者为有效药物浓度,结果对阴道滴虫最低抑菌浓度为 1:200。

2.5.2 抗真菌体外实验

将白色念珠菌、新型隐球菌分别接种于沙保氏培养基上,37℃孵箱培养 24h。实验时将白色念珠菌、新型隐球菌均稀释至 10^{-5}。康妇灵液从 1:50 浓度对倍稀释,实验各试管中加不同浓度的药液,充分混匀后置 37℃培养 24h,观察结果对白色念珠菌、新型隐球菌最低抑菌浓度分别为 1:1000 与 1:2000。

2.5.3 体外抑菌实验(纸片法)

常规制备肉汤琼脂培养基,将白色葡萄球菌稀释至 10^{-6} ,大肠杆菌、变形杆菌稀释至 10^{-5} 。康妇灵液从 $1:50$ 浓度对倍稀释,将直径 $1cm$ 滤纸片浸透不同浓度药液后,烘干备用。用接种环取以上菌液均匀划线于整个琼脂平皿上,将含不同浓度药液的滤纸片,均匀贴在培养平皿表面,于 $37℃$ 培养 $14h$,结果见对 3 种病原微生物最低抑菌浓度依次为 $1:800$ 、$1:400$ 与 $1:400$ 。

2.6 抗醋酸扭体镇痛实验

健康小鼠 30 只,体重 $17\sim20g$,随机分为两组,将动物置入固定器内,暴露其尾部,将动物尾巴的 $1/2$ 以上分别浸入生理盐水及 120% 康妇灵液中,持续 $2.5h$ 。实验时,动物均腹腔注射 1% 醋酸 $0.1ml/10g$,观察记录动物在 $20min$ 内扭体次数,结果见表 3。

表3镇痛实验结果

20min 内扭体次数	P	
对照组（15）	25.17 ± 4.44	<0.01
康妇灵组（15）	13.29 ± 10.07	

2.7 抗小鼠耳廓巴豆油炎症实验

健康小鼠 30 只,体重 $30g$ 左右,随机分为 2 组。用 2% 巴豆油在每只动物左耳廓内外均匀涂抹一遍,$30min$ 后分别用生理盐水、120% 康妇灵液涂抹动物的左耳廓,1h1 次,连续 4 次。处死,剪下左右耳廓,制成直径 $9mm$ 的耳片,称重量,左右耳片的重量差即为炎症肿胀程度,结果见表 4。

表4抗炎实验结果

	左右耳片 重量差（mg）	肿胀 抑制率	P
对照组（15	15.17 ± 2.69	62%	<0.01
康妇灵组（15）	5.74 ± 1.53		

2.8 改善微循环障碍实验

　　健康小鼠 20 只,体重 14~18g,随机分为两组。调节激光微循环血流仪,在动物尾部中 1/3 处作一标志,测定该部位微区微循环血液值作为正常值。动物分别灌胃生理盐水、120% 康妇灵液 0.2ml/10g,40min 后每动物均尾静脉注射垂体后叶素 0.1ml(内含 0.05u)。1min 后重复以上测定,结果见表 5。

表5　抗微循环障碍实验结果

微循环血流.曾價			
	正常	汗垂体后叶素后	P
对照组(10)	0.8101士0.1400	0.3733士0.1206 (减少54%)	<0.01
康妇灵组(10)	0.8023士0.1960	0.6150士0.1347 (减少23%)	

3. 讨论

　　康妇灵栓是由蛇床子、黄柏、苦参、百部、川椒、枯矾组成的外用中药制剂。方中蛇床子燥湿杀虫、祛风止痒,黄柏、苦参清热燥湿杀虫,百部温肺杀虫,川椒散寒燥湿、杀虫止痒,收涩解毒,用于治疗阴道炎症十分相宜。

　　阴道炎症是妇女生殖系统炎症中的常见病多发病,其致病菌多为阴道滴虫,次为白色念珠菌、葡萄球菌、大肠杆菌等。西医对此类疾患的治疗,多使用相应的化学药物,但复发率较高,且易引起化学性外阴道炎和表皮的溃破,疗效不甚满意。祖国医学认为阴道炎症系由湿热下注,或肝肾阴虚或脾虚湿阻或心肝郁火所致,可相应用清热燥湿、杀虫止痒、清心凉肝、健脾利湿之品,尤其常采用局部用药之法。

　　本方中所含中药多为历代医籍中记载常用于妇科疾患的外用之品。将康妇灵液给动物灌服剂量达生药 72g/kg 体重,未观察到急性毒性反应,说明本剂即使在口服的情况下其毒性亦很小。在毒理研究中,通过皮肤刺激实验可看出,本品即使在高浓度(120%)下,对动物皮肤仅呈轻微刺激,而临床应用浓度远低于此,故认为其对皮肤几无刺激作用。在皮肤过敏实验中,未观察到本品可引起豚鼠的过敏反应。我们应用腹腔注射法观察了本制剂的局部刺激作用,结果制剂浓度高于14%时,可引起小鼠的刺激性扭体反应。由于实验所用系列药液 pH 值从 4.81~5.51,故认为此反应与药液酸碱值仅有一定联系,而主要与药液本身有关。临床局部应用康妇灵栓(4g/ 个),每次 1 个。由此推算,成年人应用后,局部阴道内康妇灵的浓度不会高于 20%,故一般不致引起明显的局部粘膜刺激反应。

本实验结果表明古人所云,蛇床子"内外具可施治,而外治尤良"(《本草新编》),黄柏可"主虫疮、杀蛀虫"(《本草拾遗》),苦参能"疗恶虫"(《唐本草》),百部"善于杀虫"(《本草正义》),是有一定道理的。临床疗效证明本制剂对阴道炎症有较高治愈率,亦从应用角度证实了本制剂的抑菌效应。

阴道炎症患者常伴有阴痒肿痛症状,影响生活工作,故在治疗中能尽快缓解症状,当属重要的对症处理之举。实验表明,给动物局部皮肤应用康妇灵液后,可明显减少醋酸所致的扭体反应,呈现一种非特异性的镇痛作用。可拮抗巴豆油所致的动物耳廓炎症,肿胀抑制率高达62%,具有较好的抗炎作用,表明本品可被机体经皮吸收而产生作用,二则确与蛇床子(主"妇人阴中肿痛")、黄柏(疗"疮疡肿毒")等药物的作用有关。实验中还观察到,给动物服用康妇灵液后,可显著拮抗垂体后叶素所致的微循环血流障碍,具有明显改善微循环的作用,这可能是本剂通经络祛湿邪作用的表现,推测是本品产生镇痛抗炎作用的基础。

综上所述,康妇灵液对动物的急性毒性极小,口服最大耐受量大于 72g/kg 体重;对皮肤的刺激作用极轻,不会引起过敏反应;在一定浓度下无局部刺激作用;体外可抑制阴道滴虫、白色念珠菌、白色葡萄球菌、新型隐球菌、大肠杆菌及变形杆菌的生长;具有非特异性镇痛作用、抗炎作用及改善微循环作用。实验提示,康妇灵栓临床用于治疗阴道炎症是安全有效的。

发表于《山东中医学院学报》第 19 卷第 1 期 42

（徐守莉、田传鑫编辑）

四、临床研究

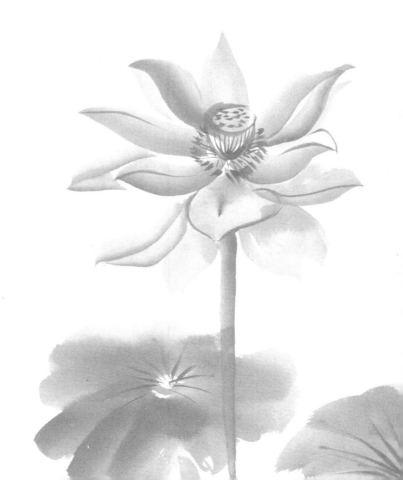

康妇灵栓剂治疗阴道炎180例临床研究

滕州市中医院（277500） 张义明

山东省中医药学校（265200） 李绍卿

山东中医学院（250014） 黄淑贞

泗水县第一人民医院（273200） 杨钟发

济南市第四人民医院（250031） 张华

内容提要 运用康妇灵栓剂治疗阴道炎临床研究180例（随机设蛇花汤及妇炎灵胶囊两个对照组各50例），结果表明康妇灵栓不仅具有较强的抑菌抗滴虫霉菌作用，且无毒副反应。治愈率为76%，总有效率为96.5%，与蛇花汤及妇炎灵对照组比较，具有显著性差异。

关健词 康妇灵栓剂；阴道炎；中医药疗法

我们运用自制康妇灵栓剂治疗阴道炎，在我省6家医院进行了系统疗效观察，随机设治疗组180例，蛇花汤对照组50例，妇炎灵胶囊对照组50例，现将临床疗效观察情况总结如下。

1. 一般资料

1.1 康妇灵栓治疗组：180例中，19~25岁24例，26~35岁69例，36~45岁64例，46岁以上21例。属滴虫性阴道炎67例，霉菌性阴道炎63例，细菌性阴道炎37例，滴霉合并感染4例。并发宫颈炎37例，宫颈糜烂135例，尿道炎43例，附件炎73例，盆腔炎27例。

1.2 蛇花汤对照组：50例中，19~25岁2例，26~35岁32例，36~45岁12例，46岁以上4例。属滴虫性阴道炎22例，霉菌性阴道炎20例，细菌性阴道炎6例，滴霉合并感染2例。并发宫颈炎9例，宫颈糜烂29例，尿道炎11例，附件炎28例，盆腔炎6例。

1.3 妇炎灵胶囊对照组：50例中，19~25岁4例，26~35岁27例，

36-45 岁 14 例,64 岁以上 5 例。属滴虫性阴道炎 17 例,霉菌性阴道炎 21 例,细菌性阴道炎 9 例,滴霉合并感染 3 例。合并宫颈炎 5 例,宫颈糜烂 33 例,尿道炎 9 例,附件炎 30 例,盆腔炎 6 例。

2. 诊断标准

2.1 滴虫性阴道炎:带下乳白或黄白色,带泡沫,有臭味稀薄的液体,或伴脓性,阴道分泌物检查滴虫阳性。阴道壁充血,并有瘙痒、灼热、疼痛、性交痛、腰腹痛或尿急频感。

2.2 霉菌性阴道炎:外阴瘙痒甚,灼热,白带增多,呈豆渣样,阴道壁有白色膜状物,伴腰酸痛、尿频,阴道分泌物检查霉菌阳性。

2.3 细菌性阴道炎:病症与以上两者类似,但阴道分泌物检查未见滴虫及霉菌。

2.4 滴霉合并感染,病症与前两者类似,阴道分泌物检查滴虫霉菌均阳性。

3. 方药组成

康妇灵栓是康妇灵课题研究组于 1990 年 6 月研制治疗妇女阴道炎的中药新制剂。规格每粒 4g,内含蛇床子总香豆素 50mg,苦参提取物 50mg,黄柏提取物 50mg,百部提取物 50mg,花椒提取物 10mg,枯矾 10mg。

蛇花汤选于《中医妇科临床手册》,1981 年上海中医学院中医教研室编。

妇炎灵胶囊由浙江省玉环县制药厂生产(浙卫药准字〔82〕0294—1),规格每粒 0.5g。

4. 治疗及观察方法

4.1 康妇灵治疗组:患者每晚临睡前用温开水清洗外阴,洗净双手,然后取栓剂 1 枚,轻轻放入阴道,每晚一次。10 天为 1 疗程。滴虫性阴道炎应于月经过后第 4 天用药,并于第 2~3 个月经周期再各连用 5 天,每个月经期停后各复查 1 次,其他阴道炎除行经外均可用药,并在用药后第 8 天和第 14 天各复查 1 次。治疗期间禁房事,每日换内裤 1 次。

4.2 蛇花汤对照组:蛇床子 30g,花椒、白矾各 9g,苦参 15g,黄柏

9g,将药物浸入水中30分钟,再加热煮沸约1小时,过滤去渣,趁热熏洗30分钟,每日1剂,早晚各洗1次,10天为1个疗程,其他治疗时间及观察方法同治疗组。

4.3 妇炎灵胶囊对照组:患者于睡前洗净外阴及双手,取2粒,放入阴道左右各1粒,10天为1疗程,其他治疗时间及观察方法同治疗组。

5 疗效标准

痊愈:滴虫性阴道炎按以上规定的疗程用药后,需观察3个月经周期,症状全部消失,经后3次阴道涂片检查滴虫均为阴性,其他阴道炎症状消失,阴道分泌物检查转阴。显效:症状基本消失或明显好转,阴道涂片检查滴虫或霉菌转阴。有效:症状减轻,阴道分泌物检查阴性或弱阳性。无效:虽经治疗,症状及阴道分泌物检查均无改变。

6. 治疗结果

6.1 治疗结果,见表1—3。

表1 康妇灵治疗组180例疗效观察

	例数	痊愈	显效	有效	无效	总有效率
滴虫性阴道炎	71	57	8	5	2	97%
霉菌性阴道炎	65	49	6	8	2	97%
细菌性阴道炎	40	31	3	5	1	97%
滴霉合并感染	4		2	1	1	95%
合计	180	137	18	19	6	96.5%

表2 蛇花汤对照组50例疗效观察

	例数	痊愈	显效	有效	无效	总有效率
滴虫性阴道炎	22	9	3	4	6	76%
霉菌性阴道炎	18	5	3	5	5	72%
细菌性阴道炎	7	4	1	1	1	86%
滴霉合并感染	3		1	1	1	33%
合计	50	18	8	11	13	76%

表3 妇炎灵对照组50例疗效观察

	例数	痊愈	显效	有效	无效	总有效率
滴虫性阴道炎	18	10	1	2	5	72%
霉菌性阴道炎	15	6	2	2	5	66%
细菌性阴道炎	13	6	2	3	2	84%
滴霉合并感染	4		1	1	2	50%
合计	60	22	6	8	14	72%

结果表明,康妇灵治疗组与蛇花汤对照组经 X^1 检验,P<0.05,两组有显著性差异;与妇炎灵对照组经 X^2 检验,P<0.05,两组也有显著性差异。

2 合并症改善情况:见表4—6。

表4 康妇灵治疗组180例并发症改善情况

	例数	痊愈	有效	无效
宫颈炎	37	10	7	20
宫颈糜烂	135	19	23	93
尿道炎	43	15	28	0
附件炎	73	7	5	61
盆腔炎	27	3	5	19

表5 蛇花汤对照组50例并发症改善情况

	例数	痊愈	有效	无效
宫颈炎	9	2	2	5
宫颈糜烂	29	3	2	24
尿道炎	11	4	4	3
附件炎	28	1	3	24
盆腔炎	6		2	4

表6 妇炎灵对照组50例并发症改善情况

	例数	痊愈	有效	无效
宫颈炎	5		1	4
宫颈糜烂	33	3	2	28
尿道炎	8	2	3	3
附件炎	30	5	4	21
盆腔炎	6	1	1	4

6.3 症状改善情况：见表 7-9

表7 康妇灵治疗组180例症状改善情况

	例数	消失	有效	无变化
带下	180	146	30	4
阴痒	110	90	17	3
腰痛	78	55	21	2
腹痛	95	58	34	3
尿痛	123	97	23	3
滴霉阳性	143	101	37	5

表8 蛇花汤对照组50例症状改善情况

	例数	消失	有效	无变化
带下	50	18	19	13
阴痒	37	13	7	17
腰痛	41	8	22	11
腹痛	42	11	19	12
尿痛	31	9	12	10
滴霉阳性	48	14	17	12

表9 妇炎灵对照组50例症状改善情况

	例数	消失	好转	无变化
带下	50	22	14	14
阴痒	35	15	9	11
腰痛	43	20	13	10
腹痛	41	18	14	9
尿痛	27	13	7	7
滴霉阳性	37	12	11	14

7. 不良反应

经临床观察,康妇灵治疗组 180 例中,均未出现不良反应;妇炎灵对照组 50 例中,仅有极少数病人在用药 1~2 天内阴道有轻度灼热痛麻感,继续用药后症状自行消失,未见毒性反应。

8. 典型病例

例 1 高某,28 岁,已婚。1990 年 7 月初诊。主诉外阴阴道作痒伴白带增多 3 天,3 天前洗澡后遂感阴部作痒,奇痒难忍,白带量多,色白如乳状,阴道有烧灼感,月经正常。妇科检查:外阴(-),阴道粘膜充血,内见多量豆渣样白带,宫颈光滑,宫体前位略大,双侧附件(-)。取白带涂片检查霉菌(+),诊断为霉菌性阴道炎。给予康妇灵栓剂,每晚 1 次,连用 10 天后复查,阴痒及腹痛消失,白带无,阴道粘膜呈粉红色,阴道分泌物检查,霉菌阴性,治愈。

例 2 张某,27 岁。1990 年 10 月 13 日就诊。主诉带下灰黄腥臭半年余,伴尿痛、尿频、头晕乏力,烦热失眠,经行先期,量多色淡。妇科检查:外阴(-),阴道壁充血可见脓性分泌物,宫颈 Iº 糜烂,子宫中位,正常大小,双侧附件(-),阴道分泌物检查:滴虫(++),霉菌(-),尿常规检查:白细胞(++),上皮细胞(+),尿糖(-)。诊断:滴虫性阴道炎。给予康妇灵栓治疗。1 个疗程后复查,尿痛尿频明显改善,但带下仍呈豆渣样,阴痒及外阴灼热稍减,阴道分泌物检查:滴虫(±)。尿常规检查:白细胞(-)。再次给予康妇灵栓治疗。11 月 5 日复诊,诸症消失,阴道分泌物检查:滴虫阴性。随访 3 个月经周期未见复发。

9.讨论

阴道炎属于祖国医学带下、阴痒范围。究其病因多为感染阴虫,或湿热下注,蕴郁生虫;或脾虚湿阻,湿浊流溢下焦,伤及任带二脉;或肝肾阴虚,化燥生风,或心肝气郁,郁久化火,循经下扰。现代医学认为主要是感染了致病菌如阴道滴虫、霉菌、葡萄球菌、大肠杆菌、链球菌等而发病。近几年来,不少治疗阴道炎的中成药相继问世,但不论在药物组成、制剂工艺、使用方法及治疗效果上仍有欠缺。我们根据多年治疗阴道炎的体会,在原经验方蛇花汤的基础上,吸收历代医家之长,博采现代药理药化研究成果,研制成康妇灵阴道栓。分别设蛇花汤对照组及妇炎灵对照组。在我省 6 家医院进行了系统的临床观察。观察结果,康妇灵治疗组总有效率为 96.5%,蛇花汤对照组为 75%,妇炎灵对照组为 72%。康妇灵治疗组与两个对照组均有显著性差异。据临床资料分析,康妇灵栓对滴虫性、霉菌性及细菌性阴道炎均具有显著疗效,三者未见显著差异。对改善临床症状也较理想,同时对某些合并症如宫颈炎、宫颈糜烂、尿道炎、附件炎及盆腔炎也具不同程度的疗效。

在目前所使用的治疗阴道炎的常用剂型中,栓剂较洗剂、胶囊剂、外用片剂、丸剂具有明显的优越性,栓粒放入阴道后,能缓慢地溶于体液中,且药物释放均匀,故作用缓和而持久。康妇灵栓除局部作用外,其有效成分可经过阴道粘膜吸收,很快进入血循环而发挥药效。另外康妇灵栓的 PH 值为 4.5–5,与阴道正常 pH 值相闻,能抑制致病菌生长,从而也增强了药物疗效。

康妇灵栓不仅疗效高,副作用小,使用方便,易于携带,节约原生药资源,减轻病人经济负担,同时产品化学成分明确,有利于药品质量标准的控制。

发表于《山东中医杂志》第 11 卷 1992 年第 1 期 12

（杨秀秀、胡忠波编辑）

铅绞痛35例报告

泗水县泉林医院中医科 张义明

　　铅绞痛即铅中毒所引起的腹部疼痛,是铅中毒最典型的症状之一。由于我县农村饮酒成习,且多以含铅之锡壶饮酒,致使铅中毒患者屡见不鲜。近几年来,笔者采用泻下通腑法治疗可疑铅绞痛200余例,收效尚未满意。现将经实验室检查确诊的35例治疗情况体会介绍于下。

　　临床资料

　　(一)性别及年龄:35例中,男性34例,女性1例。25-30之间2例,30-40岁5例,40-50岁23例,50岁以上者5例,最大者70岁。以40-50岁为最多,占总例数的65.4%。

　　(二)诊断标准:(1)具有典型的腹绞痛症状且应排除外壳急腹症者。(2)实验室检查尿铅在0.08毫克/升以上。(3)有铅中毒引发病史如饮酒。(4)伴有其他铅中毒体征及表现如便秘、呕吐、黄痰以及齿铅线等。

　　(三)病症分析:伴大便不通者31例,呕吐者28例,麻痹性肠梗阻6例,黄疸9例,头痛5例,有明显齿铅线5例,便溏1例。

　　(四)实验室检查:尿铅在0.08-0.10毫克/升7例,在0.11-0.20毫克/升10例,在0.21-0.50毫克/升13例,在0.50毫克/升以上者4例。

治疗方法

　　以泻下通腑为主,自拟加味大承气汤。药物组成:大黄30克、芒硝15克、枳实10克、厚朴10克、木香30克、半夏10克、川连10克、甘草3克。加减法:偏于湿热者,表现为舌红苔黄,口苦口渴,巩膜及皮肤发黄,小便短赤,脉滑数,可加黄芩 10 克、茵陈 10 克、车前子 10 克;偏于寒凝积滞者,临床表现为舌淡苔白滑,畏寒,脉沉迟等,原方去川连,加干姜 10 克、附子 10 克。

治疗效果

35 例均在服药 1~3 剂腹痛消失或缓解。其中服药 1 剂而痛止者 11 例,2~3 剂者 20 例,3 剂以上者 4 例。其他症状及体征的改变情况详见下表。

症状及体征	呕吐	便秘	少尿	肠梗阻	黄疸	头痛	齿铅线	尿铅高
治疗前例数	28	30	20	8	9	5	5	35
治疗后例数	0	0	0	0	5	1	4	33

典型病例

郭 XX,男,41 岁,社员,因腹部剧烈绞痛于 1978 年 5 月 23 日上午入院。呕吐频作,口苦咽干,渴不多饮,巩膜黄染,大便五六日未行,小便短赤,舌红苔黄厚,脉滑数,齿有明显铅线,尿铅 0.28 毫克 / 升,经用西药治疗症不缓解,遂以清理通腑法。用加味大承气汤加黄芩 10 克、茵陈 12 克、车前子 10 克。药进二剂,大便得通,腹痛即止。

讨论

现代医学认为,铅绞痛的发生主要与铅在人体内的代谢情况有关。铅进入人体后,95% 以较稳定的正磷酸铅的形式贮藏与骨组织内,当内服较大量的氯化铵、碘化钾等药物,或在饮酒、饥饿、发热等情况下,均能使骨内不溶性的磷酸铅转变为可溶性的磷酸氢铅,进入血循环。骨铅短时内大量转入血液,往往引起铅中毒患者的急性发病或使原有症状加剧。祖国医学虽无铅绞痛之病名,但从其发病特点看可属腹痛、结症、黄疸等范围。从脏象学说来看,铅绞痛所涉及的脏腑主要是大小肠、胃和膀胱,均属六腑范畴。六腑为传化之腑,以通降下行为顺,滞塞冲上为逆。我们发现,临床不少含铅量很高的患者,有时并不一定出现腹痛或腹痛不甚。但在情志失调、饮食不节及外邪入侵等因素的影响下,可导致胃肠升降功能紊乱,腑气不通,不通则痛的病理变化,则往往会出现腹痛或腹痛加剧等症状。

用泻下通腑法治疗铅绞痛,中医文献中未有记载。有使用昆布、海藻和万能解毒剂(雷公子、冰片、大活血、小活血、青木香、广木香)及金菊合剂治疗本病的,但疗效均不满意。笔者用泻下通腑法治疗铅绞痛。

主要依据,一是因为由消化道进入体内的铅,大部分不被吸收而经肠道排除体外,采取泻下通腑法可使消化道中的铅尽快排除,消除或减少对肠壁的毒性作用,缓解肠壁的痉挛,实是治疗铅绞痛的关键。二是根据祖国医学六腑以通为顺,不通则痛的生理病理特点。泻下通腑可泻其积滞,排除污浊,使六腑的通降功能恢复正常。达到通则不痛之目的。

发表于《山东中医杂志》1982年第4期222

（胥小鹏、刘萍编辑）

少腹逐瘀汤治疗青春期功能性痛经126例疗效观察

卓清华1，蒋继芳2，张义明1

（1山东省滕州市中医院，山东滕州277500；2山东滕州市中心人民医院，山东滕州277500）

摘要：应用少腹逐瘀汤治疗青春期功能性痛经126例，随机设西药对照组52例，单盲法观察。结果：观察组总有效率为99.1%，对照组总有效率为88.4%，观察组对本病的治疗明显优于对照组。

关键词：痛经；少腹逐瘀汤；疗效观察

中图分类号：R271.11　　　　文献标识码：C　　　文章编号：1005-9903（2002）04-0058-02

笔者自1995年3月至2001年5月应用《医林改错》少腹逐瘀汤[1]治疗青春期功能性痛经126例，并设西药对照组52例，收到满意效果，现报道如下：

1. 临床资料

1.1 纳入病例标准根据中华人民共和国卫生部药政局《中药治疗痛经的临床研究指导原则》。（1）符合青春期功能性痛经；（2）连续发生类似痛经2个月及以上。（3）疼痛积分的划分：重度积分为13-15分；中度积分为8-12分，轻度积分为5-7分。其中腹痛难忍1分，腹痛明显0.5分，坐卧不宁1分，休克2分，面色苍白0.5分，冷汗淋漓1分，四肢厥冷1分，需卧床休息1分，影响工作学习1分，一般止痛措施不缓解1分，伴腰部酸痛0.5分，伴恶心呕吐0.5分，伴肛门坠胀0.5分，疼痛在1天以内0.5分，疼痛期每增加1天0.5分。

1.2 排除病例标准（1）非青春期痛经。（2）首次痛经病例。（3）器质性痛经，如慢性盆腔炎、子宫内膜异位症、子宫肌瘤、子宫内膜结核等所致

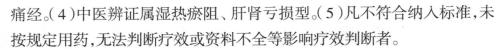

痛经。（4）中医辨证属湿热瘀阻、肝肾亏损型。（5）凡不符合纳入标准,未按规定用药,无法判断疗效或资料不全等影响疗效判断者。

1.3 分组取符合前述各项病例选择标准的观察病例 178 例,随机分为治疗组 126 例,对照组 52 例,采用单盲观察,观察组中,年龄最小 14 岁,最大 26 岁,平均 21.13 ± 2.51 岁;病程最短 2 个月,最长 13 个月,平均 5.57 ± 1.73 个月;疼痛积分平均 11.73 ± 2.51 分。对照组 52 例中,年龄最小 13 岁,最大 28 岁,平均 20.78 ± 3.14 岁;病程最短 2 个月,最长 11 个月,平均 5.18 ± 1.33 个月;疼痛积分平均 10.97 ± 1.75 分。与对照组比较 P>0.05,两组临床资料具可比性。

2. 治疗方法

2.1 观察组　以《医林改错》少腹逐瘀汤加减:小茴 3g,干姜 5g,元胡 10g,没药 6g,川芎 10g,官桂 3g,赤芍 10g,灵脂 6g,蒲黄 6g。气血虚加党参 15g,阿胶 10g,熟地 15g;气滞加白芍 15g,柴胡 10g,川楝子 15g,水煎于痛经前一天口报,共服 4 剂,每日 1 剂,连续治疗观察 3 个月经周期。对照组,于痛经前 1 天口服去痛片 0.5,消炎痛 25mg,每日 3 次,共服 4 天,连续治疗观察 3 个月。

2.2 疗效标准　参照中华人民共和国卫生部药政局《中药治疗痛经的临床研究指导原则》。（1）近期临床治愈:服药后腹痛及其他症状消失,停止服药 3 个月经周期未复发,疼痛程度恢复"0"分者。（2）显效:腹痛明显减轻,其余症状消失或减轻,疼痛积分降至治疗前的 1/2 以下。（3）有效:腹痛减轻,其余症状好转,疼痛程度积分降至治疗前的 1/3 以下。（4）无效:腹痛及其他症状无改变。

3 治疗结果

表1　两组病例治疗前后疼痛积分比较（$\bar{x} \pm s$）

	n	治疗前	治疗后
观察组	126	11.73±2.51	2.65±0.31
对照组	52	10.97±1.75	5.73±0.53

注:观察组治疗后疼痛积分与对照组比较 P<0.01

由表 1 可知,两组治疗前后平均疼痛积分改变均有显著差异（P<0.01）,说明两组对青春期功能性痛经均有疗效,但观察组与对照组治疗后的疼痛积分比较也有显著性差异（P<0.01）说明观察组对本病的治疗明显优于对照组。

表2 两组病例疗效比较（例）

	n	临床治愈	显著	好转	无效	总效率
观察组	126	105	17	3	1	99.1
对照组	52	8	27	11	6	88.4

注:观察组总有效率与对照组比较 P<0.05

由表 2 可知两组治疗总有效率比较有显著性差异（P<0.05）,说明观察组治疗效果明显优于对照组。

4. 不良反应 观察组 126 例中无任何不良反应,对照组 52 例中 13 例出现胃脘胀痛、吐酸,其中 7 例中止服药治疗。

5. 讨论

所谓痛经,是指妇女每值经期,或经前后出现小腹及腰骶部疼痛,甚至剧痛难忍的症状。在历代中医著作中,有关痛经的论述十分丰富,罗氏[2]认为妇人月事故然与冲任盛衰关系密切,但气血是否调和是关键,若气血不调,致气滞血瘀,则经行不利,故发生痛经,治疗主张理气活血。王希浩[3]更明确指出"冲任气血不畅、气滞血瘀是本病发生发展的病理基础。"现代医学把痛经划分为功能性痛经和器质性痛经。因痛经以青年女性为多见,故本文选择青春期功能性痛经为观察对象。全部病例 178 例,采用随机分组,单盲观察法,观察组 126 例,西药对照组 52 例,观察组以清代王清任《医林改错》少腹逐瘀汤为基本方加减水煎口服,每月经周期服中药 4 剂,每日 1 剂,连续治疗 3 个月,重点观察疼痛积分的改变。少腹逐瘀汤取《金匮》温经汤之意,配合失笑散,方中以小茴、干姜温经散寒,通达下焦、元胡、没药利气散瘀止痛,蒲黄、灵脂活血祛瘀,散结止疼,当归、川芎乃阴中之阳,血中之气药,合赤芍活血行气,散滞调经。血虚者可加熟地、党参、阿胶,气滞甚者加柴胡、白芍、香附等。结果:两组治疗前后平均疼痛积分改变均有显著差异($P<0.01$),说明两组对青春期功能性痛经均有疗效,但观察组与对照组治疗后的疼痛积分比较,也有显著差异($P<0.01$),观察组总有效率为 99.1%,对照组总有效率为 88.4%,经统计学处理 $P<0.05$,说明观察组对本病的治疗明显优于对照组。且观察组未发现任何不良反应,而西药对照组常出现腹胀纳呆等不良反应,个别病人甚至中止服药,说明中药治疗痛经确实有着西药不可相比的优势。

参考文献

[1] 陕西省中医研究所 . 医林改错评注 [M]. 北京:人民卫生出版社,1976.138.

[2] 罗振华 . 月经不调与痛经 [J]. 新中医,1984(5):47.

[3] 王希浩 . 养血和血法治疗功能性痛经的研究 [J]. 中西医结合杂志,1987(5):56.

发表于《中国实验方剂学杂志》2002 年第 8 卷第 4 期

(徐守莉、刘淑贤编辑)

速克痛口服液治疗头痛临床研究

张义明　　顾天鸽　　冯存忠

滕州市中医医院（277500）

摘要　应用速克痛口服液治疗头痛136例,设镇脑宁对照组83例,重点观察疼痛的程度、频率、持续时间、疼痛指数、伴随症状及相关检查项目。治疗结果:治疗组总有效率为94.1%,对照组总有效率为84.33%。经统计学处理 P< 0.05,具有显著性差异。

关键词　速克痛口　服液　头痛　临床研究

我院"速克痛口服液治疗头痛临床及实验研究"课题组,自1995年6月–1998年5月,根据课题设计方案,采用随机分组、单盲观察,设速克痛口服液治疗组136例,镇脑宁对照组83例,进行对照观察,现将结果报告如下。

1 临床资料

219例患者,采用随机分组,按就诊及入院时间顺序,奇数日病人为治疗组,计136例,偶数日病人为对照组,计83例。

1.1 速克痛口服液治疗组　136例(以下简称治疗组),其中男29例,女107例,男女之比 1:3.7;年龄20岁以下20例,21–50岁83例,50岁以上33例,平均32.49±12.61岁;病程1年以内31例5年53例,6–10年28例,10年以上24例,平均4.22±2.74年;疼痛指数1–5分27例,6–10分73例,10分以上36例平均12.98±5.37分。西医诊断属偏头痛38例,丛集性头痛13例,紧张性头痛37例,神经衰弱性头痛23例,三叉神经痛19例,外伤性头痛6例。中医辨证为血虚头痛43例,肝阳头痛46例,肾虚头痛17例,血瘀头痛15例,混合型头痛15例。

门诊病人 75 例,住院病人 61 例。

1.2 镇脑宁对照组 83 例(以下简称对照组),其中男 17 例女 66 例,男女之比 1:3.9;年龄 20 岁以下 13 例,21-50 岁 51 例,50 岁以上 19 例,平均 30.91±10.53 岁;病程 1 年以内 19 例,1-5 年 31 例,6-10 年 17 例,10 年以上 16 例,平均 4.91±2.16 年;疼痛指数 1-5 分 17 例 10 分 44 例,10 分以上 22 例,平均 11.33±4.21 分。西医诊断属偏头痛 24 例,丛集性头痛 8 例,紧张性头痛 22 例,神经衰弱性头痛 13 例三叉神经痛 11 例,外伤头痛 5 例;中医辨证为血虚头痛 26 例,肝阳头痛 25 例,肾虚头痛 9 例,血瘀头痛 10 例,混合型头痛 13 例;门诊病人 47 例,住院病人 36 例。

治疗组与对照组比较,P>0.05,具有可比性。

2. 诊断标准

2.1 中医辨证诊断标准 依据国家中医药管理局 1994 年颁布的《中医病症诊断疗效标准》,参照《实用中医内科学》(上海:上海科学技术出版社,1985.578)①肝阳头痛:头痛而眩,两侧为重,心烦易怒,两胁胀痛面红口苦,苔黄,脉弦;②血虚头痛:头痛而紧,面色少华,心悸怔忡,舌淡,苔薄白,脉细;③肾虚头痛:头痛眩晕,畏寒肢冷,腰酸耳鸣,遗精带下,舌淡苔薄,脉沉细无力;④血瘀头痛:痛久不愈,痛处不移,如锥如刺,舌有瘀斑,脉象沉涩。

2.2 西医诊断标准依据《实用内科学》(北京:人民卫生出版社,1997 年第 10 版)和《临床疾病诊断依据治愈好转标准》(北京:人民军医出版社)①偏头痛:多在青春期前后发病,突然发作剧烈性头痛,痛处多为单侧,伴有明显的植物神经功能紊乱,应用麦角胺显效,惯于复发,并伴有无痛间歇期;②丛集性头痛:表现为一连串密集发作,男性多见,常在夜间或熟睡后发作,痛处多在一侧的眼部周围或上方,一般可持续数十分钟;③紧张性头痛:多发青壮年,女性为多,有明显的情感障碍表现,呈持续痛,多为双侧,整个头部有弥漫压迫感;④神经衰弱性头痛:痛处不固定,痛性多样化,有明显的神经官能症状;⑤三叉神经痛:单侧面部呈阵发性电击样灼痛,持续数秒或数十秒,年龄多在 40 岁以后,女性多见,痛处以三叉神经第二、三分支区居多,发作频繁,唇近鼻翼处有"放痛点";⑥外伤性头痛:呈全头部作痛,有明显的外伤史,伴有轻度的植物神经功能紊乱症状。

凡符合以上中医证候诊断及西医疾病诊断而又自愿受试、年龄在 15-65 岁之间者,纳入观察范围。同时排除中医辨证属外感头痛、痰湿头痛或属某一疾病过程中所出现的兼证,以及颅内占位性病变,眼源性、耳源性、鼻源性、齿源性头痛,颅内感染性疾病,急性脑血管病变,其他全身性疾病。

3. 治疗方法

3.1 治疗组速克痛口服液(由滕州市中医院中医药研究室生产、注册)每次口服 20-30ml,每日 3 次,以 200ml 热水稀释口服,5d 为 1 个疗程,一般可连续观察 1-3 个疗程,每疗程间隔 2-3d 治疗后 1-3 个月各随访 1 次。药物组成:七叶莲、川芎、当归、白芍、熟地黄、菊花、延胡索、白芷、天麻、葛根。

3.2 对照组镇脑宁胶囊(由中国通化东宝药业股份有限公司生产)口服,每次 4 粒,每日 3 次,5d 为 1 个疗程;连续服用 3-4 个疗程,每疗程间隔 2-3d,治疗后 13 个月各随访 1 次。

4. 疗效评定标准

参照北京中医药大学东直门医院脑病研究室 1991 年 11 月草拟方案和国家中医药管理局全国脑病急症协作组 1992 年 7 月讨论制订的《头风诊断与疗效评定标准》。

4.1 计分法 着眼于疼痛程度、持续时间、发作频率的缓解情况。

疼痛程度:采用目前国际上临床较为通用的直观模拟标尺法(VAS):受试者在一支 10cm 长,一端标"不痛",另一端标"最痛"的尺子上,指出自己的疼痛程度。计分方法为 ≤ 2cm 计 1 分,>2cm 而 ≤ 4cm 者计 2 分,>4cm 而 6cm 者计 3 分,>6cm 而 ≤ 8 cm 计 4 分,>8cm 而 ≤ 10cm 者计 5 分。

疼痛持续时间计分法:数分钟 –2h(含 2h)计 1 分,2h 以上 –6h(含 6h)计 2 分,6h 以上 –24h(含 24h)计 3 分,24h 以上 –72h(含 72h)计 4 分,大于 72h 计 5 分。

头痛指数:每次发作疼痛计分乘以每次疼痛持续时间计分之积相加。例如:患者 2d 内头痛 3 次,第 1 次疼痛程度计分为 4 分,疼痛持续时间计分为 1 分;第 2 次疼痛程度计分为 3 分,疼痛持续时间计分为 2 分;第 3 次疼痛程度计分为 2 分,疼痛持续时间计分为 3 分,则头痛指数 $=4 \times 1+3 \times 2+2 \times 3=16$ 分。

4.2 疗效评定 疗效百分数 =(治疗前头痛指数—治疗后头痛指数片治疗前头痛指数 ×100% 基本恢复:治疗后观察 3 个月,疗效百分数为 90%–100%(含 90%);显效:治疗后观察 3 个月,疗效百分数为 55%–89%(含 55%);有效:疗效百分数为 20%–55%(含 20%);无效:疗效百分数在 20% 以下。

5. 治疗结果

5.1 两组总疗效比较,见表 1

表1两组总疗效比较　　　　例

	n	基本恢复	显效	有效	无效	总有效率（ % ）
治疗组	136	43	59	26	8	94.11
对照组	83	23	32	15	13	84.33

*与对照组比较P<0.05

5.2 两组治疗前后疼痛程度比较,见表 2

表2两组治疗前后疼痛程度积分比较（ x̄±s ）

	n	治疗前	治疗后	P值
治疗组	136	2.71±0.83	0.21±0.08	<0.01
对照组	83	2.57±0.91	0.45±0.98	<0.01

注: 与对照组比较, 治疗前P>0.05治疗后P<0.01

5.3 两组治疗前后发作频率比较,见表3

表3两组治疗前后72h发作频率比较（$\bar{x} \pm s$）

	n	治疗前	治疗后	P值
治疗组	136	5.21±4.39	0.52±0.13	<0.01
对照组	83	4.97±4.13	0.83±0.26	<0.05

注：与对照组比较,治疗前P>0.05治疗后P<0.01

5.4 两组治疗前后疼痛指数比较,见表4

表4两组治疗前后疼痛指数积分比较（$\bar{x} \pm s$）

	n	治疗前	治疗后	P值
治疗组	136	12.98±3.70	1.38±0.94	<0.01
对照组	83	11.33±4.21	2.37±1.04	<0.01

注：与对照组比较,治疗前P>0.05治疗后P <0.05

5.5 两组治疗前后主要伴随症状比较,见表5

表5治疗前后主要伴随症状比较（$\bar{x} \pm s$）例（%）

	治 疗 组		对 照 组	
	治疗前	治疗后有效	治疗前	治疗后有效
眩晕	96	91（94.79）**	63	51（80.95）
恶心呕吐	84	81（96.43）**	51	39（76.47）
胁痛	62	57（91.94）**	44	32（72.73）
情感障碍	55	42（76.36）*	39	28（71.79）
失眠	33	27（81.81）*	21	16（79.19）

注：与对照组比较, *P<0.05 **P<0.01

5.6 不良反应 经临床观察治疗组 136 例中均未出现不良反应,对照组83 例中,2 例轻度腹胀,停药后症状消失两组均未见毒性反应

6 病案举例

女,25岁,因双侧额枕部箍紧样痛 2d 于 1998 年 2 月 22 日收入院。患者有头痛史 2 年,每次发作 5-7d,常影响工作和生活。本次因工作劳累而诱发头痛,伴呕吐,不能进食。查体:额枕部肌肉压痛、拒按,舌红,苔黄,脉弦,血压、脑电图、脑 CT 脑地形图 检查均无异常发现。诊断为紧张性头痛,给静滴能量合剂,口服安定、西必灵、镇脑宁、脑清片 2d,因疗效不佳收入院。入院后给速克痛口服液 30ml,每日 3 次,服药 30min 后,患者自觉头部箍紧样感减轻,头部闷胀也有明显好转,次日晨起即感头部轻松,仅轻微痛,可正常工作,继服 2d,头痛已完全解除。1 个月后患者因加班劳累又出现头痛,但较前为轻,复给速克痛口服液,服后 2d 头痛缓解,至今未复发。

7 讨论

头痛一证首载于《内经》,究其病因不离外感、内伤两端。外感头痛以风所致者最为多见内伤头痛与肝脾肾三脏密切相关:肝阴不足,肝阳上亢,肝气郁结,久郁化火,均可上扰清空为头痛;脾为后天之本,生化之源,脾虚生化无权,气血亏虚,气虚则清阳不升,血虚则脑髓失养,而致头痛;肾为先天之本,主骨生髓,肾虚则髓海虚,又肝肾乙癸同源,肾阴虚则肝阳易亢,水不涵木,虚阳上扰而致头窍同时久病入络,或外伤跌仆,脉络瘀阻,均可导致头痛。

现代医学将头痛归纳为颅内疾病、颅外疾病、全身性疾病和神经官能症四大类,其病理一般认为致痛物质在组织受损时释出,如乙酰胆碱、5- 羟色胺、组织胺、缓激肽及其同类的多肽类疼痛递质,这些物质可直接兴奋神经末梢感觉感受器,头部的痛觉冲动则由三叉神经传导,沿三叉神经丘脑束,上行至脑桥水平与脊髓丘脑侧束汇合,进入大脑皮质中央后回第一感觉区而引起疼痛。

速克痛口服液是由七叶莲、川芎等 10 味中药经提取配制而成。方中以七叶莲、川芎活血通络镇痛为君药,七叶莲为木通科野木瓜属,该植物的根及茎叶,一直为南方民间习用镇痛药,疗效确切,为《实用内科学》治疗三叉神经痛的首选中药,川芎乃历代医家治疗头痛之要药;以延胡索、白芷、葛根、天麻辅助君药,增强镇痛效果,佐以当归、白芍、菊花养血柔肝以治其本。诸药相伍,具有滋阴养血、柔肝缓急、活血通络、镇痛止痉之功效。主要适用于血虚、肝阳、肾虚、血瘀和混合型头痛等相当于现代医学的偏头痛、丛集性头痛、紧张性头痛、神经衰弱性头痛、三叉神经痛的内伤和外伤性头痛。结果表明,治疗组 136 例,总有效率为 94.1% 对照组 83 例,总有效率为 84.33%,经统计学处理 $P<0.05$,治疗组明显优于对照组同时,在疼痛程度、疼痛发作频率、疼痛指数以及主要伴随症状方面与对照组比较,均有显著性意义。

药效学实验,采用扭体法、热板法及电刺激法等证明,速克痛口服液具有显著的镇痛作用,且优于镇脑宁对照组。

发表于《山东中医杂志》1998 年第 17 卷第 9 期(总第 131 期)

(胡忠波、孙艳编辑)

通心络胶囊对不稳定心绞痛患者C反应蛋白的影响

田传鑫 徐元杰

【关键词】 通心络胶囊;不稳定心绞痛;C反应蛋白

【中图分类号】R 541.4;R972+.3【文献标识码】B【文章编号】1672-2876(2005)02-0093-02

目前研究标兵,不稳定心绞痛(UA)患者C反应蛋白(CRP)明显升高,我们通过测定118例UA患者服用通心络胶囊治疗前后CRP水平,探讨通心络胶囊对其水平的影响。

1 对象与方法

1.1 对象 为2000年10月–2004年10月在我院住院治疗的UA患者118例,均符合1997年WHO缺血性心脏病的诊断标准。年龄45–80岁,男82例,女36例。随机分为3组;常规治疗组41例,通心络胶囊1组45例,通心络胶囊2组32例。入选者均除外感染、肿瘤、严重心衰、近期手术或创伤、结缔组织等影响CRP水平的因素,3组患者在年龄、性别、临床表现及血液、血脂等方面均有可比性,并选择年龄、性别相当的健康体检者30例作为对照组。

1.2 方法 3组患者均根据病情常规口服消心痛10mg,3次/d;肠溶阿司匹林0.1g,1次/d;卡托普利6.25–25mg,3次/d;并酌情加用β受体阻滞剂或钙拮抗剂,他汀类降脂药,必要时静脉点滴硝酸酯类及皮下注射低分子肝素。两通心络胶囊治疗组在上述治疗基础上分别加用通心络胶囊2粒或4粒(石家庄以岭药业股份有限公司生产),3次/d,3组患者均服药治疗8周。

1.3 观察指标 对照组于清晨空腹采血 1 次,UA 患者分别于治疗前、治疗 8 周末时各清晨空腹采血 1 次。CRO 采用散射比浊法测定,正常参考值 <8mg/L。同时记录服药反应,检测心电图,肝、肾功能及心肌酶谱等指标。

1.4 统计学处理 数据以 $\bar{x} \pm S$ 表示,组间比较采用 t 检验。

2 结果

2.1 治疗前后 CRP 变化情况 见表 1,结果显示:UA 患者治疗前血清中 CRP 浓度明显高于对照组(P<0.01),而通心络胶囊治疗后 CRP 浓度均显著降低(P<0.01),与对照组相比无显著性差异(P>0.05),常规治疗组治疗后 CRP 浓度亦降低,但高于对照组,二者相比亦有显著性差异(P<0.05),而不同剂量的两组通心络胶囊治疗患者治疗后 CRP 浓度比较,差异无显著性(P>0.05)。

表1 对照组与治疗组CRP浓度变化比较 （ $\bar{x} \pm S$, mg/L ）

组别	例数	CRP	
		治疗前	治疗后
正常对照组	30	6.4±1.8	——
常规治疗组	41	11.6±5.9△△	9.1±4.8△*
通心络胶囊1组	45	11.8±6.3△△	7.6±5.6**
通心络胶囊2组	32	11.9±5.5△△	7.3±5.1**

注:与正常对照组比较, △P<0.05, △△P<0.01;与治疗前比较, *P<0.05, **P<0.01

2.2 不良反应 两组通心络胶囊治疗患者中共有 9 例出现较重胃肠道反应,不能耐受而停药,其中通心络胶囊 1 组 2 例,通心络胶囊 2 组 6 例,常规治疗组有 1 例患者治疗中意外死亡。

3 讨论

近年来关于炎症与动脉粥样硬化关系的研究越来越多,Ross 教授在其损伤反应学说的基础上,明确提出"动脉粥样硬化是一种炎症性疾病",动脉粥样硬化板块中有大量炎症细胞浸润,以血管壁积聚大量的单核细胞和淋巴细胞为特征,是一种进展性炎症反应。但炎症参与动脉粥样硬化过程的可能机制至今尚不十分清楚,多数学者研究认为CRP不仅是一种全身炎症标志物,也可能直接参与了动脉粥样硬化的过程,CRP可与低密度脂蛋白相互作用损害细胞膜,刺激补体,促进炎症反应[1]。因此,在 UA 发作时,CRP 血中浓度明显升高,且被视为动脉粥样硬化病灶不稳定的标志之一[2]。

本研究的 118 例患者治疗前 CRP 浓度明显高于正常对照组,而通过治疗病情缓解后则显著降低,表明 CRP 对 UA 患者的预报作用是敏感可靠的。此外在临床研究中有学者还发现急性冠状动脉综合征患者的 CRP 明显升高,与心血管并发症如猝死和 AMI 有很强的正相关性,并证实 CRP 不仅仅是炎症标记物,而且可能参与冠状动脉粥样硬化的发生和发展过程[3]。

目前有研究表明,通心络胶囊可降低食饵性高脂大鼠血清胆固醇和低密度脂蛋白含量,有类似他汀类药物的降脂作用;也有动物实验提示通心络胶囊有一定的降低血液黏度,抑制血小板聚集,延长凝血时间的作用。所以对于 UA 患者在常规治疗基础上,加用通心络胶囊,能更好地稳定斑块。本研究结果提示,该药还有减轻炎症作用,进而恢复内皮功能,提高临床疗效。通心络胶囊对胃肠道有刺激性,为此,我们对比了不同剂量的通心络胶囊的疗效,结果显示在降低 CRP 浓度方面,服药 8 周后,2 粒与 4 粒疗效相当(P>0.05),但副作用明显减少,提示该药长期服用时应用剂量不宜过大,且最好酌情加用保护胃黏膜药物为宜。

参考文献

1.Haverkate F.Are C-reactive protein and fibrinogen risk factor? In; Vander wall R,eds. Vascular Medlicine .Netherlands;Kluwer Academic Publishers, 1997,13-21.

2.Ridker PM,Glynn RJ, Hennken CH. C-reactive peotein adds to the predlictive of total and HDL cholesterol in detenmining risk of fiest myocardial in farction Circulation,1998,97:2001-2007.

3. 程翔,廖玉华,炎症与动脉粥样硬化,中华心血管病杂志,2004,32（5）:475-477。

发表于《白求恩军医学院学报》2005 年 6 月第 3 卷第 2 期

（杨秀秀、徐守莉编辑）

逍遥散加味治疗脂肪肝86例

何召叶

【摘要】目的 观察逍遥散加味治疗脂肪肝的临床疗效。方法 以双盲观察方法,设逍遥散加味治疗组 86 例,口服东宝肝泰片为对照组 60 例,观察和对比 2 组中医证候积分、肝功能、血脂及肝脏影像学的变化。结果 治疗组总有效率为 95.35%,对照组为 81.67%,2 组比较差异有统计学意义(P <0.05),治疗组在各证候疗效和改善肝功能方面明显优于对照组(P <0.05),在降低血脂和肝脏影像学方面 2 组无明显差异(P>0. 05)。结论 逍遥散加味治疗脂肪肝机理符合中医理论,且临床疗效显著。

【关键词】脂肪肝;逍遥散;疗效观察

【中图分类号】R575.5【文献标识码】A doi:10.3969/j.issn. 1674–1749.2012.09.020

当肝细胞内脂质蓄积超过 5% 或在组织学上每单位面积 1/3 以上肝细胞发生脂肪变时,即称为脂肪肝[1]。近年来,随着人们生活习惯、生活节奏和饮食结构的变化,主要表现为营养过剩,运动过少,加之现代医学尚缺乏有效地治疗手段等因素,以致各类脂肪肝的发病率高达25% 左右,约 1.5%–8.0% 患者可发展为肝硬化[2]。因此,积极预防和治疗脂肪肝,具有十分重要的临床意义。2010 年 1 月至 2012 年 4 月,笔者运用逍遥散加味治疗各类脂肪肝患者 86 例,取得明显疗效,报道如下。

1 对象与方法

1.1 一般资料

所选病例均来自山东省滕州市中医医院门诊和住院病人,146 例脂肪肝患者,均诊断明确,符合纳入标准,随机分为治疗组86人,对照组60人。治疗组:男性59例,女性27例,平均年龄(42.35±5.98)岁;平均病程(8.25±4.16)个月,酒精性脂肪肝29例,非酒精性脂肪肝57例。对照组:男性39例,女性21例,平均年龄(41.23±5.62)岁;平均病程(8.07±4.08)个月,酒精性脂肪肝22例,非酒精性脂肪肝38例。2组治疗前其脂肪肝类型、中医证型分布、病情、肝脏彩超,血清谷氨酸氨基转移酶(ALT)、天门冬氨酸氨基转移酶(AST)、总胆固醇(TC)、甘油三酯(TG)等水平,统计学分析差异无统计学意义(P>0.05),具有可比性。

1.2 诊断标准

西医诊断标准:(1)非酒精性脂肪肝诊断标准:参照中华医学会肝脏病学分会脂肪肝和酒精性肝病学组,非酒精性脂肪肝诊断标准[3]。(2)酒精性脂肪肝诊断标准:参照Tilg H.Day CP等所制定的诊断标准[4]。(1)有长期饮酒史,一般超过5年,折合乙醇量男性≥40g/d,女性≥20g/d;或2周内有大量饮酒史,折合乙醇量>80g/d。但应注意性别,遗传易感性等因素的影响。乙醇量(g)换算公式=饮酒量(ml)×乙醇含量(%)×0.8。(2)临床症状为非特异性,可无症状,或有右上腹胀痛、食欲不振、乏力、体质量减轻、黄疸等;随着病情加重,可有神经精神症状和蜘蛛痣、肝掌等表现。(3)血清天冬氨酸氨基转移酶(AST)、丙氨酸氨基转移酶(ALT)、一谷氨酰转肽酶(GGT),总胆红素(TBil),凝血酶原时间(PT),平均红细胞容积(MCV)和缺糖转铁蛋白(CDT)等指标升高。其中AST/ALT>2. GGT升高、MCV升高为酒精性肝病的特点,而CDT测定虽然较特异但临床未常规开展。禁酒后这些指标可明显下降,通常4周内基本恢复正常(但GGT恢复较慢),有助于诊断。(4)肝脏B超或CT检查有典型表现。(5)排除嗜肝病毒现症感染以及药物,中毒性肝损伤和自身免疫性肝病等。符合第(1)、(2)、(3)项和第(5)项或第(1)、(2)、(4)项和第(5)项可诊断酒精性肝病;仅符合第(1)、(2)项和第(5)项可疑诊酒精性肝病。

中医诊断标准:参照中华人民共和国国家标准·中医临床诊疗术语·证候部分(GB/T 16751.2–1997)[5]和中药新药临床研究指导原则[6]。其主要证候为腹胀,胸胁胀满,纳呆,倦怠乏力,舌质红,苔白黄而腻,脉弦滑。

1.3 纳入病例标准

(1)符合以上脂肪肝诊断标准。(2)年龄在 22 ~ 70 岁者。(3)中医辨证属肝郁脾虚、痰湿瘀滞、肝经湿热及肝郁血瘀患者。

1.4 排除病例标准

(1)年龄在 22 岁以下或 70 岁以上者。(2)合并有严重心、脑、肾或造血系统疾病者。(3)并发失代偿性肝硬化、晚期肝癌、肝性脑病或病毒性肝炎等各种原因所致脂肪肝者。

对逍遥散加味过敏者。(5)中医辨证属肝肾阴虚、肝阳上亢者。(6)资料不全影响疗效判断者。

1.5 治疗方法

治疗组:口服逍遥散加味汤剂:柴胡 10 g、当归 15 g、白芍 12g、茯苓 15g、白术 15g、枳壳 12g、郁金 12g、丹参 30g、薏苡仁 30g、泽泻 15g、生山楂 30g、甘草 5g。以上药物均由北京康仁堂药业有限公司提供免煎颗粒,每天 1 剂,分两次开水冲服,30 天为 1 疗程。共观察 3 个疗程。伴右上腹胁疼者加川楝子 15g、元胡 15g;血清胆红素高和转氨酶高者加茵陈 15g、田基黄 15g、垂盆草 15g;脾虚便稀者加党参 20 g、山药 30g。

对照组:口服复方蛋氨酸胆碱片(商品名:东宝肝泰片,由通化东宝药业股份有限公司生产)一天 3 次,每次 3 片,服用 3 个月。

1.6 疗效评定标准

临床证候变化,按中医证候积分从轻到重依次量化为 0、2. 4. 6 分。疗效评价公式:[(治疗前积分 – 治疗后积分)/ 治疗前积分)]×100%。

参照中药新药临床研究指导原则[6]和中华医学会肝脏病学分会脂

肪肝诊断标准[3]，痊愈：中医证候积分减少 >90%，肝功能和血脂恢复正常，超声扫描为正常肝脏声像；显效：70%≤中医证候积分减少 <90%，血脂和肝功明显好转，肝脏超声声像显著改善；有效：30%≤中医证候积分减少 <70%，肝功和血脂中度改善，肝脏超声声像中度改善；无效：中医证候积分减少 < 30%，证候无明显好转甚至加重，肝功和血脂无变化，肝脏超声声像无改变。

1.7 统计学处理

使用 SPSS 11.0 统计软件，证候总疗效和超声变化比较为计数资料，采用秩和检验，计量资料采用均数 ± 标准差（X±s）表示，组内治疗前后指标变化采用配对 t 检验，组间指标比较采用 t 检验。

2 结果

2.1 2组脂肪肝患者治疗前后证候总疗效比较

2组病例临床总疗效，经秩和检验，P<0.05，提示 2 组病例临床总疗效之间差异比较具有统计学意义，治疗组临床总疗效明显优于对照组，见表 1。

表1 2组脂肪肝患者总疗效比较

组别	例数	痊愈	显效	有效	无效	总有效率
治疗组	86	16	34	32	4	95.35%
对照组	60	9	19	31	11	81.67%

2.2 2组脂肪肝患者治疗前后中医证候积分比较

治疗前，2 组脂肪肝患者中医证候积分比较差异无统计学意义（P>0.05），因此，2 组之间具有可比性。治疗后，治疗组患者中医证候积分均较治疗前明显降低，差异比较具有显著统计学意义（P<0.01）；对照组患者中医证候积分亦有明显降低，差异比较具有显著统计学意义（P<0.05）。组间比较，治疗后 2 组患者中医证候积分比较，P<0.05，具

有统计学意义,见表2。

表2 2组脂肪肝患者中医证候积分变化比较

组别	例数	治疗前	治疗后
治疗组	86	4.27±1.32	2.12±0.89a
对照组	60	4.31±2.15	3.13±1.32bc

注:2组治疗前后积分比较aP <0.01, bP< 0.05;与对照组比较cP<0.05

2.3 2组脂肪肝患者治疗前后肝功能、血脂的变化比较治疗前,2组脂肪肝患者肝功能、血脂比较差异无统计学意义(P>0.05),因此,2组之间具有可比性。治疗后,治疗组患者在 ALT、AST、TC、TG 均较治疗前明显降低,差异比较具有统计学意义(P<0.05);对照组患者 ALT、AST、TC、TG 亦有降低,差异比较具有显著统计学意义(P<0.05)。组间比较,治疗后 2 组患者在 TC、TG 方面比较,P>0.05,无 统计学意义,见表3。

表3 2组脂肪肝患者总疗效比较

组别	ALT（u/l）	AST（U/L）	TBIL（ˆmol/L）	TC（mmol/L）	TG（mmol/L）
治疗组					
治疗前	72.36±3.25	51.24±5.20	31.23±5.12	6.28±1.02	3.25±0.56
治疗后	38.98±3.21ab	28.48±2.75ab	13.75±3.21a	5.64±0.91a	1.86±0.63a
对照组					
治疗前	69.56±3.21	52.1±4.62	32.71±4.27	6.32±1.08	3.58±0.76
治疗后	45.26±2.68a	39.16±2.46a	19.32±4.17a	5.60±1.02a	1.93±0.58a

注:2组治疗前后组内比较, aP<0.01;治疗后组间比较, bP<0.05

2.4 2组脂肪肝患者治疗前后肝脏 B 超声像变化
经治疗治疗组肝脏 B 超声像变化有效率59.3%,对照组46.7%。

两组患者变化情况比较,P>0.05,差异无统计学意义,见表4。

表4 2组脂肪肝患者治疗前后肝脏B超声像变化[例(%)]

组别	例数	恢复正常	减轻	无变化	有效率
治疗组	86	36(41.9%)	15(17.4%)	35(40.7%)	59.3%
对照组	60	16(26.7%)	12(20.0%)	32(53.3%)	46.7%

2.5 不良反应

服药后2组患者均未发现明显的不良反应。

3. 讨论

脂肪肝主要表现为肝实质细胞发生脂肪性变性,现代医学根据其病因一般分为酒精性与非酒精性两大类,而非酒精性脂肪肝多由下列诸因素引起,如营养不良,肥胖病,糖尿病,妊娠期,四环素应用,毒物损害以及 Recye 综合征等。

脂肪肝当属于中医学"癥瘕""积聚""痞满""臌胀""癖病"等范畴。在病因上多责于饮食不节,或过食肥甘,或饮酒过度,或情志不畅,劳逸失调。其根本病机为肝气郁结,脾虚湿阻,湿热内蕴,瘀血阻滞,痰阻肝脉[7]。其病变部位在肝,与胆、脾、胃和肾等脏腑密切相关。

逍遥散是治疗肝郁血虚脾弱之证的代表方,重在疏肝理气,养血健脾。方中以柴胡为君,目的疏肝解郁,使肝气条达。柴胡性清,主升散,味微苦,为疏肝上品,臣以当归、白芍和血柔肝,既养肝体又助肝用,且防柴胡窃肝阴,木郁易土衰,肝病易传脾,诚如仲景所言"见肝之病,知肝传脾,当先实脾"故以白术、茯苓、甘草健脾益气,气虚甚者加党参、山药,不但能扶土抑肝木,且营养生化有源。笔者在逍遥散基础上加上薏苡仁、泽泻更能增加健脾利湿之功,加入生山楂以活血消癥,丹参配郁金更具有良好的活血化瘀之效。综观本方,针对本病的病理机制特点,可健脾益气以补其虚,又可利水渗湿,清热化痰,活血通络。消中有补,攻补兼施,诸药合用,共达健脾化湿,清热化痰,活血通络之效。对因脾虚湿盛、痰热血瘀、阻滞脉络之脂肪肝有较为满意的临床疗效。

现代医学研究也证明:山楂、郁金均具有降脂作用,泽泻提取物对各种原因引起的动物脂肪肝均有良好效应,可改善肝脏脂肪代谢、抑制外源性 TC 吸收、抑制肝内 TG 的合成。

逍遥散加味还有明显的降低 ALT 和 AST、显著消退肝细胞肿胀、保护肝损伤等作用 [8]。

笔者观察到逍遥散加味治疗脂肪肝与对照组比较,治疗组总有效率 95.35%,对照组 81.67%,2 组具有显著性意义,(P <0.05),中医证候积分变化比较,治疗组明显优于对照组,(P <0.05),肝功及血脂变化 2 组治疗前后均有显著性意义。且无明显不良反应,证明逍遥散加味治疗脂肪肝疗效显著,值得临床推广应用。

参考文献

[1] 曹小菊 . 中医对脂肪肝的认识及治疗现状 [J]. 中医杂志 ,2000,41(6):37.

[2] 陈玮 . 脂肪肝的中医药研究进展 [J]. 中医药通报 ,2008,7(4):64.

[3] 中华医学会肝脏病学分会脂肪肝和酒精性肝病学组,非酒精性脂肪肝诊断标准 [J]. 中华肝脏病杂志 ,2003,11(2):72.

[4] H. Day CP. Management strategies in alcoholic liver disease [j], Nat Clin prsct Gastroenterol Hepaml,2007,4(1):24–34.

[5] 中华人民共和国国家标准·中医临床诊疗术语·证候部分(GB/T l6751.2–1997)

[6] 郑筱萸 . 中药新药临床研究指导原则(试行)M]. 北京:中国医药科技出版社 ,2002.

[7] 潘金友,张爽秋,姚祖颐,等 . 疏肝化瘀为主治疗脂肪肝 [j]. 辽宁中医杂志 ,2001 ,28(3):152.

[8] 乔成安 . 逍遥散加减治疗非酒精性脂肪肝 30 例 [H]. 陕西中医，2010, 31 9): 1118–1119.

发表于《环球中医药》2012 年 9 月第 5 卷第 9 期

（胡忠波、胥小鹏编辑）

中医内科治疗胃食管反流病临床分析

田传鑫

（滕州市中医医院 滕州市善国中路52号 277500）

摘要 目的 探讨中医内科治疗胃食管反流病临床疗效。方法 将我院收治的胃食管反流病患者 92 例随机分为观察组与对照组,其中对照组采用临床西药常规疗法,观察组在此基础上给予自拟中药复方治疗,2 个疗程后比较两组患者临床疗效。结果 治疗 2 个疗程后,观察组总有效率为 93.6%,对照组总有效率为 80.0%,组间比较具有显著性差异($P<0.05$);治疗 2 个疗程后,观察组的临床症状积明显低于对照组,差异有统计学意义($p>0.05$);治疗后 1. 3. 6. 12 个月,观察组的复发率均显著低于对照组,差异均有统计学意义($p<0.05$)。结论 采用中医内科治疗胃食管反流病临床疗效确切,可著改善临床症状,提高临床有效率,降低治疗后的复发率,值得临床进一步深入研究及推广应用。

关键词 胃食管反流病；中医内科；疗效分析

Clinical analysis of Chinese Medicine Treatment in Gastroesophageal Reflux Disease

WEI Ling-yan.

Traditional Chinese Medicine of Health Center, Jinghe community. 277500.Tengzhou City, Shandong Province.

Wei Hong-shan.

Chinese Medicine Hospital of Tengzhou, 277500.Tengzhou City, Shandong Province.

Abstract Objective To explore the clinical efficacy of Chinese medical treatment in gastroesophageal reflux disease. Methods 92 cases of gastroesophageal reflux disease in our hospital were divided into observation group and control group randomly, the control group was given conventional therapy and the observation group was given Chinese medicine treatment on the basis of the control group. Then we compared the clinical efficacy of two groups of patients after two treatment. Results The total effective rate of the observation group and the control group was 93.6% and 80.0% after two treatment, and there was a significant difference between the two groups ($P < 0.05$); After 2 courses of treatment, the clinical symptoms plot of observation group was significantly lower than that of the control group, and the difference was statistically significant ($p > 0.05$); 1,3,6,12 months after treatment, the recurrence rate of the observation group were all significantly lower than those of the control group, and the difference were statistically significant ($p < 0.05$). Conclusion Chinese medical treatment is effective in treating gastroesophageal reflux disease, which is able to can improve clinical efficiency and clinical symptoms, reduce the relapse rate after treatment, and is worthy of further study and application.

Keywords Gastroesophageal reflux disease; Chinese medical; Efficacy analysis

胃食管反流病(gastroesophageal reflux disease, GERD)是由胃内容物反流入食管引起不适症状和(或)并发症的一种上消化道动力障碍性疾病[1],其发病主要是由于食管抗反流防御机制减弱和反流物对食管黏膜的攻击作用增强所致,是一种多因素共同作用引起的慢性疾病[2]。GERD 是消化系疾病中最常见的疾病之一,主要临床症状有烧心、反酸、反食、胸痛、暖气等。有研究表明,胃食管反流病在我国发病率为平均 6% 左右[3]。近年来,随着人们生活节奏加快、饮食结构的改变,本病发病率有增高趋势。因此,寻求安全、有效的治疗方法,对提高人们的生活质量有着重要的现实意义。我院运用中医内科治疗胃食管反

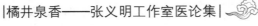

流病,取得满意的临床效果,现将结果报道如下。

1. 资料与方法

1.1 一般资料 我院于 2012 年 5 月 –2013 年 10 月共收治胃食管反流病患者 92 例,所有患者均符合纳入标准。将患者随机分为观察组与对照组,其中观察组 47 例,男 30 例,女 17 例,年龄 20–75 岁,平均 49.7 ± 4.2 岁,病程 0.2 年 –8 年,平均 4.7 ± 0.7 年。对照组 45 例,男 27 例,女 18 例,年龄 19–74 岁,平均 49.3 ± 4.0 岁,病程 0.3 年 –8 年,平均 4.9 ± 0.5 年。两组患者在性别、年龄、病程、临床症状方面无显著性差异,具有可比性(P>0.05)。

1.2 纳入标准 所有患者均符合《反流性食管病(炎)诊断及治疗方案(试行)》中的诊断标准 [4]:(1)有典型的临床反流症状,无继发因素;(2)内镜检查有反流性食管炎临床表现,排除食管、胃部及其他器质性病理改变,必要时进行 24 小时或 72 小时食管 pH 监测。其中,内镜检查是诊断反流性食管炎最准确的方法 [5]。

1.3 治疗方法 所有患者均注意日常饮食,忌食辛辣、油腻等刺激性强食物,以清淡为主,避免餐后立即卧床休息,晚睡前 2h 不进食;休息时将床头抬高 10–20cm。对照组患者口服奥美拉唑肠溶片 20mg,2 次 / 日;瑞复琳 50 mg,3 次 / 日。观察组在对照组基础上给予自拟中药复方治疗,基本方为:枳壳 10g,柴胡 10g,代赭石 25g,法半夏 10g,陈皮 10g,白及 12 g,木香 10g,郁金 10g,乌贼骨 20g,黄芩 10g,干姜 15g,甘草 10g。每日一剂,加水煮 2 次,合并煎液,每日分两次温服。以上治疗时间 4 周为一疗程,2 个疗程后比较两组患者临床疗效。

1.4 疗效评价标准 按照参考文献 [6] 进行制定:痊愈:临床症状消失,胃镜检查胃黏膜正常;显效:临床症状明显改善,胃镜检查胃黏膜改善 ≥ 2 级;有效:临床症状减轻,胃镜检查胃黏膜改善 ≥ 1 级;无效:症状无改善,胃镜检查胃黏膜改善 ≤ 1 级或无改变,甚至临床症状加重。以痊愈数、显效数、有效数之和作为总有效数。

1.5 临床症状积分指标 将胃镜下食管炎症损伤程度,24h 内食管中 PH 值 <4 的时间,24h 内 PH 值 <4 的次数等 3 项检查换算的积分作为治疗前后疗效评价的标准。积分具体算法参照文献[7]。

1.5 统计学处理 所有数据采用 SPSS 13.0 统计学软件进行分析,组间计数资料采用 X2 检验,以 P<0.05 为差异具有显著性。

2.结果

2.1 两组临床疗效比较 治疗 2 个疗程后,观察组总有效率为 93.6%,对照组总有效率为 80.0%,组间比较具有显著性差异(x2=4.351,P<0.05)。结果见表 1。

表1 两组患者临床疗效比较[n(%)]

组别	n	痊愈	显效	有效	无效	总有效率（%）
治疗组	47	22（46.8）	15（31.9）	7（14.9）	3（6.4）	93.6%*
对照组	45	16（35.6）	10（22.2）	10（22.2）	9（20.0）	80.0%

注：与对照组相比较，*p<0.05。

2.2 两组临床症状积分比较 治疗前两组临床症状积分比较,差异无统计学意义(p>0.05);两组治疗 2 个疗程后,观察组的临床症状积明显低于对照组,差异有统计学意义(p>0.05)。结果见表 2。

表2两组临床症状积分比较（ x±s ）

组别	n	治疗前	治疗后
观察组	47	11.02±1.35	2.31±0.22
对照组	45	10.87±1.29	6.54±0.58
t		0.497	3.462
P		>0.05	<0.05

2.3 两组一年内复发情况比较 治疗后 1. 3. 6. 12 个月,观察组的复

发率均显著低于对照组,差异均有统计学意义(p<0.05)。结果见表3。

表3 两组一年内复发情况比较[n(%)]

组别	n	治疗后			
		1个月	3个月	6个月	12个月
观察组	47	2(4.25)	4(8.51)	11(23.40)	13(27.66)
对照组	45	6(13.33)	9(20.00)	22(48.89)	26(57.78)
X2		4.531	4.320	4.405	4.397
P		<0.05	<0.05	<0.05	<0.05

3. 讨论

临床认为 GERD 是一种上消化道动力障碍性疾病,其发病机制复杂,目前尚未确定,主要是由于食管抗反流屏障与食管对反流物质的消除作用下降,造成胃酸、胆盐等攻击因子的错位,引起食管的刺激和损伤 [8],同时还伴有情绪应激等多方面的致病因素。针对以上已知致病因素,目前临床西医主要应用抑酸剂、胃动力剂及黏膜保护剂等西药治疗,虽然起效较快,但停药后易复发,副作用多,且容易产生耐药性和依赖性,不宜长期服用 [9]。

中医认为,GERD 属于"胃脘痛""痞症""反酸""嘈杂"等范畴,主要涉及脾、胃、肝等脏器,其临床分型较多,以肝胃不和型和肝胃郁热型最为常见 [10]。若三者功能失常,气机失调,则出现烧心、口苦、反酸等症状。中医药治疗 GERD 具有数千年的历史,在临床方面具有丰富的经验和显著的优势。本研究运用自拟中药复方治疗 GERD,方中柴胡、枳壳疏肝理气,行郁解脾,半夏、陈皮和胃降逆,木香、郁金行气活血止痛,黄芩苦寒收敛,乌贼骨、代赭石制酸敛疡。方中诸药多以调理气机、和胃降逆为主,同时具有抑制胃液分泌、促进黏膜修复等作用,与单纯质子泵抑制剂等西药治疗相比,具有明显的临床治疗优势,可显著提高临床有效率,降低复发率,治疗效果满意,值得临床上进一步深入研究及推广应用 [11]。

参考文献

[1] 郝思杨，信楠，刘力．胃食管反流病的中医药治疗进展 [J]. 中国科技博览，2012 (11):264–265.

[2] 徐其良．中西医结合治疗胃食管反流病临床疗效观察 [J]. 中国实用医药，2010,5(13):159–160.

[3] 叶任高，陆再英．内科学 [M]. 第六版．北京：人民卫生出版社，2004:369–373.

[4] 李上．中药复方治疗胃食管反流病临床经验 [D]. 兰州大学，2008.

[5] 孙长学．中西医结合治疗胃食管反流病 30 例观察 [J]. 实用中医内科杂志，2007, 21(2):49–50.

[6] 孙晓红，张晓红，刘涛，等．辛开苦降法治疗胃食管反流病 60 例临床观察 [C]. 中华中医药学会脾胃病分会第二十四次全国脾胃病学术交流会论文汇编．中华中医药学会脾胃病分会,2012:3.

[7] 孙长学，张贵元．中西医结合治疗胃食管反流病 30 例观察 [J]. 实用中医内科杂志,2007,21(2):49–50.

[8] 陈璇，沈洪．中药治疗胃食管反流病机理研究进展 [J]. 实用中医内科杂志,2006,20(1):16–17.

[9] 许馨文，赵健雄，王学习，等．疏肝和胃降逆汤治疗胃食管反流病临床观察 [J]. 辽宁中医杂志,2011,38(8):1554–1556.

[10] 潘国宗，许国铭，郭慧平．北京上海胃食管反流症状的流行病学调查 [J]. 中华消化杂志,1999,19(4):223.

[11] 赖宇飞，汪红兵，王艳玲，等．反流性食管炎的中医证型与食管黏膜胃镜分级的相关性研究 [J]. 中国中西医结合消化杂志,2009,17(3):191–192.

发表于《中国医药指南》2014 年 8 月第 12 卷第 23 期

（徐守莉、田传鑫编辑）

滋肾养血方治疗原发性震颤30例

田传鑫

山东省滕州市中医医院 山东省滕州市277500

【摘要】目的：观察滋肾养血方治疗原发性震颤的疗效。方法：选择 60 例原发性震颤患者随机分为治疗组和对照组，治疗组给予滋肾养血方，对照组给予普萘洛尔，观察对震颤评分的影响。结果：治疗组有效率 66.67%，对照组有效率 40.00%，二者有显著性差异（ $P < 0.05$ ）。治疗组治疗前后、对照组治疗前后震颤评分均为 $P < 0.01$ ，治疗组和对照组治疗后比较 $P < 0.01$ 。结论：滋肾养血方对原发性震颤有良好的疗效。

【关键词】滋肾养血 原发性震颤 颤证

原发性震颤（essential tremor，ET）也称特发性震颤，是一种常见的运动障碍性疾病，以上肢远端姿势性或动作性震颤为特点，可伴有头、口面部或声音震颤，30% ~ 50% 的 ET 患者有家族史。日常活动如书写、倒水、进食等可加重震颤，多数患者饮酒后症状减轻。目前认为 ET 是缓慢进展的、可能与家族遗传相关的复杂性疾病[1]。临床治疗缺乏针对性特异性药物，我们采用滋肾养血方治疗 ET 患者 30 例，效果较好，报道如下。

1 病例选择

1.1 病例来源 全部病例来源于 2010 年 1 月 –2014 年 12 月山东省滕州市中医医院门诊。

1.2 诊断标准 采用中华医学会神经病学分会帕金森病及运动障碍学组制定的诊断标准[2]。震颤严重分级为 0 级：无震颤；1 级：轻微，震颤不易察觉;2级:中度,震颤幅度 <2 cm,非致残;3级:明显,震颤幅度在 2—4 cm,部分致残;4级:严重,震颤幅度超过 4 cm,致残。

1.3 纳入标准 ①符合以上诊断标准;②病程 3 年以上;③震颤分级为 1 级和 2 级者。

1.4 排除标准 ①生理性震颤、帕金森病、继发于其他明确原因者;②低血压、窦性心律过缓、哮喘者。

2 疗效观察

2.1 治疗方法 共纳入 60 例患者,按照随机化原则分组,治疗组和对照组各 30 例。治疗组采用滋肾养血方(熟地 12g,麦冬 20g,山药 12g,当归 12g,白芍 12g,川芎 6g,天麻 10g,淫羊藿 6g,木香 6g,神曲 10g)治疗,水煎服,日一剂。对照组采用普萘洛尔,10mg,tid。两组均治疗 4 周观察疗效。

2.2 疗效指标 治疗前和治疗 4 周后分别进行震颤评分。评分由 6 项组成:①患者主诉;②上肢震颤程度;③头、下颌、舌、下肢震颤程度;④满水试验;⑤穿衣食、扣纽扣、用筷子状况;⑥画圈及画直线。每标分值为:正常(0 分)、轻度(1 分)、中度(2 分)度(3 分)。6 项之和,分值越高,病情越重 [3]。

2.3 疗效评价 治疗前分值减去治疗后的分值。差值 >7 为显效;4~6 为有效;2~3 为稍有效;–1~1 为无效;–2 为恶化 [3]。有效率 =(显效 + 有效)/总例数。

2.4 安全性评价 治疗前后各进行血常规、肝肾功、心电图检查 1 次。

2.5 统计学方法 数据采用 SPSS 16.0 统计分析,计量资料比较采用 t 检验;单向等级比较采用 Ridit 分析,P 为双侧检验,P<0.05 为有显著性差异。

3 结果

3.1 一般资料 治疗组 30 例,其中男性 13 例,女性 17 例;年龄 18~65 岁,平均 48.73 岁;病程 3~25 年,平均 6.38 年;震颤评分

9.30 ± 2.09。对照组 30 例,其中男性 14 例,女性 16 例;年龄 18 ~ 64 岁,平均 49.83 岁;病程 3 ~ 25 年,平均 7.99 年;震颤评分 9.43 ± 1.96。经统计学分析,两组一般资料有可比性(P > 0.05)。

3.2 两组总疗效比较 见表 1。

表1 两组患者临床疗效比较[n(%)]

组别	例数	显效	有效	稍有效	无效	总有效率
治疗组	30	8	12	9	1	66.67%
对照组	30	4	8	16	2	40.00%

经Ridit分析,两组总疗效比较P<0.05。

3.3 两组治疗前后震颤评分比较 见表 2。

表2 两组治疗前后震颤评分比较

组别	例数	治疗前	治疗后
治疗组	30	9.30 ± 2.09	6.11 ± 1.97
对照组	30	9.43 ± 1.96	7.89 ± 2.01

经t检验,两组治疗后震颤评分比较,P<0.01;治疗组治疗前后比较,P<0.01;对照组治疗前后比较,P<0.01。

3.4 两组治疗后不良反应比较

两组治疗前后血常规、肝肾功及心电图均未有明显变化。

4. 讨论

本病多见于 40 岁以上的中老年人,而家族性比散发性 ET 患者起病早,多在 20 岁前起病。ET 最常影响手部,也影响头部、面部、声音、躯干和下肢。震颤程度是逐渐增强的,有些人最终导致基本日常生活受到影响,如吃饭、写字、日常生活料理等。震颤严重的患者无法自行穿衣吃饭。ET 常导致功能障碍而降低生活质量,不少 ET 患者在患病之后常需要更换工种,甚至提前退休。一项前瞻性人群调查显示,ET 患者的病死率较对照组高[4]。另有研究认为迟发的 ET 与痴呆相关[5]。

因此该病并不是以前认为的"良性"疾病,很有治疗意义。ET 的治疗分为药物和手术治疗。其治疗原则为:(1)轻度震颤无需治疗;(2)轻到中度患者由于工作或社交需要,可选择事前半小时服药以间歇性减轻症状;(3)影响日常生活和工作的中到重度震颤,需要药物治疗;(4)药物难治性重症患者可考虑手术治疗;(5)头部或声音震颤患者可选择 A 型肉毒毒素注射治疗。普萘洛尔、阿罗洛尔和扑米酮是治疗 ET 的首选初始用药,当单药治疗无效时可联合应用。西药治疗只对部分症状有效,且有禁忌症。如普萘洛尔能有效减小 50% 的肢体震颤幅度,但震颤频率并不降低,而且对头部、声音等轴性震颤疗效欠佳。副作用有心率和血压下降,其他少见副反应包括疲乏、恶心、腹泻、皮疹、阳痿和抑郁等;不稳定性心功能不全、高度房室传导阻滞、哮喘、胰岛素依赖型糖尿病等相对禁忌。而手术治疗技术要求高,容易出现感觉异常等副作用。中药治疗则有很大的优势。

ET 属于中医"颤证"范畴。但近年来未受到重视,仅见少量零星报道。吴建[6] 使用桂枝加葛根汤治疗,韩冠先[7] 采用平胃散加减治疗,均为个案病例报道,缺乏有说服力的病例对照研究。其实,中医治疗本病的历史悠久,早在元代《儒门事亲》中记载了"新寨马史,年五十九,因秋欠税,官杖六十,得惊气成风搐已三年矣。病大发,则手足震掉,不能持物,食则令人代哺,口张联唇,舌糜烂,抖擞之状如线引傀儡。"从发病的年龄、情志刺激诱发以及手足震掉,抖擞之状如线引傀儡的临床资料来看,很像特发性震颤。明代《医学准绳·六要》认为"头摇属风属火,高年病后辛苦人,多属虚,因气血虚而火犯上鼓动也。"清代高鼓峰在《医宗已任编》说:"大抵气血俱虚,不能荣养筋骨,故为之振摇,而不能主持也"。根据 ET 多在 40 岁之后发病,结合以上医家论述,可认为该病多由于肾阴亏虚,营血不足,筋脉失养而发病。对于本病治疗,张介宾提出"治宜补阴以制阳,养营以润燥,故曰治风先治血,血行风自灭,此最善之法也"。故自拟滋阴养血方治疗。熟地"质愈厚重,力愈充足,故能直达下焦,滋津液,益精血"(《本草正义》);《理虚元鉴》认为

"阴虚为本者,其治之有统,统于肺也……是以专补肾水者,不如补肺以滋其源",故麦冬润肺滋肾,药理研究证实,麦冬有明显的协同中枢抑制药作用;《本草正》以山药"能健脾补虚,滋精固肾,治诸虚百损";当归、白芍、川芎养血和血,遵循"治风先治血,血行风自灭"的大法;天麻"厚重坚实,而明净光润,富于脂肪,故能平静镇定,养液以息内风";淫羊藿温补肾阳,取"阳中求阴"之意;滋肾养血之药皆滋腻碍胃,妨碍中州,反而不利于脾胃化生气血,稍加木香"和胃气……快脾气、暖肾气、消积气",神曲"助中焦土脏,健脾暖胃,消食下气,化滞调中"。全方共奏滋补肾阴,养血熄风之效。

结果显示本方能有效减轻震颤评分(P < 0.01),与普萘洛尔相比,差异有显著性(P < 0.01)。同时反证了本病肾阴亏虚,营血不足,筋脉失养的发病机制。不足之处在于,本研究纳入病例较轻,容易出现阳性结果;样本含量较小,论证力度小;疗效指标单一,只针对震颤程度、部位和对功能的影响,以后可增加对患者生活质量的改善的指标;治疗时间短,没有进行随访,都可以在以后的研究中进一步观察远期疗效。

参考文献

[1] Louis ED. Essential tremor[J]. Lancet Neurol,2005. 4(2):100 ~ 110.

[2] 中华医学会神经病学分会帕金森病及运动障碍学组. 原发性震颤的诊断和治疗指南 [J]. 中华神经科杂志,2009,42(8):571 ~ 572.

[3] Louis ED,Ford B,Wendt KJ,et a1. A comparison of different bedside tests for essential tremor[J]. Mov Disord,1999,14(3):462

[4] Louis ED,Benito-Le ó n J,Ottman R,et al. A population-based study of mortality in essential tremor[J]. Neurology,2007,69:1982 ~ 1989.

[5] Munhoz RP, Teive HG. Elderly-onset essential tremor is associated with dementia[J]. Neurology,2007,68(3):242.

[6] 吴建. 桂技加葛根汤治疗原发性震颤 [J]. 新中医,1985,(1):45.

[7] 韩冠先 . 平胃散为主治疗特发性震颤 11 例 [J]. 新中医 ,2001,33（12）:55.

发表于《中国中医药现代远程教育》2015 年 7 月第 13 卷第 14 期

（杨秀秀、刘淑贤编辑）

增白祛斑汤粉剂内外合用治疗女性黄褐斑156例

赵芸

【摘要】目的　观察增白祛斑汤粉剂内外合用治疗女性黄褐斑的临床疗效。方法：选取滕州市中医医院 256 例黄褐斑患者,随机分为观察组 156 例,对照组 100 例,治疗组以增白祛斑汤粉剂内外合用,观察组口服维生素 C 及维生素 E,治疗 8 周后评定疗效。结果　治疗后治疗组总有效率 91.67%,对照组总有效率 65.00%,P<0.05,差异有统计学意义。治疗后两组皮损面积与颜色积分比较,治疗组改善程度优于对照组,P<0.05,有统计学意义。治疗组治疗前后各项雌激素指标比较,治疗后 E2. LH 水平降低有统计学意义(P<0.05);两组治疗后各项雌激素指标比较,E2. LH 差异有统计学意义(P<0.05)。结论　增白祛斑汤粉剂内外合用治疗黄褐斑疗效显著。

【关键词】增白祛斑汤粉剂;内外合用;黄褐斑;疗效观察

【中图分类号】R【文献标识】Adoi:10.3969/j.issn.1674–1749.2012.08.000

黄褐斑是一种获得性色素增多性皮肤病,属于中医"黧黑斑"、"面尘"、"肝斑"等范畴,中青年女性多见。其主要表现为颜面部对称性褐色斑片,常无自觉症状。本病发病率较高,是临床上较常见的损容性皮肤病。本病病因复杂,发病机制不明确,病情顽固,易反复发作,严重影响患者的生活质量。随着人们生活水平的日益提高,黄褐斑越来越受到重视。我们课题组用中医药治疗黄褐斑,形成了以增白祛斑汤内服,配合中药增白祛斑粉剂外敷的治疗方法,取得显著疗效,现报道如下。

1.对象与方法

1.1 一般资料

此次入选病例均为 2010 年 6 月至 2012 年 2 月就诊于滕州市中医医院门诊的黄褐斑患者,均为女性,共 256 例,按就诊日期随机分为治疗组 156 例,对照组 100 例。其中,治疗组年龄在 25 ~ 52 岁,平均（35.40 ± 8.6）岁;对照组年龄 26 ~ 50 岁,平均（33.60 ± 7.2）岁。治疗组病程最长 6 年,最短 4 个月,平均 4.2 年;对照组病程最长 5 年,最短 6 个月,平均 3.6 年。经 SPSS 12.0 统计软件分析,两组间年龄、病程无显著性差异（P>0.05）,具有可比性。

1.2 诊断标准

参照 2003 年中国中西医结合学会皮肤性病专业委员会色素病学组修订的《黄褐斑的临床诊断及疗效标准》[1]:① 面部淡褐色至深褐色界限清楚的斑片,通常对称分布,无炎症表现及鳞屑;② 无明显自觉症状;③ 主要发生在妊娠及哺乳期后,女性多见;④ 病情冬轻夏重;⑤ 排除其它疾病引起的色素沉着。

1.3 纳入标准

凡符合黄褐斑诊断标准,年龄在 18 ~ 55 岁自愿接受治疗的女性患者。

1.4 排除标准

妊娠及哺乳期患者、伴有其他面部色素性疾病患者、伴有肝、肾、造血系统等其它内科严重疾患者、精神病患者以及对治疗和对照药物过敏患者均予排除。

1.5 治疗方法

治疗组:采用以增白祛斑汤加减内服配合增白祛斑粉剂外敷治疗。增白祛斑汤药物组成:柴胡 10g、当归 12g、赤白芍各 15g、云苓 15g、白术 15g、香附 12g、丹皮 10g、丹参 15g、红花 15g、玫瑰花 15g、生龙牡各 30g、山药 30g、熟地 15g、旱莲草 15g、女贞子 15g;随症加减:肾阳虚者,加附子 15g、淫羊藿 30g;脾气虚者,加党参 20g、白术 20g;湿热甕盛者,加桑白皮 15g、黄芩 10g、薏苡仁 30g、白花蛇舌草 20g;阴虚火旺者,加知母 15g、黄柏 10g;失眠者加炒枣仁 30g、合欢皮 15g。配合增白祛斑粉剂组成:白茯苓 80g、白菊花 60g、白芷 60g、白及 60g、白蒺藜 40g、山药 60g、丹皮 60g、珍珠粉 50g(由滕州市中医医院制剂室提供)。对照组口服维生素 C 片 200 mg,每日 3 次(山东新华制药,生产批号:1202118);维生素 E 软胶囊,100 mg,每日 3 次(浙江医药,生产批号:120202)。两组均以 4 周为一个疗程,治疗 2 个疗程后判定疗效。治疗期间患者应忌食辛辣、油腻食物,多食水果、蔬菜,避免日光照射,忌用化妆品。

1.6 观察指标

(1)观察色斑的面积、颜色,采用评分法[2]。皮损面积评分标准为:0 分 = 无皮损;1 分 = 皮损分布于面部双侧,面积 <2 cm^2,呈淡褐色;2 分 = 皮损分布于面部双侧,面积 2~4 cm^2,呈明显褐色;3 分 = 皮损泛发于面部,面积 >4 cm^2,呈深褐色。皮损颜色评分标准为:1= 淡褐色;2= 褐色;3= 深褐色。总评分 = 面积评分 + 颜色评分。积分下降指数 =(治疗前总积分 – 治疗后总积分)/ 治疗前总积分 × 100%。(2)分别检测治疗前后患者月经前 1 周(黄体期)的性激素水平,包括雌二醇(E2)、促卵泡素(FSH)、促黄体素(LH)及孕酮(P)。

1.7 疗效判定标准

参照 2003 年中国中西医结合学会皮肤性病专业委员会色素病学组修订的《黄褐斑的临床诊断及疗效标准》:[1] ① 痊愈:肉眼观察色斑面积消退大子 90%,颜色基本消失;② 显效:肉眼观察色斑面积消退大于 60%,颜色明显变淡;③ 好转:肉眼观察色斑面积消退大于 30%,颜色变淡;④ 无效:色斑面积消退小于 30%,颜色变化不明显。总有效率 =[(痊愈例数 + 显效例数十好转例数)/ 总例数]× 100% 。

1.8 统计学分析

所有计数资料均采用SPSS 12.0统计学软件进行分析,计量资料方差齐时采用t检验,方差不齐时用校正t检验,计数资料采用$\chi 2$检验,$P<0.05$认为有统计学意义。

2. 结果

2.1 临床疗效比较

治疗组与对照组的有效率分别为91.67%和65.00%,两组疗效比较差异有统计学意义($\chi 2=4.56$,$P<0.05$)。治疗过程中,两组均未见不良反应。见表1。

表1 两组黄褐斑患者治疗前后临床疗效比较(例,%)

组别	例数	痊愈	显效	好转	无效	有效率（%）
治疗组	156	7	42	94	13	91.67%
对照组	100	2	14	65	19	65.0%

2.2 皮损面积与颜色积分比较

经治疗后,两组积分均有改善($P<0.05$),但治疗组改变程度优于对照组($P<0.05$)。见表2。

表2 两组黄褐斑患者皮损面积与颜色积分比较（$\bar{x} \pm s$）

组别	治疗前	治疗后	差值
治疗组	5.21±1.25	0.91±1.47a	4.30±2.01b
对照组	5.17±1.07	2.85±1.26*	2.32±1.97

注：与本组治疗前比较，aP<0.05；与对照组差值比较，bP<0.05

2.3 性激素水平比较

治疗前两组各指标比较无统计学差异（$P>0.05$）。对照组治疗前后比较,各指标变化均无统计学差异（$P>0.05$）。治疗组治疗前后比较,治疗后E2. LH水平明显降低（$P<0.05$）,其差异有统计学意义;两

组治疗后各指标比较,E2. LH 水平差异有统计学意义(P<0.05)。见表3。

表3　两组黄褐斑患者皮损面积与颜色积分比较（x̄±s）

组别	E2(pg/ml)	P(ng/ml)	FSH(U/L)	LH(Mu/ml)
治疗组				
治疗前	245.21±64.68	21.89±0.27	8.95±0.29	18.21±0.22
治疗后	125.57±74.12[ab]	21.27±0.23	8.87±0.31	10.69±0.36ab
对照组				
治疗前	238.74±68.34	21.92±0.29	8.84±0.33	18.16±0.29
治疗后	219.47±70.34	21.89±0.25	8.86±0.36	17.89±0.25

注：与本组治疗前比较，aP<0.05；与对照组治疗后比较，bP<0.05

3. 讨论

黄褐斑是临床常见的色素代谢异常性疾病,其病因及发病机制不明确。现代医学认为可能与内分泌、遗传、紫外线照射、口服某些药物、使用劣质化妆品及肝脏疾病等因素相关。其病情顽固,容易复发,无特效治疗办法。面部内应脏腑,若七情内伤致气机逆乱,气血运行不畅;或思虑过度、饮食不节,脾失健运,气血生化乏源;或先天不足、房事不节、孕育亏耗等致肾阴亏虚,水亏火旺,灼伤阴血,致面部气血燥结瘀滞,结果均是肝、脾、肾三脏功能失调,面部失于荣养而变生黄褐斑。此外尚有因腠理感受风邪,致气血不和,经络瘀滞,气血不能充养面部而成。增白祛斑汤由逍遥散、二至丸为基础方加减而成。柴胡疏肝解郁、调畅气机;白芍养血柔肝敛阴;当归理气养血;三者合用,调和气血,使肝柔而血充。云苓、白术健脾,使气血生化有源;赤芍、香附、丹参、红花、玫瑰花行气、活血,使瘀血去、新血生,加速色斑的脱落;生龙牡、山药、熟地、旱莲草、女贞子滋阴补肾,清肝肾之虚火。诸药合用,肝脾肾同调,气血兼顾,达到白肤祛斑的目的。黄褐斑病位在面,外治以增白祛斑粉剂,能使药力直达病所,达到快速增白祛斑的功效。增白祛斑粉剂由白茯苓、白菊花、白芷、白及、白蒺藜、山药、丹皮、珍珠粉组成。白茯苓补气行血,是历代常用的美白外用药物。白芷外用能够荣养洁净肌肤,祛斑散晦。白及药质黏腻,有较强的成模性。白菊花疏风清热;白蒺藜祛风止痒;山药质润,能够滋养面部;丹皮清热凉血,活血化瘀;珍珠有清肝宁神,收敛生肌。诸药配伍,能够补气行血、祛瘀消斑,使经络畅通,面部皮肤得以滋养,从而达到改善面部肤色,美白祛斑养颜的功效。

有研究统计表明,逍遥散能够影响皮肤黑素细胞 NOS 和酪氨酸酶 mRNA 表达,减少皮肤黑色素的生成[3],能够调节内分泌和平衡激素水平[4]。本实验通过对患者血清性激素水平的监测,发现增白祛斑汤能够降低患者血清 E2. LH 水平,这可能也是其治疗黄褐斑的机理之一。现代药理研究表明,白芷、白及均能够抑制络氨酸酶的活性,起到抑制黑色素形成的作用[5]。珍珠能够降低血中过氧化脂质降解产物 MDA 含量,提高血中 SOD 活力[6]。

本实验研究增白祛斑汤粉剂内外合用治疗黄褐斑总有效率 91.67%,优于对照组 65.00%;在皮损面积及颜色积分上治疗组的改善程度优于对照组;且增白祛斑汤粉剂内外合用能降低患者血清 E2. LH 水平。综上所述,增白祛斑汤粉剂内外合用治疗黄褐斑疗效显著,未见任何不良反应,值得进一步研究及推广。

参 考 文 献

[1] 中国中西医结合学会皮肤性病专业委员会色素病学组. 黄褐斑的临床诊断及疗效标准(2003 年修订稿)[J]. 中国中西医结合皮肤性病学志,2004,3(1):66.

[2] 王永炎,王沛. 今日中医外科 [M]. 北京:人民卫生出版社,2000:430.

[3] 汪南玥,陈家旭,吴晓丹. 逍遥散防治肝郁脾虚型黄褐斑的实

验研究 [J]. 世界中西医结合杂志 ,2009,4(12):867–869.

[4] 杨玉峰 , 杨瑛 . 加味逍遥散对女性黄褐斑患者血清性激水平的影响 [J]. 陕西中医学院学报 ,2000,23(5):41.

[5] 唐海谊 , 何冠邦 , 周美林 . 美白中药之水及乙醇提取物对络氨酸酶抑制功效之比较 [J]. 中国药学杂志 ,2005,40(5):342–343.

[6] 钱荣华 , 竹剑平 . 珍珠粉延缓衰老作用的实验研究 [J]. 浙江临床医学 ,2003,5(9):718.

发表于《环球中医药》2012 年 8 月第 5 卷第 8 期

（徐守莉、胡忠波编辑）

补肾通关颗粒治疗前列腺增生70例

胥小鹏, 李恩强, 郭艳苓, 何召叶, 郝建, 张义明

（山东省滕州市中医医院, 山东滕州 277500）

[摘要] 目的:观察补肾通关颗粒治疗良性前列腺增生症（BPH）的临床疗效。方法:将 120 例 BPH 患者分为治疗组 70 例与对照组 50 例,治疗组口服补肾通关颗粒（含生药 150g.d-1,分 3 次服）,对照组服用前列康,疗程均为 90d。观察两组患者治疗前后中医症状、国际前列腺症状评分、前列腺体积、最大尿流率、膀胱残余尿量、及雌二醇、睾酮等性激素的变化。结果:治疗组有效率 94.3%,与对照组（78%）比较有显著差异（P<0.05）;治疗组治疗后中医症状积分 [（1.22 ± 0.31）分] 与治疗前比较有显著性差异（P<0.01）,与对照组 [（1.98 ± 0.47）分] 比较有显著差异（P<0.05）;治疗组降低国际前列腺症状评分（IPSS）、提高最大尿流率（Qmax）、减少膀胱残余尿量（RU）与对照组比较有显著性差异（P<0.01）;缩小患者的前列腺体积（PV）及调节雌二醇、睾酮的含量与对照组比较有显著差异（P<0.05）。结论:口服补肾通关颗粒治疗 BPH 效果显著。

[关键词] 补肾通关颗粒:前列腺增生:疗效观察

[中图分类号] R287 [文献标识码] B [文章编号] 1005-9903（2012）10-0300-02

前列腺增生症（BPH）,属于中医的"癃闭"范畴,是老年男性的常见疾病之一。张春和等 [1] 对 152 例 BPH 患者进行了中医辨证分型,其中以肾阳虚弱最多,为 71 例（46%）。本课题组经多年临床观察,对 BPH 患者进行中医证候分型后亦发现肾阳虚兼痰阻血瘀多见,故在肾

气丸的基础上研制成补肾通关颗粒,并和前列康进行随机分组对照研究。

1.资料与方法

1.1 一般资料 120 例均为 2009 年 1 月至 2011 年 6 月我院门诊及住院患者。按就诊时间随机分成两组:治疗组 70 例、对照组 50 例。治疗组年龄 51 ~ 72 岁,平均(66.20 ± 11.02)岁;对照组年龄 50-70 岁,平均(58.26 ± 11.35)岁。治疗组病程最长 10 年,最短 9 个月,平均 3.5 年;对照组病程最长 11 年,最短 7 个月,平均 2.9 年。两组患者年龄、病情和病程均无显著性差异,具有可比性。

1.2 诊断标准 参照《中药新药临床研究指导原则》[2] 和吴阶平《吴阶平泌尿外科学》[3] 中有关 BPH 的诊断标准拟定。①症状:排尿困难,尿细无力,尿后不尽,尿流中断,夜尿频数,甚者有尿储留或尿失禁;②肛诊:前列腺两侧叶增大,中央沟变浅或消失;③超声波检查:前列腺体积 >20mL;④残余尿量:经腹 B 超检查残余尿量 ≥ 150mL;⑤尿流率测定:尿量 >150mL,最大尿流率 $<15mL.s^{-1}$。具备①②③⑤项或兼④项者,可诊断为良性前列腺增生症。

1.3 纳入标准 符合中医辨证肾阳虚兼痰阻血瘀证型(腰膝酸软,畏寒肢冷,身重乏力,面色㿠白或黧黑,小便失禁或淋涩不尽,舌淡苔白滑,脉沉滑或沉涩而尺部弱),年龄 50 ~ 75 岁的自愿受试者。

1.4 排除标准 前列腺癌;神经源性膀胱功能障碍;尿道狭窄;尿毒症;肝肾功能不全;中医辨证属于肾阴不足,肺热壅盛,中气不足者,膀胱湿热者。

1.5 治疗方法 治疗组口服补肾通关颗粒,方药组成:熟地黄 10g,山药 10 g,山茱萸 10g,茯苓 10g,牡丹皮 5 g,泽泻 5g,附子 10g,桂枝 5g,淫羊藿 15g,白术 10g,浙贝母 10g,红花 5g,刘寄奴 10g,泽兰 10g,穿山甲 10g,车前子 5g 等(由滕州市中医医院制剂室提供,批号 081123)。每包 10g(相当于生药量 50g),每次 1 包,3 次 /d。对照组服用前列康(浙江康恩贝制药厂,批号 081201),每次 4 粒,3 次 /d。两组均以 1 个月为 1 个疗程,治疗 3 个疗程后判定疗效。

1.6 观察指标 观察两组患者治疗前后中医症状、国际前列腺症状评分(IPSS)、前列腺体积(PV)、最大尿流率(Qmax)、膀胱残余尿量(RU)、及血浆雌二醇(E2)、睾酮(T)含量的变化。

1.7 疗效标准 参照文献 [2]。显效:①中医症状疗效指数 ≥ 70%;② IPSS 下降 ≥ 60%;③前列腺体积减少 ≥ 15%;④ RU 减少 ≥ 50%;⑤ Qmax 增加 >5mL.S^{-1};具备①②项和其他 1 项即可。有效:①中医症状疗效指数 30%–69%;② IPSS 下降 30%–59%;③前列腺体积减少 ≥ 5%–14%;④ RU 减少 ≥ 15%;⑤ Qmax 增加 >2–5mL.s^{-1};具备①②项和其他 1 项即可。无效:①中医症状疗效指数 <30%;② IPSS 下降 <30%;③前列腺体积减少 <5%;④ RU 减少 <15%;⑤ Qmax 增加 <2mL.s^{-1};具备①②项和其他 1 项即可。

1.8 统计学处理 应用 SPSS 19.0 软件分析,计量资料以 ±s 表示,采用配对 t 检验,计量资料比较用 X2 检验,P<0.05 为有统计学意义。

2. 结果

2.1 临床疗效比较 治疗组总有效率为 94.3%(66/70)。对照组总有效率 78%(38/50)。两组差异显著(P<0.05),治疗组优于对照组。见表 1。

表1 两组疗效比较

组别	例数	显效/例	有效/例	无效/例	总有效率/%
治疗	70	42	24	4	94.3[1)
对照	50	21	18	11	78.0

注: 与对照组比较1) P<0.05 (表3同)。

2.2 两组治疗前后中医症状积分比较 治疗组治疗前后中医症状积分为(2.85 ± 0.73), (1.22 ± 0.31)分,对照组为(2.79 ± 0.97), (1.98 ± 0.47)分,与治疗前均有显著差异(P<0.01),治疗后治疗组优于对照组(P<0.05)。

2.3 两组治疗前后 IPSS,Qmax,RU 比较 治疗组患者 IPSS 降低、Qmax 提高、RU 减少,且与对照组比较有显著差异(P<0.01),见表2。

表2 两组治疗前后IPSS, Qmax, RU比较（$\bar{x} \pm s$）

组别	例数	时间	IPSS/分	Qmax/mL.S^{-1}	RU/mL
治疗	70	治疗前	22.15 ± 4.64	11.41 ± 3.24	49.39 ± 12.83
		治疗后	13.17 ± 4.14[1,2]	17.56 ± 4.72[1,2]	15.51 ± 9.88[1,2]
对照	50	治疗前	21.21 ± 5.79	12.02 ± 4.57	44.36 ± 15.11
		治疗后	18.20 ± 4.64[1]	15.29 ± 3.75[1]	28.01 ± 13.47[1]

注：与治疗前比较1）P <0.01；与对照组比较2）P<0.01。

2.4 两组治疗前后 PV,E2,T 水平比较 治疗组患者 PV 缩小及 E2,含量升高、T 含量下降,与对照组比较亦有显著差异(P<0.05),见表3。

表3两组治疗前后PV, E2, T比较（$\bar{x} \pm s$）

组别	例数	时间	PV/mL	E2/pmol・L^{-1}	T/ng・L^{-1}
治疗	70	治疗前	45.38 ± 7.21	108.46 ± 67.13	6 327.6 ± 658.4
		治疗后	35.26 ± 11.79[1]	146.53 ± 70.47[1]	5 182.4 ± 635.8[1]
对照	50	治疗前	43.79 ± 11.44	106.37 ± 65.26	6 255.5 ± 612.9
		治疗后	42.17 ± 16.38	126.59 ± 68.95	6 107.8 ± 652.5

3. 讨论

祖国医学认为,良性前列腺增生症属于中医"癃闭"范畴。小便的通畅有赖于膀胱及三焦的气化正常,但究其气化之本,则源于肾之精气,即"肾阳"之气。一旦肾气亏虚,特别是肾阳虚弱,则直接影响人体水液的代谢。而癃闭的出现正是肾之气化不利而造成降浊及开合功能失调的表现。现代医学认为 BPH 与雌、雄激素水平相关。

补肾通关颗粒由熟地黄、山药、山茱萸、茯苓、牡丹皮、泽泻、附子、桂枝、淫羊藿、白术、浙贝母、红花、刘寄奴、泽兰、穿山甲、车前子等药物组成。方中熟地黄滋阴补肾为君药,臣以山茱萸、山药补肝脾而益精血;附子、桂枝助命门以温化阳气。配泽泻、茯苓利水渗湿泄浊,牡丹皮清泄肝火。淫羊藿补肾壮阳;白术、浙贝母健脾化痰;红花、刘寄奴、泽兰活血化瘀;穿山甲软坚散结;车前子利水通淋。研究证明:金匮肾气丸中的附子、肉桂、熟地黄、山茱萸等补肾药物具有激素样作用,通过调节睾丸及其还原物 DHT 水平抑制前列腺增生[4];穿山甲抑制前列腺上皮细胞 DNA 的合成,使增生的前列腺体积缩小[5]。

　　本研究结果显示,治疗组有效率显著高于对照组,中医症状积分显著低于对照组,降低 IPSS 评分、提高 Qmax、减少 RU 作用也强于对照组;缩小患者的 PV 及调节 E2,T 含量作用也优于对照组,证明口服补肾通关颗粒治疗 BPH 疗效显著。

参考文献

[1] 张春和,陈天波. 良性前列腺增生中医证型与尿动力学参数相关性研究 [J]. 中华男科学杂志,2007,13(2):185.

[2] 郑筱萸. 中药新药临床研究指导原则 [S]. 北京:中国医药科技出版社,2002:54.

[3] 吴阶平. 吴阶平泌尿外科学 [M]. 济南:山东科学技术出版社,2004:115.

[4] 许国振,崔金涛,决闭胶囊治疗前列腺增生的研究 [J]. 中国中医药科技,2003,10(1):9.

[5] 张蜀武,邵继春,常德贵,等. 通关胶囊对大鼠前列腺细胞增殖的影响 [J]. 现代泌尿外科杂志,2002;7(3):136.

发表于《中药实验方剂学杂志》2012 年 5 月第 18 卷第 10 期

（杨秀秀、胡忠波编辑）

复肾胶囊治疗慢性肾功能衰竭124例临床研究

陈培建[1]，卓清华[2]，张义明[2]

（1山东省滕州市肾病医院，山东滕州277500；2山东省滕州市中医医院，山东滕州277500）

摘要：应用复肾胶囊治疗慢性肾功能衰竭124例，设尿毒清对照组60例，主要观察尿蛋白、尿红细胞、Scr BUN 等相关检查项目，以及浮肿、呕吐、腰膝酸软、纳呆、乏力、瘙痒等临床伴随症状。治疗结果：治疗组总有效率为89.5%，对照组为65%，具有显著性意义，检验指标及伴随症状的改善与对照组比较，均具有显著差异。

关键词：复肾胶囊；慢性肾功能衰竭

中图分类号：R256 5 R692 3　文献标识码：B

文章编号：1005-9903（2002）03-0052-02

Treatment of 124 Patients with Chronic Kidney Function Failure Used to Fusheng Capsule

CHEN Pei-jian1, ZHUO Qing-hua2, ZHANG Yi-ming2

（1.Nephrapathy Hospital of Tengzhou City of Shandong Province, Tengzhou 277500, China；

2.Tengzhou Hospital of TCM, Tengzhou 277500 China）

Abstract：Patients with chronic kidney function failure were treated with Fusheng Capsule（124 cases）and Niaodu-qing（60 cases）respectively. Urine protein urine red blood cells, Scr BUN and so on were observed. Results showed general effective rate was 89.5% for Fusheng Capsule and 65% for Niaoduqing.

Key words：Fusheng Capsule；chronic kidney function failure

我们"复肾胶囊治疗慢性肾功能衰竭临床及实验研究"课题组，自

1997年1月至2001年6月,共收治CRF患者184例,随机分组,其中124例为复肾胶囊治疗组,60例为尿毒清对照组,现将治疗结果报告如下:

1 临床资料

1.1 一般资料 复肾胶囊治疗组124例(以下简称治疗组),其中男性67例,女57例,男女之比为:1:1.17;年龄20岁以下11例,21–50岁93例,50岁以上20例,平均39.18 ± 7.14岁;病程1年以内21例,1–5年82例,5年以上21例,平均3.20 ± 1.31;肾衰分期:二期78例,三期39例,四期7例,平均2.89 ± 0.93;尿蛋白量(g/L):平均2.78 ± 0.91g/L;尿红细胞:平均195 ± 19.83个/ml;Scr平均551.28 ± 101.27umol/L,Bun平均41.14 ± 15.07mmol/L,尿毒清对照组60例(以下简称对照组),其中男性36例,女性24例,男女之比1:1.50;年龄20岁以下5例,21–50岁48例,50岁以上7例,平均37.25 ± 13.21岁;病程1年以内9例,1–5年45例,5年以上6例,平均3.01 ± 0.9;肾衰分期二期41例,三期17例,四期2例,平均2.37 ± 0.14;尿蛋白量平均2.53 ± 0.87g/L,尿红细胞数平均189 ± 23.75个/ml;Scr平均562.61 ± 129.11umol/L,BUN平均39.58 ± 13.53mmol/L,两组治疗前均衡性检查无显著差异。

1.2 诊断标准 依据1992年6月安徽太平会议关于CRF分期标准[1],排除第一期(肾功能不全代偿期);其余三期均可为观察对象。第二期:肾功能不全失代偿期Scr:186umol/L–442umol/L;第三期:肾功能衰竭期,Scr 451umol/L–707umol/L,第四期尿毒症期或肾衰终末期Scr ＞707umol/L。

1.3 病例选择 无严重心脑血管及其它系统原发病,正常情况下,能配合治疗按医嘱服药者。排除经过透析或正进行透析的CRF患者及频危患者。

2. 治疗方法

治疗组:服用复肾胶囊,每次6粒,每d3次,由本院制剂室提供,复肾胶囊由太子参、红花等4味补气及活血化瘀药物组成,采用水煎醇沉法提取有效成份,制备颗粒胶囊,规格每粒 0.3g。

对照组:服用尿毒清颗粒,每次 1 袋,每 d3 次。由广州康臣药业公司生产,济南医药总公司提供。

两组均采取低蛋白、低盐、低磷饮食,控制原发病,给予抗炎、降压、纠酸等治疗,12d 为一疗程,并复查肾功能等,3 个疗程后统计疗效。

3. 疗效标准

依据"1992 年 6 月安徽太平会议关于 CRF 分期标准"制订以下疗效标准:显效①临床症状消失或明显减轻;② Scr 在二个疗程后恢复正常或下降 30% 以上。有效①临床症状减轻或明显减轻;② Scr 在三个疗程后下降 20% 以上。无效①临床症状改善不明显;② Scr 下降幅度在 20% 以内。

临床观察症状主要有:腰膝酸软,乏力纳呆,夜尿增多,呕吐、瘙痒、浮肿。

表1 两组总疗效比较

组 别	n	显效（%）	有效（%）	无效（%）	总有效率（%）
治疗组	124	90（72 6）	21（16 9）	13（10 5）	（89 5）
对照组	60	15（25）	24（40）	21（35）	（65）

与对照组比较P<0 05

表2 两组治疗前后观察指标的比较（x̄±s）

组别	n	尿蛋白（g/L）	尿红细胞（个/ml）	Scr（umol/L）	Bun（mmd/L）
治疗组	治疗前124	2 78±0.91	195±19.83	551.28±101.27	41.14±15.07
治疗后	124	1. 55±0.43*	115±32.41**	454.47±132.43*	25.63±11.12**
对照组	治疗前60	2 71±0.87	189±23.75	562.61±129.71	39.58±13.53
治疗后	60	2 13±0.61△	127±43.14	545.12±118.5△△	37.09±11.12△△

与本组治疗前比较*P<0.05，**P<0.01；与对组治疗后比较△P<0.05，△△P<0.01

表3 两组不同的CRF期疗效比较

CRF 分期	治疗组					对照组				
	n	显效	有效	无效	总疗效%	n	显效	有效	无效	总疗效%
II 期	78	50	26	2	97.6△△	41	11	17	13	68.5
m期	39	16	15	8	79.4△△	17	4	6	7	58.8
IV期	7	2	2	3	57.10△	2		1	1	50

表4 两组治疗前后临床症状变化比较

症状	治疗组					对照组				
	n	显效	有效	无效	有疗效%	n	显效	有效	无效	有疗效%
乏力纳呆	106	63	28	15	85.8*	41	15	11	15	63.4
腰酸膝软	92	51	41	0	100**	52	12	22	18	66.4
呕吐	41	22	17	2	95.1*	26	11	6	9	66.4
浮肿	64	45	6	13	79.7*	30	6	12	12	60
夜尿多	84	56	20	8	90.5*	34	10	14	10	70.58
瘙痒	70	41	29	0	100**	36	13	11	12	66.7

4.治疗结果

5.讨论

慢性肾功能衰竭是多种慢性肾脏病晚期出现的严重综合症候群，属于祖国医学的关格，水肿、癃闭、虚劳、血证等范围。其病因多为脾肾阴阳衰竭，浊阴内聚。在病理上表现为正虚邪实。正虚以肾阳亏损，肾关因阳衰而不能开，故尿少或尿闭，邪实水湿浊气逆行上泛故呕吐。故治疗多以温补脾肾，升清降浊为大法。然而我们从多年的临床观察到，由于CRF患者病程长，治疗过程复杂，加上传统理论有"久病皆虚，久病皆瘀"的说法，CRF患者往往是因瘀致虚，由虚而更瘀，瘀血与湿浊邪毒互结，壅遏脉络，导致气血水湿运行失常。因此，复肾胶囊配方中以太子参、红花等，意在扶正祛瘀，使药物直接作用于肾脏，促使肾功能逐步恢复,为我们从根本上治疗慢性肾功能衰竭提供了新的可靠手段。临床研究结果:治疗组有效率为 89.5%,对照组为 65%,P<0.05,具有显著性意义,其检验指标及伴随症状的改善与对照组比较,均有显著意义。在治疗组病例中,有 3 例曾做肾活检的患者。1 例为 LgA 肾病,2 例为膜性肾病,在电镜下均有不同程度的肾小球硬化,间质增生及节段性硬化,并经过较长时间治疗,病情无明显缓解,而用复肾胶囊治疗后,病情均能在较短时间内得以控制。因此我们认为,复肾胶囊之所以能降低 CRF 患者的 BUN、Scr 水平,就是能对病变肾单位进行修复,能融解肾间质纤维增生,激活残存肾单位功能,最终使病变肾脏得以康复。

发表于《中国实验方剂学杂志》2002 年 6 月第 8 卷第 3 期

（徐守莉、王霞编辑）

康妇灵胶囊治疗阴道炎50例临床观察

山东中医学院　黄淑贞

泗水县第二人民医院　张义明

泗水县第一人民医院　杨钟发

　　内容提要　应用康妇灵胶囊治疗妇女阴道炎 50 例,并分别设蛇花汤对照组 50 例,妇炎灵对照组 30 例,结果表明,康妇灵治疗组疗效优于蛇花汤及妇炎灵对照组。

关键词　阴道炎　中医药治疗

　　康妇灵是在原经验方蛇花汤的基础上,并吸取中医多年来治疗妇女阴道炎的临床经验以及近年来现代药理研究成果研制成的胶囊剂。我们从 1988 年 5 月～11 月同时在我省四家医院对 50 例阴道炎病人进行了临床疗效观察,并分别设蛇花汤对照组 50 例与妇炎灵对照组 30 例,现将观察结果介绍如下。

　　临床资料　随机设康妇灵治疗组 50 例,蛇花汤对照组 50 例,妇炎灵对照组 30 例,共 130 例,均为已婚妇女。年龄 25～35 岁 63 例,36-45 岁 46 例,46 岁以上 21 例,以中年妇女为多。治疗组与对照组病例均选自阴历 5～11 月份妇女阴道炎多发季节。

　　康妇灵治疗组 50 例中,属滴虫性 19 例,霉菌性 20 例,细菌性 11 例,蛇花汤对照组 50 例中,属滴虫性 25 例,霉菌性 18 例,细菌性 7 例。妇炎灵对照组 30 例中,属滴虫性 13 例,霉菌性 10 例,细菌性 7 例。

　　康妇炎灵胶襄系康妇灵协作组于 1988 年 4 月份研制的治疗妇女阴道炎的新制剂。蛇花汤选于《中医妇科临床手册》(1981 年出版,上海中医学院中医教研室编)。妇炎灵由浙江省玉环县制药厂生产(浙卫药准字〔82〕0294—1)。

治疗及观察方法 (一)康妇灵胶囊治疗组:患者临睡前先洗净双手,再取两粒胶囊用热水100毫升溶解,趁热熏洗外阴15分钟,另取两粒放入阴道,左右两侧条一粒。10天为1疗程,于第8天和第I4天各复查1次。治疗期间禁房事,每日换内裤1次,男方也应随女方熏洗外阴。

(二)蛇花汤对照组:蛇床子30克,花椒、白矾各9克,苦参15克,黄柏9克。浸入水中30分钟,再加热煮沸约1小时,过滤去渣,趁热熏洗,每日1剂,每剂洗两次,10天为1疗程,于第8天和第14天各复查1次。

(三)妇炎灵对照组:患者临睡前洗净双手,取药两粒放入阴道,左右各1粒,10天为1疗程,于第8天和第14天各复查1次。

疗效标准 (1)痊愈 连续用药10天,两次复查症状消失或基本消失,阴道分泌物涂片检查转阴。(2)有效 连续用药10天,两次复查症状减轻,阴道分泌物涂片检查转阴或弱阳性。(3)无效 连续用药10天,两次复查症状无改善,阴道分泌物涂片检查阳性。

治疗结果 见表1-3。

表1 康妇灵治疗组50例疗效观察

	例数	痊愈	有效	无效	有效率%
滴虫性阴道炎	19	14	6	6	100
霉菌性阴道炎	20	15	4	5	96
细菌性阴道炎	11	7	3	1	91
合计	50	36	12	12	96

表2 蛇花汤对照组50例疗效观察

	例数	痊愈	有效	无效	有效率%
滴虫性阴道炎	25	10	9	0	76
霉菌性阴道炎	18	5	8	1	72
细菌性阴道炎	7	4	2	1	86
合计	50	19	19	2	76

表3 妇炎灵对照组30例疗效观察

	例数	痊愈	有效	无效	有效率%
滴虫性阴道炎	13	4	5	4	69
霉菌性阴道炎	10	3	5	2	80
细菌性阴道炎	7	2	3	2	71
合 计	30	9	13	8	73

结果表明,康妇灵治疗组与蛇花汤对照组经 X^2 检验 P<0.05,两组有显著性差异。与妇炎灵对照组经 X^2 检验 P<0.05,两组也有显著性差异。

临床观察,康复灵治疗组 50 例中,多数患者未出现毒副反应,仅有 4 例病人在用药 1~2 天内阴道有轻度灼热及痛麻感,继续用药 3~4 天后症状自行消失,未见毒性反应。

典型病例 王某,28 岁,农民。1988 年 7 月 15 日就诊。患者主诉黄白带下,外阴作痒半年余。曾用妇炎灵、洗必泰栓等药治疗,虽曾一度好转,但停药后症状如故,现伴腰及少腹疼痛,经行先期,量多色暗,小便时感涩痛,头晕心烦。妇科检查:宫颈 I° 糜烂,阴道充肌可见大景脓性分泌物,宫体稍大、双侧附件(－)。阴道分泌物检查:滴虫 +++,脓细胞 +++,白细胞 ++,上皮细胞 +++。尿常规检查:白细胞 ++,上皮细胞 ++。尿糖(－)。诊为滴虫性阴道炎。用康复灵胶囊外洗并放阴道,每晚 1 次。7 月 23 日复诊,带下大量减少,腰及少腹已无痛感,阴道充血减轻,阴道分泌物检查偶见滴虫,脓细胞 +,白细胞少许,尿常规(一)。7 月 28 日诊,诸证消失,阴道仅见轻度充血。阴道分泌物检查:滴虫(一)。随访两个月经周期未见复发。

讨论 阴道炎是妇科常见病多发病,到目前为止中医对此病的治疗主要还是沿袭传统的治疗方药及方法。近几年来治疗本病的中成药虽相继问世,但不论在药物组成上还是在剂型上都还存有不少弊端,因此研制治疗此类疾病的中药新剂型是中医药发展的需要。我们根据多年来治疗妇女阴道炎的临床经验,并吸取现代药理研究成果,在蛇花汤外洗剂的基础上,研制成新制剂康妇灵。剂型规格,每粒 0.3 克,内含:蛇床子香豆素、黄连素、百部生物碱、苦参生物碱、枯矾、乳糖。经在我省四家医院进行疗效观察,其有效率为 96%,而蛇花汤外洗有效率为 76%,妇炎灵有效率为 73%。经统计学处理($P<0.05$)表明,康妇灵治疗组疗效优于蛇花汤及妇炎灵对照组,从而证明本剂型研制是成功的。

康妇灵胶囊剂不仅疗效高,且副作用小,使用方便,易于携带,节约原生药资源,减轻病人经济负担。由于产品化学成分明确,则更有利于进行药品质量的控制。

发表于《山东中医杂志》第 9 卷 1990 年第 1 期

（胡忠波、刘淑贤编辑）

辩证治疗羊水过多20例

泗水县第二人民医院 张义明

关键词 羊水过多 辩证施治

正常足月妊娠,羊水超过 2000 毫升以上者称为羊水过多。中医称为胎水肿满。笔者自 1978 年以来运用中医辩证治疗慢性羊水过多 20 例,疗效满意,现总结如下。

临床资料

(一)一般资料,20 例中,年龄 20-25 岁 3 例,26-30 岁 15 例,30 岁以上者 2 例。胎次:头胎 12 例,二胎 8 例。胎位不正者 6 例。胎产史:有早产、流产史 8 例。妊娠天数:20-24 周 4 例,25-28 周 11 例,29-36 周 5 例。辩证分型:脾阳虚型 11 例,肾阳虚型 6 例,肝郁脾虚型 3 例。

(二)病例选择:(1)应以慢性羊水过多为治疗对象。(2)通过 X 线平片或超声波检查未见胎儿畸形。(3)伴有肢体浮肿。子宫偏大,腹部触诊有液体震颤感,胸腹胀闷,心悸气短,倦怠无力等证。

辩证治疗

(一)脾阳虚型:全身浮肿,倦怠无力,干呕纳减,胸腹满闷,白带清稀,舌质淡苔白滑,脉细弱。治宜健脾益气、温阳利水。方用香砂六君子汤和苓桂甘枣汤加减:党参 10 克,白术 10 克,茯苓 10 克,陈皮 10 克,半夏 10 克,砂仁 10 克,紫苏 6 克,桂枝 5 克,泽泻 10 克,大枣 5 枚,水煎服。

(二)肾阳虚性:肢体浮肿,下肢较甚,腰痛酸软,畏寒肢冷,舌质淡苔白润,脉沉细。方用真武汤合苓桂术甘汤加减:附子 10 克,桂枝 6 克,白芍 15 克,茯苓 15 克,白术 10 克,泽泻 10 克,砂仁 10 克,紫苏 6

克,半夏 6 克,生姜 10 克。

(三)肝郁脾虚型:胁胀腹痛,胸闷气短,头晕心烦,性情急躁,干呕纳呆,全身浮肿,舌质淡,苔白滑,脉弦细。方用逍遥散合五苓散加减:柴胡 6 克,当归 10 克,白芍 10 克,茯苓 15 克,白术 10 克,陈皮 10 克,紫苏 6 克,砂仁 10 克,半夏 6 克,桂枝 5 克,泽泻 10 克,甘草 5 克。

治疗结果

(一)疗效标准:羊水减少至正常范围,浮肿及其他症状全部或基本消失,胎产顺利无畸形,为痊愈。羊水部分减少,浮肿及其他症状减轻,胎产顺利无畸形,为有效。羊水不减,症状加重,自行流产或早产,为无效。

(二)治疗结果:痊愈 16 例。占 80%,有效 4 例,占 20%,平均服药 11 剂,羊水变化情况见表 1

表1　治疗前后羊水变化对照表

	治疗前			治疗后	
	例数	平均液平段（厘米）	平均羊水量（毫升）	平均液平段（厘米）	平均羊水量（毫升）
20-24周	4	6.1	2200	3.5	1100
25-28周	11	7.0	2400	4.2	1300
29-35周	5	7.2	2500	4.7	1350

典型病例

刘某,28 岁,1987 年 5 月 10 日诊。自述已婚 3 年,连续流产两胎,今停经 6 月余,经 A 超检查为羊水过多,液平段为 6.5 厘米。患者面色㿠白。周身浮肿,以下肢较甚。动则气喘,少腹呈阵发痛,腹壁稍紧张,触诊有轻度液体震颤感,胎心不清。干呕纳呆,带下清稀。X 线腹部平片未见胎儿畸形。舌质淡苔白滑,脉细弱。证属脾阳虚,治宜健脾益气、温阳和水。用香砂六君子汤加味:党参 10 克,黄芪 10 克,白术

10 克,茯苓 15 克,陈皮 10 克,半夏 10 克,紫苏 6 克,桂枝 5 克,砂仁 10 克,泽泻 10 克,甘草 5 克,大枣 5 枚。每日 1 剂,分两次服,连用 6 剂。5 月 18 日再诊见肢体浮肿已消大半,腹部已不疼痛。触诊震颤感消失,胎心可闻及。饮食增进,白带减少。原方继取 5 剂,两日 1 剂,10 日后患者来诊,见其面色红润,浮肿消失,A 超检查液平段已降至 4.5 厘米,羊水减至正常量。次年随访,顺产一正常女婴。

体会

羊水过多属于祖国医学胎水肿满范畴。对其病因多责于脾肾阳虚,水失运化,胎中蓄水,泛溢周身。当母体受孕后,脏腑经络的气血皆注于冲任,冲为血海,任主胞胎。若脾肾阳虚,则冲任虚寒,且妇人妊娠后阴聚于下,有碍阳气敷布,不能化气行水。《沈氏女科辑要笺正》说:"妊身法肿,良由真阴凝聚以养胎元,肾家阳气不能敷布,则水道泛溢莫制"。另水依气载,气行则水行,气滞则水留。素多郁忧,气机不畅,也可导致水行失度而成积聚。可见羊水过多的原因主要还是母体自身所引起的水液代谢失调。因此,治疗羊水过多必须在中医整体观的指导下,从母体本身找出羊水过多根本病因所在,然后再辩证治疗。本组 20 例,属脾阳虚者 11 例,方用香砂六君子汤和苓桂甘枣汤加减。肾阳虚者 6 例,方用真武汤合苓桂术甘汤加减。肝郁脾虚者 16 例痊愈,好转 4 例,疗效令人满意。

目前对于运用重要治疗羊水过多意见还不尽一致,有人从优生学的角度出发,主张终止妊娠。但笔者认为,只要严格掌握本病的适应证,是可以取得满意疗效的。

发表于《山东中医杂志 1989 年第 8 卷第 2 期》

(杨秀秀、秦岭编辑)

化痰逐瘀汤治疗急性脑卒中120例临床观察

赵 芸，贾 伟，张义明

（滕州市中医医院，山东 滕州 277500）

[摘要] 目的：观察自拟化痰逐瘀汤治疗脑卒中病人的临床疗效，方法：共选择脑率中病人 186 例，随机分为观察组 120 例，对照组 66 例，疗程 4 周。观察两组治疗前后，神志，语言、运动功能恢复情况，和血液流变学改变的临床疗效。结果：两组治疗后，在神志语言、运动功能恢复评分比较 P<0.05；两组治疗前后血液流变学变化比较 P>0.05；总有效率：治疗组 96.7%，对照组 90.90%。结论：化痰逐瘀汤治疗急性脑卒中疗效显著。

[关键词] 化痰逐瘀汤急性脑卒中;疗效观察

[中图分类号] R285.6 [文献标识码] B [文章编号] 1005-990.（2008）12-0075-02

急性脑卒中是严重危害中老年生命与健康的疾病之一，且具有较高的死亡率和致残率，且目前尚缺乏特效治疗，我们利用化痰逐瘀汤治疗急性脑率中 120 例，取得显著疗效现报道如下。

1.临床资料

1.1 一般资料 入选病例均为 2006 年 6 月 –2008 年 2 月住院急性脑卒中患者，共 186 例，按入院单、双日随机分为治疗组 120 例，对照组 66 例。其中治疗组中，男 72 例，女 48 例：年龄 39～77 岁，平均（51.43±7.15）岁；病程 <24h21 例，24～48h65 例，>48h40 例：病情轻度 39 例，中度 53 例，重度 34 例。对照组中男 41 例，女 25 例；年龄 40～76 岁，平均年龄（50.34±6.19）岁；病程 <24h19 例，24～48h32 例，>48h15 例，病情轻度 16 例，中度 29 例，重，21 例，经 Riddit 分析，两组患者性别、年龄、病情、病程等临床资料均无显著性差异（P>0.05），具有可比性。

1.2 诊断标准　入选病例均符合《中风病中医论断疗效评定标准[1]。临床表现为猝然昏倒，不省人事、口眼歪斜、语言不利或失语，经CT扫描确定为非出血性和出血性急性脑血管病灶。中医辩证属于风痰、痰湿或痰火阻络证型。

1.3 排除标准（包括不适应症或剔除标准）（1）短暂性脑缺血发作。（2）经检查证实由肿瘤、脑外伤、脑寄生虫病代谢障碍，风心病、冠心病，及其它心脏病合并房颤引起脑梗塞者。（3）合并有肝、肾、造血系统和内分泌系统等严重原发性疾病，精神病患者；（4）中医辨证非痰湿、风痰、痰火瘀阻者。

2. 治疗方法

两组病例均给予基础治疗：复方丹参注射液20ml，加入培他定氯化钠注射液500mL静滴，1次/d；胞二磷胆碱0.75g加入0.9%生理盐水静滴，1次/d，连续用药21d，有颅内高压者酌情使用脱水剂，血压高者，使用降压药，治疗组同时口服化痰逐瘀汤（茯苓20g，陈皮15g，半复12g，竹茹6g，胆南星6g，石菖蒲15g，郁金10g，瓜蒌15g，大黄10g，泽泻20g，天麻15g，葛根30g，丹参20g，泽兰30g）1剂/d，水煎煮两次，每次300～400mL，分两次服，连21d，风火上扰者加黄连10g，板子10g，菊花15g脾虚者加党参25g。对照组同时口服步长脑心通胶囊（河南省咸阳步长制药有限公司，批号：200506207）3粒，3次/d

3. 疗效评定标准

3.1 计分方法　按照《中风病中医诊断疗效评定标准》[1]，主要评定神志，语言、运动功能的恢复程度，进行评分，疗前满分28分。起点分最不超过18分，其疗效评定采用尼莫地平方法：[（治前积分—治疗后积分）/治疗前积分*100%，以有效分数表示。基本治愈≥85%，显效≥50%，有效≥20%，无效<20%。

3.2 实验室检查　分别在治疗前、治疗后3周检测血液流变学、血常规、血脂、血糖、肝肾功能、尿常规、心电图、头颅 CT,并观察药物不良反应。

4. 治疗结果

4.1 两组总疗效比较 见表1,经 F 检验,两组间有显著统计学意义 P < 0.05。

4.2 两组治疗前后神志、语言、运动功能恢复情况见表2。

4.3 两组治疗前后血脂改善情况比较,见表3。

表1 两组总疗效比较

组别	n	基本治愈	显效	有效	无效	总有销率（%）	显效率（%）
治疗组	120	18	89	10	3	97.50	89.20
对照组	66	10	48	12	6	90.90	81.80

表2 两组治疗前后神志、语言、运动功能恢复情况比较（$\bar{x} \pm s$）

组别	n	时间	神志	语言	运动功能
治疗组	120	治疗前	2.06 ± 0.89	2.17 ± 1.02	13.75 ± 2.15
		治疗后	$1.21 \pm 0.73^{2)}$	$1.23 \pm 0.53^{2)}$	$6.78 \pm 3.16^{2)}$
对照组	66	治疗前	2.03 ± 1.02	2.19 ± 1.07	12.98 ± 1.73
		治疗后	$1.66 \pm 0.91^{1,3)}$	$1.81 \pm 0.75^{1,3)}$	$9.52 \pm 4.15^{1,3)}$

注：与治疗前比较1）P<0.05，2）P<0.01；治疗后组间比较3）P<0.05

表3 两组治疗前后血脂改善情况比较（$\bar{x} \pm s$）

组别	n	时间	胆固醇	甘油三酯	高密度脂蛋白
治疗组	120	治疗前	5.81 ± 1.75	1.44 ± 0.82	1.27 ± 0.37
		治疗后	$4.85 \pm 1.28^{2)}$	$1.56 \pm 0.67^{2)}$	$1.41 \pm 0.52^{2)}$
对照组	66	治疗前	5.41 ± 1.35	1.87 ± 0.88	1.26 ± 0.65
		治疗后	$4.97 \pm 1.26^{1,3)}$	$1.62 \pm 0.76^{1,3)}$	$1.31 \pm 0.62^{1,3)}$

注：与治疗前比较1）P>0.05，2）P<0.05；治疗后组间比较3）P>0.05

5. 讨论

脑卒中包括急性出血性和非出血性脑血管疾病,其致病原因历代医宗论述颇多。经历了从外因立论到内立论的发展过程。近年来,由于党和国家的高度重视,对脑卒中的病因病机研究更加深入,认为其基本病机是由于忧思恼怒、五志过极、劳倦内伤、将息失宜、过食肥甘,气候异常等诱因致使脏腑阴阳失和、气血逆乱于脑、致脑脉痹阻,或血注胞脉之外发为中风 [2],正如《素问·调经论》所述:"血之与气,并走于上,则为大厥" [3]。近期,崔氏则明确指出"痰火互阻应是脑血管病急性发作的主要病机" [4]。

通过多年的临床观察,我们经统计,脑卒中病人痰瘀所致发病率在 65% 左右,而气虚证、血虚证、阳虚证的发病率均在 10% 左右,可以说痰瘀互阻贯穿于中风病的整个急性期。临床除猝然昏倒、不省人事、半身不遂、语言不利等症状外,多伴有口角流涎、吞咽困难、干呕纳差、大便秘结、舌质红、舌苔黄白厚腻,脉象滑等痰湿或痰火瘀阻的症状。所以,我们在温胆汤、半夏白术天麻汤和菖蒲郁金汤的基础上化裁为"化痰逐瘀汤",方中以陈皮、半夏、胆南星、竹茹化痰、以茯苓、泽泻利水,以石菖蒲、郁金、天麻熄风开窍,瓜蒌、大黄泻浊通腑,丹参、葛根、泽兰活血化瘀,共凑化瘀利湿,熄风开窍之功。我们共选择脑卒中病人 186 例,随机分为观察组 120 例,对照组 66 例,疗程 4 周,观察两组治疗后的神志。语言和运动功能恢复情况评分和血液流变学改变,临床疗效。结果两组治疗后,在神志、语言运动功能恢复情况评分比较均 P<0.05,两组治疗前后,血流变学变化比较 P>0.05;总有效率治疗组 96.7%,对照组 90.90%,两组比较 P<0.05。证明化痰逐瘀汤治疗急性脑卒中疗效显著,且未见任何不良反应。

参考文献

[1] 中华全国中医学会内科学会 . 中风病中医诊断、疗效标准 [J].中国医药学报 1986.1(2):56–57.

[2] 王新志,韩群英、邵雪芳,中国脑病治疗全书 [M],北京:中国医

药科技出版社 .2000.63.

[3] 南京中医学院医经教研组 黄帝内经·素问诠释 [M]. 上海：上海科学技术出版社,1981.442.

[4] 崔向宁,活血利水通脉饮治疗中风病的研究 [J]. 山东中医药大学学报,1997.21（1）:37.

发表于《中国实验方剂学杂志》2008 年 12 月 第 14 卷第 12 期

（徐守莉、孔洁编辑）

五、研究生园地

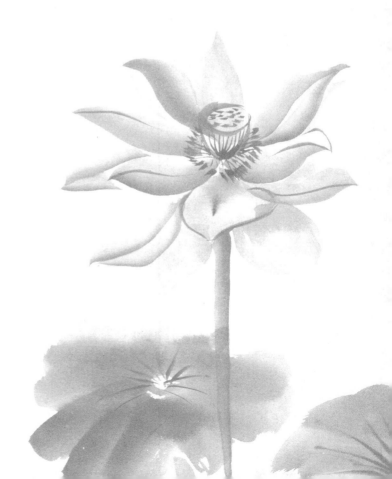

乳腺增生病痰瘀互结证与中医体质类型及彩超声像的相关性研究

徐守莉

目的:探讨乳腺增生病痰瘀互结证三组不同兼证与中医体质类型分布规律及彩超声像表现的相关性,为乳腺增生病中医辩证提供更客观的影像学依据,综合分析病 – 体 – 证的内在联系,丰富中医辨证内容,以期指导临床诊治。

方法:收集山东省中医院乳腺科门诊乳腺增生病痰瘀互结证患者318 例,依据中医兼证辨证分型为兼肝郁气滞(141 例)、兼脾虚湿盛(122 例)、兼冲任失调(55 例)三型,填写《中医体质分类及判定表》,行彩超检查,记录腺体厚度、结构、扩张导管及肿块声像图特征等指标,经统计学分析阐明乳腺增生病痰瘀互结证三组不同兼证与中医体质类型分布规律及彩超声像表现的相关性。

结果:1. 乳腺增生病痰瘀互结证不同兼证与中医体质类型分布规律的分析结果:(1)乳腺增生病痰瘀互结证患者体质以平和质、阳虚质、气郁质为主,各体质类型分布及所占比例分别为平和质 114 例(35.8%),气虚质 25 例(7.9%),阳虚质 84 例(26.4%),阴虚质 6(%)例(1.9%),痰湿质 17 例(5.3%),湿热质 13 例(4.1%),血瘀质 11 例(3.5%),气郁质 42 例(13.2%),特禀质 6 例(1.9%)。(2)三组不同兼证的体质类型分布比较统计学有极显著差异 (P<0.01)。其中兼肝郁气滞型患者前三种体质类型依次为平和质(44.0%)、气郁质(19.1%)、阳虚质(18.4%);兼脾虚湿盛型患者依次为阳虚质(36.9%)、平和质(30.3%)、气郁质(9.0%);兼冲任失调型患者依次为平和质(27.3%)、阳虚

质（23.6%）、气虚质（14.5%）。（3）经彩超检查所有入选病例中223例（占70.1%）可探及肿块，在乳腺增生病痰瘀互结证多发体质类型中，乳腺增生病痰瘀互结证多发体质类型中，平和质84例（37.7%），阳虚质61例（27.35%），气郁质28例（12.56%），气虚质14例（6.28%），肿块回声性质中各体质均以低回声为主。经统计学分析，四种多发体质在肿块有无及肿块回声性质的比较无显著性差异（P＜0.05）。2. 乳腺增生病痰瘀互结证三组不同兼证在彩超声像图方面的比较结果:（1）乳腺增生病痰瘀互结证患者二维超声声像图表现以 II 型为主，其中兼肝郁气滞型86例（50%）、兼脾虚湿盛型59例（34.3%）和兼冲任失调型55例（15.7%），且三组不同兼证在声像图之间的比较差异有统计学意义（P＜0.05);（2）三组不同兼证在腺体厚度之间比较无显著性差异 (P 值＞0.05)，但不同兼证两两比较中，兼脾虚湿盛型腺体厚于兼冲任失调型；（3）乳腺增生病痰瘀互结证患者肿块回声类型以低回声为主，且三组不同兼证在肿块回声类型之间比较有极显著性差异（P<0.01），其中以兼肝郁气滞型多见;兼脾虚湿盛型肿块回声类型中无回声较其他两兼证多发;兼肝郁气滞型肿块回声类型中混合型较其他两兼证多发;（4）三组不同兼证在腺体结构、导管扩张的有无、肿块分布规律、肿块最大直径等方面的比较统计学无显著差异（P＞0.05）。

结论:乳腺增生病痰瘀互结证不同兼证与不同体质类型之间有密切相关性，兼肝郁气滞型以平和质为主，兼脾虚湿盛型与兼冲任失调型患者均以阳虚质为主，且平和质、阳虚质、气郁质是患乳腺增生病痰瘀互结证的多发体质，彩超下肿块回声性质以低回声结节为主。乳腺增生病痰瘀互结证不同兼证的彩超声像图表现中超声声像图类型、腺体厚度、肿块回声类型可体现不同兼证间客观影像学的特异性差异，为临床辩证提供客观化指标。临床综合辨病－体－证，不仅能丰富中医辩证内容，为辨证规范化、客观化提供参考依据，并且通过对体质的判定和辩证，充分体现中医未病先防的优势。

关键词 乳腺增生病；痰瘀互结证；中医体质分型；彩超声像；

相关性

乳腺增生病 (Hyperplasia of Mammary Gland，HMG) 发病率占乳房疾病的 75%，约占育龄妇女的 40% 左右[1]，并且逐年升高。临床主要表现为反复发作的乳房疼痛、肿块，严重影响女性身心健康。乳腺组织结构紊乱是乳腺增生病的基本病理特征，且有文献报道[2]其有 1% -4% 的癌变率，因此重视乳腺增生病的防治，对于改善患者生活质量、降低乳腺癌发病率都具有重要意义，并成为该领域研究的热点。

目前，乳腺增生病的中医辨证分型复杂，论治繁多，临床仅靠"四诊合参"诊断疾病已日益显露其主观性、经验性，以及可重复性差，可检测性因素少，致各证型中缺乏相应的客观化指标等弱点。导师宋爱莉教授总结大量文献资料及各家临床经验，运用循证医学及统计学方法，依据近代中医治疗乳腺增生病国家、行业及通用教材的诊疗标准，提出气滞血瘀、痰浊结聚为共有病理改变，兼有肝郁气滞、脾虚湿盛、冲任失调为基础的病变特点，建立以行气活血、化痰散结治其标，疏肝理气、健脾胜湿、调摄冲任治其本的治疗原则。

近年来，彩超声像技术[3]不断发展及普及，其检查方便、无创伤、无痛苦、定位准确、定位诊断及重复性强等优点，且乳腺内部组织结构与乳腺超声声像图表现有一定对应关系，从而决定了不同类型的乳腺增生病有其各自的超声特点，可为乳腺增生病提供较客观依据。中医体质学说是在中医理论指导下，研究人类的各种体质特征及体质类型的生理、病理特点，并探讨分析疾病的反应状态、病变的性质及其发展趋向，从而指导疾病预防、治疗的一门学说[4]。大量临床病症与体质的相关性研究表明[5]，中医体质与疾病、辨证关系密切相关。体质不仅决定个体对不同病因的易感性，而且影响其发病后病理变化的倾向，开展疾病与体质相关性研究是近年来体质研究的主要形式之一。既往研究表明乳腺增生病与体质心理因素有关[6-8]，然而与乳腺增生病不同中医证型的相关性研究并不多。因此如何利用现代检查技术对乳腺增生病痰瘀互结证不同兼证进行中医辨证提供客观依据及中医体质调理，预防本病发生、发展,成为目前又一研究热点。

本研究通过对 318 例乳腺增生病痰瘀互结证患者进行分析,探讨乳腺增生病痰瘀互结证不同兼证与中医体质分型及彩超声像表现的相关性,以期形成突显中医诊治特色的客观指标及总结乳腺增生病痰瘀证的不同体质类型的分布规律及易发体质,为辨证防治规范化提供理论基础,以指导临床治疗。

临床研究

一、临床资料

全部病例来源于 2012 年 08 月—2013 年 03 月就诊于山东省中医院乳腺外科门诊经知情同意的乳腺增生病痰瘀互结证患者共 318 例,均为女性,年龄 18 ~ 55 岁,填写《乳腺增生病临床调查表》(详见附录 2)。

二、临床诊断标准

(一)乳腺增生病现代医学诊断标准

(参考国家中医药管理局颁布的《 中医病症诊断疗效标准 》ZY/T001.2-94)

1. 乳房疼痛:多为双侧性,也可为单侧,疼痛性质为隐痛、触痛,或胀痛、窜痛,或刺痛、烧灼痛,月经前或情绪波动时可加重。

2. 乳房肿块:多为双侧或单侧,肿块形态不规则(肿块大小不等,形态为片状、盘状、颗粒状、条索状等),质地软韧或韧硬,边界不清,有压痛与皮肤无粘连。

3. 辅助检查

①乳腺超声检查可见乳腺内腺体组织回声紊乱或回声增强、欠均,可见不规则回声减暗区。

②乳房钼靶 X 线摄片可见乳腺呈现较均匀增高阴影,可在一个象

限或多个象限出现。

③病理学检查可见乳腺导管、腺泡不同程度增多、扩张,间质纤维组织增生。

以上 1.2 项必备,并符合 3 中任意一项者即可诊断。

(二)乳腺增生病痰瘀互结证中医辨证分型标准

(参考 2002 年中华中医外科学会乳腺病专业委员会第八次会议通过标准)

主症:①乳房刺痛;②肿块呈多样性,边界不清,质韧;③舌暗红或青紫或舌边尖有瘀斑,或舌下脉络粗胀、青紫。

次症:①乳房胀痛和(或)肿块与月经、情绪不甚相关;②月经延期,行经不畅或伴有瘀块;③舌苔腻,脉涩、弦或滑。

标准:具有 3 项主症或 2 项主症＋2 项次症。

(三)乳腺增生病兼证分型标准

1. 兼肝郁气滞证

主症:①乳房胀痛、窜痛;②烦躁易怒;③两胁胀满。

次症:①肿块呈单一片状,质软,触痛明显;②青年女性;③月经失调,或痛经;④舌质淡红,苔薄白或薄黄,脉弦。

标准:具有 3 项主症或 2 项主症＋2 项次症。

2. 兼脾虚湿盛证

主症:①乳房胀坠,饱满厚韧;②倦怠乏力;③腹胀、纳差;④便溏。

次症:①中年女性;②月经延期,色淡;③舌胖齿印,苔白腻,脉濡滑。

标准:具有 3 项主症或 2 项主症＋2 项次症。

3. 兼冲任失调证

主症:①乳房疼痛症状较轻;②腰膝酸软或足跟疼痛;③月经量少或行经天数短暂。

次症:①中年以上女性;②头晕耳鸣;③舌质淡,舌苔薄白,脉细。

标准:具有 2 项主症＋2 项次症。

（四）乳腺增生病超声声像图分型标准[9]

Ⅰ型：回声增强，呈粗大较强光点，呈颗粒状，腺体结构尚均匀，临床触诊为无明显界限的片状增厚的乳腺组织，颗粒结节感，质地略硬。

Ⅱ型：是腺体导管、滤泡上皮及周围间质纤维结缔组织增生，从而腺体小叶失去正常结构，小叶增大至互相融合成块，腺体内多个边界不清相对低回声区，大小 <2cm，腺体结构紊乱，回声不均，呈粗大光点，肿块呈实质性低回声团，边界清，规则或不规则，无包膜。

Ⅲ型（囊性增生）：导管上皮增生，管腔扩张成大小不等的囊肿，囊肿内容物为淡黄色透明浆液，触之有质地较硬的腺体小团块，表面欠光滑，边界清，可移动。超声见乳腺结构紊乱，见多个液性暗区，边界清，壁薄光整。

（五）中医体质分类判定标准

（参考中华中医药学会 2009 年 4 月 9 日发布的《中医体质分类判定标准》[10]）

1. 平和质（A 型）

总体特征：阴阳气血调和，以体态适中、面色红润、精力充沛等为主要特征。

形体特征：体形匀称健壮。

常见表现：面色、肤色润泽，头发稠密有光泽，目光有神，鼻色明润，嗅觉通利，唇色红润，不易疲劳，精力充沛，耐受寒热，睡眠良好，胃纳佳，二便正常，舌色淡红，苔薄白，脉和缓有力。

心理特征：性格随和开朗。

发病倾向：平素患病较少。

对外界环境适应能力：对自然环境和社会环境适应能力较强。

2. 气虚质（B 型）

总体特征：元气不足，以疲乏、气短、自汗等气虚表现为主要特征。

形体特征：肌肉松软不实。

常见表现：平素语音低弱，气短懒言，容易疲乏，精神不振，易出汗，舌淡红,舌边有齿痕,脉弱。

心理特征:性格内向,不喜冒险。

发病倾向:易患感冒、内脏下垂等病;病后康复缓慢。

对外界环境适应能力:不耐受风、寒、暑、湿邪。

3. 阳虚质(C 型)

总体特征:阳气不足,以畏寒怕冷、手足不温等虚寒表现为主要特征。

形体特征:肌肉松软不实。

常见表现:平素畏冷,手足不温,喜热饮食,精神不振,舌淡胖嫩,脉沉迟。

心理特征:性格多沉静、内向。

发病倾向:易患痰饮、肿胀、泄泻等病;感邪易从寒化。

对外界环境适应能力:耐夏不耐冬;易感风、寒、湿邪。

4. 阴虚质(D 型)

总体特征:阴液亏少,以口燥咽干、手足心热等虚热表现为主要特征。

形体特征:体形偏瘦。

常见表现:手足心热,口燥咽干,鼻微干,喜冷饮,大便干燥,舌红少津,脉细数。

心理特征:性情急躁,外向好动,活泼。

发病倾向:易患虚劳、失精、不寐等病;感邪易从热化。

对外界环境适应能力:耐冬不耐夏;不耐受暑、热、燥邪。

5. 痰湿质(E 型)

总体特征:痰湿凝聚,以形体肥胖、腹部肥满、口黏苔腻等痰湿表现为主要特征。

形体特征:体形肥胖,腹部肥满松软。

常见表现:面部皮肤油脂较多,多汗且黏,胸闷,痰多,口黏腻或甜,喜食肥甘甜黏,苔腻,脉滑。

心理特征:性格偏温和、稳重,多善于忍耐。

发病倾向:易患消渴、中风、胸痹等病。

对外界环境适应能力:对梅雨季节及湿重环境适应能力差。

6. 湿热质 (F 型)

总体特征:湿热内蕴,以面垢油光、口苦、苔黄腻等湿热表现为主要特征。

形体特征:形体中等或偏瘦。

常见表现:面垢油光,易生痤疮,口苦口干,身重困倦,大便黏滞不畅或燥结,小便短黄,男性易阴囊潮湿,女性易带下增多,舌质偏红,苔黄腻,脉滑数。

心理特征:容易心烦急躁。

发病倾向:易患疮疖、黄疸、热淋等病。

对外界环境适应能力:对夏末秋初湿热气候,湿重或气温偏高环境较难适应。

7. 血瘀质 (G 型)

总体特征:血行不畅,以肤色晦黯、舌质紫黯等血瘀表现为主要特征。

形体特征:胖瘦均见。

常见表现:肤色晦黯,色素沉着,容易出现瘀斑,口唇黯淡,舌黯或有瘀点,舌下络脉紫黯或增粗,脉涩。

心理特征:易烦,健忘。

发病倾向:易患癥瘕及痛证、血证等。

对外界环境适应能力:不耐受寒邪。

8. 气郁质 (H 型)

总体特征:气机郁滞,以神情抑郁、忧虑脆弱等气郁表现为主要特征。

形体特征:形体瘦者为多。

常见表现:神情抑郁,情感脆弱,烦闷不乐,舌淡红,苔薄白,脉弦。

心理特征:性格内向不稳定、敏感多虑。

发病倾向:易患脏躁、梅核气、百合病及郁证等。

对外界环境适应能力:对精神刺激适应能力较差;不适应阴雨天气。

9. 特禀质 (I 型)

总体特征:先天失常,以生理缺陷、过敏反应等为主要特征。

形体特征:过敏体质者一般无特殊;先天禀赋异常者或有畸形,或有生理缺陷。

常见表现:过敏体质者常见哮喘、风团、咽痒、鼻塞、喷嚏等;患遗传性疾病者有垂直遗传、先天性、家族性特征;患胎传性疾病者具有母体影响胎儿个体生长发育及相关疾病特征。

心理特征:随禀质不同情况各异。

发病倾向:过敏体质者易患哮喘、荨麻疹、花粉症及药物过敏等;遗传性疾病如血友病、先天愚型等;胎传性疾病如五迟(立迟、行迟、发迟、齿迟和语迟)、五软(头软、项软、手足软、肌肉软、口软)、解颅、胎惊等。

对外界环境适应能力:适应能力差,如过敏体质者对易致过敏季节适应能力差,易引发宿疾。

中医体质量表由平和质、气虚质、阳虚质、阴虚质、痰湿质、湿热质、瘀血质、气郁质、特禀质 9 个亚量表构成,每个亚量表包含 7–9 个条目。回答中医体质分类判定标准中的问题并评分。

依据《中医体质分类与判定表》(中华中医药学 ZZYXH/T157–2009),每一问题按 5 级评分,计算原始分及转化分,原始分 = 各个条目分值相加,转化分数 $= [($ 原始分 $-$ 条目数 $)/($ 条目数 $\times 4)] \times 100$,依标准判定体质类型。

平和质的判定原则:若转化分 ≥ 60 分　　　且其他 8 种体质转化分均 <30 分者是平和质,转化分 ≥ 60 分,单其他 8 种体质转化分均 <40 分,则基本是平和质,不满足上述两种条件的不是平和质。偏颇质

的判定原则,转化分 ≥ 40 的是偏颇质,转化分在 30-39 之间的倾向是偏颇质,转化分 <30 分的不是偏颇质。

三、病例纳入、排除标准

(一)纳入病例标准

1. 符合乳腺增生病西医诊断标准;

2. 符合乳腺增生病痰瘀互结型证中医辨证分型标准;

3. 年龄 18——55 岁女性;

4. 经知情同意能配合完成调查研究者。

(二)排除病例标准

1. 资料不全影响统计者;

2. 妊娠期、哺乳期、严重月经周期紊乱、功能性子宫出血妇女;

3. 超声或钼靶检查高度怀疑肿块为恶性者;

4. 合并乳腺炎及其他有手术指征的乳腺疾病者(必要时行活检病理证实);

5. 由于精神和行为障碍不能给予充分知情同意者。

四、研究方法和统计方法

(一)临床资料调查

1. 来自山东中医药大学附属医院乳腺外科门诊患者填写一般情况:包括姓名、性别、年龄、工作性质、月经史、婚育史、哺乳史、既往史(乳房其它疾病史)、性情、饮食、服用激素药物史(主要指避孕药)等。

2. 症状体征及中医辨证:详细记录乳腺增生患者的症状体征,包括病程、自觉症状、疼痛性质、范围、有无乳头溢液等,临床触诊乳房肿块的部位、形态、数目等,确切了解肿块情况后,在体表描记肿块形状、大小,估算肿块最大纵横径和垂直最大纵横径的高度,精确到 0.5cm,并详细记录,参照以上中医证候诊断标准对患者进行乳腺增生病痰瘀互结证三个兼证的分型。

3. 数据库的形成:本研究使用数据库软件 EXCEL 进行数据录入。

（二）体质调查

1. 回答《中医体质分类与判定表》中的全部问题（见附录2）。

2. 每一问题按5级评分,计算原始分及转化分,原始分=各个条目分值相加,转化分数=[(原始分—条目数)/(条目数×4)]×100,依标准判定体质类型及多发体质。

（三）彩超声像检查

1. 检查仪器：

乳腺彩色多普勒超声检查仪器：日本东芝ssa-790a型乳腺彩色超声多普勒诊断仪,采用高频探头,频率7MHz、10MHz。

2. 检查方法及观察指标：

彩超声像检查常规方法：患者取仰卧位,双臂上举,充分暴露双侧乳房,对乳房各象限至腋窝处直接纵、横、斜切探查。按照超声仪常规检查方法调节出清晰的二维图像,观察测量两侧乳房的腺体结构、厚径,是否伴有导管扩张及超声声像表现,观测到肿块者,记录其部位、形态、边界、有无侧方声影,有无衰减,有无腋窝淋巴结肿大等量化指标。

（1）腺体厚度、结构（紊乱、欠紊乱）

（2）腺体内回声：均匀、不均匀（探及异常回声）

（3）有无导管扩张

（4）肿块分布：单侧单发、双侧单发、多发型

（5）肿块位置

（6）肿块最大直径

（7）肿块回声性质的描述：低回声、无回声、等回声、混合型。

（四）统计方法

所收集的资料均采用SPSS16.0统计软件进行统计分析处理和分析,计量资料采用均数±标准差（$\bar{x} \pm s$）表示;计数资料应用X2检验,计量资料采用方差分析或秩和检验,P<0.05表示具有显著性差异,P<0.01具有极显著性差异,P>0.05为无显著性差异。

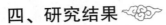

四、研究结果

（一）患者一般资料（表 1）

（二）不同兼证患者一般信息比较

筛选出乳腺增生病痰瘀互结证患者 318 例，其中兼肝郁气滞型 141 例，兼脾虚湿盛型 122 例，兼冲任失调型 55 例（表 2）。

1. 三组兼证与患者年龄的关系

经 X2 检验，由上表得出：三组不同兼证在年龄方面比较有极显著性差异，X2 =67.72，P=0.000(P<0.01)，具有统计学意义。

表1 一般资料

		例数	%
年龄	≤30岁	60	18.87%
	(30−40)	117	36.79%
	(40−50)	109	34.28%
	≥50岁	32	10.06%
婚姻	未婚	78	24.53%
	已婚	240	75.47%
工作性质	体力	30	10.42%
	非体力	288	89.58%
月经	规律	258	81.13%
	不规律	46	14.47%
产次	无	153	48.11%
	≤2次	146	45.91%
	>2次	19	5.98%
病程	≤1年	160	50.31%
	1−2年	57	17.93%
	2−3年	43	13.52%
	≥3年	58	18.24%
	有	240	75.47%

哺乳	无	78	24.53%
	有	77	24.21%
既往史	无	241	75.79%
性情	温和开朗	132	41.51%
	急躁易怒	169	53.15%
	抑郁	17	5.34%
饮食	素食	82	25.8%
	荤食	236	74.2%
激素类药物	有	68	21.38%
	无	250	78.62%

表2 三组兼证分布表（单位：例（%））

兼证类型	肝郁气滞型	脾虚湿盛型	冲任失调型	合计
例数	141（44.3）	122（38.4）	55（17.3）	318

表3 三组兼证与年龄（单位：例（%））

三组兼证	例数	≤30岁	30～40岁	40～50岁	>50岁
兼肝郁气滞型	141	38（27.0）	61（43.3）	34（24.1）	8（5.6）
兼脾虚湿盛型	122	22（18.0）	44（36.1）	51（41.8）	5（4.1）
兼冲任失调型	55	0（0）	12（21.8）	24（43.6）	19（34.6）

2. 三组兼证与患者工作性质、婚况的关系

经 X2 检验，由上表得出：三组不同兼证在工作性质方面没有差异（P=0.630>0.05），无统计学意义；在婚况方面总体有显著性差异（P=0.004<0.05），有统计学意义。

表4 三组兼证与工作性质、婚况（单位：例（%））

三组兼证	例数	工作性质		婚 况	
		体力	非体力	已婚	未婚
兼肝郁气滞型	141	13(43.4)	128(44.4)	117(41.3)	24(68.6)
兼脾虚湿盛型	122	10(33.3)	112(38.9)	112(39.6)	10(28.6)
兼冲任失调型	55	7(23.3)	48(16.7)	54(19.1)	1(2.8)

3. 三组兼证与患者性情的关系

经 X2 检验，由上表得出：三组兼证在性情方面有显著性差异，X2=19.935，P<0.05；具有统计学意义。

表5 三组兼证与性情（单位：例（%））

三组兼证	开朗温和	急躁易怒	抑郁忧虑	X2检验	P
兼肝郁气滞型	44（31.2）	90（63.8）	7（5.0）		
兼脾虚湿盛型	63（51.6）	56（45.9）	3（2.5）	19.94	0.01
兼冲任失调型	25（45.5）	23（41.8）	7（12.7）		

4. 三组兼证与患者饮食的关系

经 X2 检验，由上表得出：三组兼证在饮食方面有显著性差异，X2=17.935，P<0.05，具有统计学意义。

表6三组兼证与饮食（单位：例（%））

三组兼证	喜素	喜荤	X2检验	P
兼肝郁气滞型	39（27.7）	102（72.3）		
兼脾虚湿盛型	26（21.3）	96（78.7）	17.935	0.01
兼冲任失调型	17（30.9）	38（69.1）		

5. 三组兼证与患者流产次数的关系

经 X2 检验,由上表得出:三组不同兼证在流产次数方面无显著性差异,X2= 7.67,P5>0.05,无统计学意义。

表7 三组兼证与流产次数（单位：例（%））

三组兼证	例数	无	1～2次	≥2次	P
兼肝郁气滞型	141	77（54.6）	56（39.7）	8（5.7）	
兼脾虚湿盛型	122	55（45.1）	61（50）	6（4.9）	0.205
兼冲任失调型	55	21（38.2）	29（52.7）	5（9.1）	

6. 三组兼证与患者乳腺既往史的关系

经 X2 检验,由上表得出:三组不同兼证在既往史方面无显著性差异,X2= 3.057,P>0.05,无统计学意义。

表8 三组兼证与乳腺既往史（单位：例（%））

三组兼证	例数	有	无	X2检验	P值
兼肝郁气滞型	141	29（20.6）	112（79.4）		
兼脾虚湿盛型	122	36（29.5）	86（70.5）	3.057	0.217
兼冲任失调型	55	12（21.8）	43（78.2）		

7. 三组兼证与患者服用激素类药物的关系

经 X2 检验,由上表得出:三组不同兼证在服用激素类药物（主要指避孕药物）方面无显著性差异,X2=0.90,P=0.638>0.05,无统计学意义。

表9 三组兼证与服用激素类药物（单位：例（%））

三组兼证	例数	性激素类药物	
		有	无
兼肝郁气滞型	141	34（24.1）	107（75.9）
兼脾虚湿盛型	122	24（19.7）	98（80.3）
兼冲任失调型	55	9（16.4）	46（83.6）

（三）乳腺增生病痰瘀互结证中医体质类型分布规律及彩超声像的相关性

1. 根据《中医体质分类与判定表》判定的 318 例乳腺增生病痰瘀互结证体质类型中：平和质 114 例（35.8%），气虚质 25 例（7.9%），阳虚质 84 例（26.4%），阴虚质 6（%）例（1.9%），痰湿质 17 例（5.3%），湿热质 13 例（4.1%），血瘀质 11 例（3.5%），气郁质 42 例（13.2%），特禀质 6 例（1.9%）。

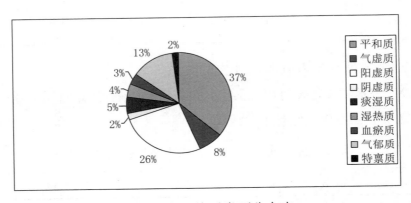

表10　中医体质类型分布表

体质类型	平和质	气虚质	阳虚质	阴虚质	痰湿质	湿热质	血瘀质	气郁质
例数	114	25	84	6	17	13	11	42

2. 三组兼证在不同体质类型中的分布比较

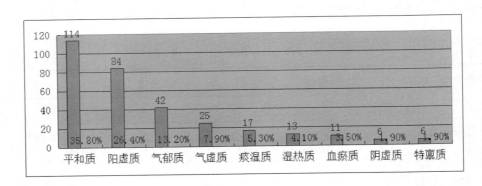

表11 不同体质类型在三组兼证的分布比较（单位：例（%））

	兼肝郁气滞型	兼脾虚湿盛型	兼冲任失调型	n
平和质	62（44.0）	37（30.3）	15（27.3）	114
气虚质	7（5.0）	10（8.2）	8（14.5）	25
阳虚质	26(18.4)	45(36.9)	13（23.6）	84
阴虚质	2(1.4)	1(0.8)	3（5.5）	6
痰湿质	5（3.5）	7（5.7）	5（9.1）	17
湿热质	4（2.8）	6（4.9）	3（5.5）	13
血瘀质	6（4.3）	3（2.5）	2（3.6）	11
气郁质	27（19.1）	11（9.0）	4（7.3）	42
特禀质	2（1.4）	2（1.6）	2（3.6）	6
合计	141	122	55	318

注:n=总人数

经 X2 检验,由上表得出：三组不同兼证在中医体质类型的分布有极显著性差异 (X2=34.54, P=0.005<0.01),具有统计学意义。其中兼肝郁气滞型患者前 3 种体质类型依次为平和质、气郁质、阳虚质;兼脾虚湿盛型患者依次为阳虚质、平和质、气郁质;兼冲任失调型患者依次为平和质、阳虚质、气虚质。

3. 痰瘀互结证乳腺增生病多发体质与肿块有无的比较

表12 多发体质与肿块有无的比较（单位：例（%））

肿块	平和质	阳虚质	气郁质	气虚质	X2检验	P
无	30	23	14	11	3.565	0.01
有	84（37.77）	61（27.35）	28（12.56）	14（6.28）		

经 X2 检验,由上表得出:痰瘀互结证乳腺增生病多发体质在肿块有无的比较方面的比较无显著差异（P > 0.05）,无统计学意义。

4. 痰瘀互结证乳腺增生病多发体质与声像图特征的比较 (见下表)

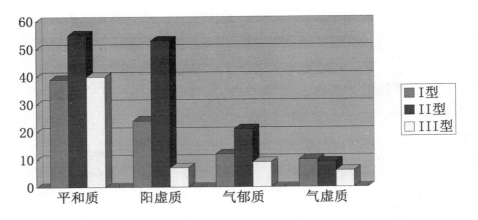

表13多发体质与超声声像图的比较

超声类型	平和质	阳虚质	气郁质	气虚质	X2检验	P
I	39	24	12	10		
II	55	53	21	9	18.07	0.006
II	40	7	9	6		

经 X2 检验, 由上表得出 : 痰瘀互结证乳腺增生病多发体质在声像图特征的比较方面的比较有显著性差异(P < 0.05),有统计学意义。

5. 痰瘀互结证乳腺增生病多发体质与肿块回声性质的比较(见下表)

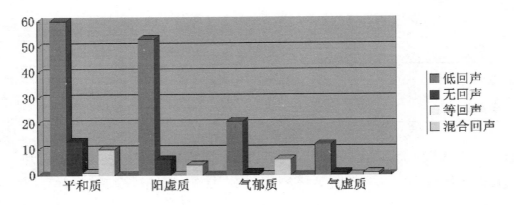

表14多发体质与肿块有无的比较

回声性质	平和质	阳虚质	气郁质	气虚质	X2检验	P
低回声	60	53	21	12		
无回声	13	6	1	1		
等回声	1	0	0	0	9.581	0.385
混合回声	10	4	6	1		

经 X2 检验,由上表得出:痰瘀互结证乳腺增生病多发体质在肿块回声性质的比较方面的比较无显著差异(P > 0.05),无统计学意义。

(四)乳腺增生病痰瘀互结证不同兼证在彩超声像方面的比较

1.乳腺增生病痰瘀互结证超声声像图分布

表15 二维超声声像图分布（单位：例（％））

二维超声声像图分型	例数	构成比（％）
I	97	30.5
II	172	54.1
III	49	15.4

根据彩色多普勒超声声像图分型标准,可见乳腺增生病痰瘀互结证中声像图以 II 型所占比例较高(54.1%)。

2. 三组兼证在二维超声声像图特征的比较

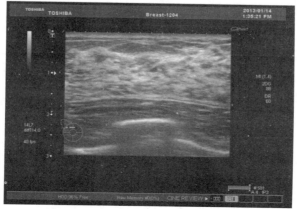

图1 腺体回声增强，呈粗大较强光点、颗粒状

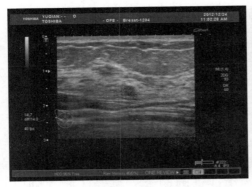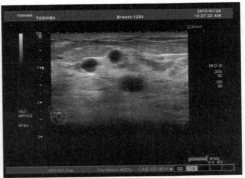

图2 腺体内多个边界不清相对低回声 图3 乳腺结构紊乱，见多个液性暗
区，大小<2cm，腺体结构紊乱，回 区，边界清，壁薄光整
声不均匀

表16 三组兼证在二维超声声像图特征的比较（单位：例（%））

三组兼证	例数	I型	II型	III型	卡方值	P
兼肝郁气滞型	141	41（29.1）	86（61.0）	14（9.9）		
兼脾虚湿盛型	122	33（27.1）	59（48.4）	30（24.5）	14.773	0.001
兼冲任失调型	55	23（41.8）	27（49.1）	5（9.1）		

经 Kruskal-Wallis 秩和检验,由上表得出:三组不同兼证与二维超
声声像图特征的比较差异有统计学意义（P < 0.05）。

3. 三组兼证与腺体厚度关系的比较

表17三组兼证与腺体厚度关系的比较

三组兼证	左侧腺体 ±s	F	P	右侧腺体 ±s	F	P
兼肝郁气滞型	10.17±2.22			10.04±2.53		
兼脾虚湿盛型	10.32±3.09	1.67	0.19	10.52±2.86	2.35	0.10
兼冲任失调型	9.57±2.18			9.75±2.38		

经方差分析,由上表得出:三组不同兼证与腺体厚度比较无显著性
差异,(P 值 > 0.05)。但在两两兼证比较中,脾虚湿盛型与冲任失调型
有显著差异（P ≤ 0.05）,且前者腺体较后者腺体厚。

4. 三组不同兼证与腺体紊乱程度关系的比较

表18三组兼证与腺体结构的比较（单位：例（%））

三组兼证	例数	紊乱	欠紊乱	X2检验	P值
兼肝郁气滞型	141	100（70.9）	41（29.1）		
兼脾虚湿盛型	122	89（73.0）	33（27.0）	4.143	0.126
兼冲任失调型	55	32（58.2）	23（41.2）		

经 X2 检验，由上表得出：三组不同兼证在腺体结构紊乱有无方面的比较无显著差异，无统计学意义（P ＞ 0.05）。

5. 三组兼证与导管扩张有无关系的比较

表19 三组兼证与导管扩张的比较（单位：例（%））

三组兼证	有	无	X2检验	P值
兼肝郁气滞型	26（18.4）	115（81.6）		
兼脾虚湿盛型	28（23.0）	94（77.0）	4.62	0.099
兼冲任失调型	18（32.7）	37（67.3）		

经 X2 检验，由上表得出：三组不同兼证在导管扩张有无方面比较无显著差异（P ＞ 0.05），无统计学意义。

6. 三组兼证与肿块分布关系比较

表20 三组兼证与肿块分布的比较（单位：例（%））

三组兼证	例数	单侧单发	双侧多发	多发型	X2检验	P值
兼肝郁气滞型	101	44（43.5）	6（6.0）	51（50.5）		
兼脾虚湿盛型	86	28（32.6）	12（14.0）	46（53.5）	5.72	0.221
兼冲任失调型	36	13（36.1）	2（5.6）	21（58.3）		

经 X2 检验，由上表得出：三组不同兼证在肿块分布的比较无显著差异（P ＞ 0.05），无统计学意义。

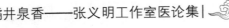
7. 三组兼证与肿块位置的比较

表21三组兼证与肿块位置的比较（单位：例（%））

三组兼证	例数	外上	外下	中央区	内上	内下
兼肝郁气滞型	101	40（39.6）	30（29.7）	2（2.1）	17（16.8）	12（11.8）
兼脾虚湿盛型	86	38（44.2）	28（32.6）	3（3.5）	10（11.6）	7（8.1）
兼冲任失调型	36	15（41.7）	8（22.2）	2（5.6）	7（19.4）	4（11.1）

经 X2 检验，由上表得出：三组不同兼证在肿块部位的比较无显著差异（X2=4.264,P=0.833 > 0.05），无统计学意义。

8. 三组兼证与肿块最大直径关系的比较

表22 三组不同兼证与肿块最大直径的比较

三组兼证	例数	$\pm s$	F	P
兼肝郁气滞型	101	9.55±5.41		
兼脾虚湿盛型	86	10.00±5.33	0.761	0.468
兼冲任失调型	36	8.73±4.18		

经方差分析，由上表得出：三组不同兼证在肿块最大直径的比较无显著差异（P > 0.05），无统计学意义。

9. 三组兼证与肿块回声类型的比较

表23 三组兼证与肿块回声类型的比较（单位：例（%））

三组兼证	例数	低回声	无回声	等回声	混合型	P值	X2检验
兼肝郁气滞型	101	83（82.2）	8（7.9）	0（0）	10（9.9）		
兼脾虚湿盛型	86	64（74.4）	13（15.1）	1（1.2）	8（9.3）	0.000	29.10
兼冲任失调型	36	26（72.2）	6（16.7）	0（0）	4（11.1）		

经 X2 检验，由上表得出：三组不同兼证在肿块回声类型的比较有极显著性差异（P<0.01），具有统计学意义。

讨 论

一、中医对乳腺增生病痰瘀互结证的认识

（一）乳腺增生病基本病因病机

乳癖又名"乳痞""乳中结核""奶脾""奶积"等。乳癖之名始见于《中藏经》，中医学认为本病的发生与情志、饮食、劳倦等因素密切相关，《灵枢·经脉篇》云："肝足厥阴之脉……挟胃，属肝，络胆，上贯膈，布胁肋……其支者，复从肝别贯膈，上注肺。"表明乳腺增生病与肝、脾、胃关系密切。女子乳头属肝，乳房属胃。对其生理病理有较大影响则以肝的疏泄与藏血功能、脾胃的运化功能、肾的藏精功能等为主。乳房亦与足阳明胃经、足厥阴肝、足少阴肾经三经以及冲任二脉有密切的联系，胃、肝、肾及冲任经脉的通畅和灌养对维持乳房的正常生理功能有着重要作用，若其经脉气血运行不畅，气机阻滞，冲任失调，则可导致多种乳房疾病[11]。叶天士"女子以肝为先天"之说，强调了肝在女性生理及病理中的重要性。肝脉布于乳，透达乳络。陈实功《外科正宗》及《潘氏外科秘本九种·痃症歌诀》曰："乳癖厥阴郁积成，喜消怒长卵之形"[12]，均描述了乳癖的临床特征及其由情志不畅，郁久伤肝，气机郁滞，蕴结于乳络，经脉阻塞不通，轻则不通则痛，重则肝郁气血运行失畅，气滞、痰凝、血瘀结聚成块而发的机理。"脾为后天之本，气血生化之源"，气血充盛，月经按时来潮，乳房的腺体才能随正常的月经周期发生生理性的增生与复旧；肾气不充则肝失所养、疏泄失职，肝郁化火，木郁克土，脾胃中阻，运化失常，日久可致湿浊内生，与瘀血互结，阻于经络，经络凝滞，结于乳房，形成疼痛和肿块[13]。《外科医案汇编》中云："乳中结核，虽云肝病，其本在肾。"更是明确提出冲任失调为乳癖发病之本。

总之，本病的发生发展是一个因实而虚，因虚致实，虚实夹杂的复杂过程，肾气不足，冲任失调为发病之本，气滞痰凝血瘀为发病之标，标本相互影响。

（二）共有病机—痰瘀互结

痰与瘀互结的病理特性黏滞凝涩，痰瘀凝结之后，滞经滞络，阻气阻血阻津，形成复杂的病理改变，久之便成顽病痼疾，酿成难治之病。故清代唐容川《血症论》指出"血积既久，亦能化为痰水"；《丹溪心法》："痰夹瘀血，遂成窠囊"。进一步明确指出了痰瘀互结为害的病理机制。而对痰瘀形成的病因，朱丹溪在《局方发挥》中提到"或因些少饮食不谨，或外冒风雨，或内感七情，或食味过厚，偏助阳气，积成膈热，或资禀充实，表密无汗，或性急易怒，火炎上，以致津液不行，清浊相干。如此蔓延，自气成积，自积成痰"。由此可见，或痰生于先，影响气机，病殃及血，血行滞瘀；或瘀血为先，变生痰浊，两者终致痰交瘀结，兼夹为患，使病情更为错综复杂，难以痊愈。

乳腺增生病患者长期情志抑郁，郁久伤肝，气机郁滞，瘀结于阳明胃络，经脉阻塞不通，不通则痛，可见乳房胀痛，若肝失疏泄太过，则可见烦躁易怒；肝郁犯脾，脾失健运，脾虚聚湿则生痰，致痰瘀阻结于乳络，而生乳房结块；"脾为后天之本，气血生化之源"，气血充盛，月经按时来潮，则乳房的腺体随正常的月经周期发生生理性的增生与复旧，因此脾主运化功能正常，是维持正常月经及乳腺周期性变化的基本条件[14]。脾主运化，肝失疏泄，则影响脾的运化水湿功能，易致水湿不化，津液输布失常，故曰："诸湿肿满，皆属于脾"。湿邪于内，溢于肌肤出现水肿，痰湿与瘀血互阻于乳房，则易形成结块。肾主骨，腰为肾之府，肾虚则见腰膝酸软；任主胞胎，冲为血海，血液上则为乳，下则为经，冲任失调，则见月经紊乱或失调；肝肾同源，肾气不足则肝失所养，疏泄失常，则致冲任气血失调，气滞痰瘀凝聚于乳中，发为乳癖。对痰瘀形成的病因，主要包括外感六淫邪气、七情内伤及饮食所伤三类，正如朱丹溪在《局方发挥》中提到"或因些少饮食不谨，或外冒风雨，或内感七情，或食味过厚，偏助阳气，积成膈热，或资禀充实，表密无汗，或性急易怒，火炎上，以致津液不行，清浊相干。如此蔓延，自气成积，自积成痰"。此三类均能引起脏腑功能失调，导致痰瘀互结证形成，表现在乳腺增生病方面,则兼形成肝郁气滞型、脾虚湿盛型及冲任失调型。

导师宋爱莉教授总结大量文献资料及各家临床经验,运用循证医学及统计学方法,依据近代中医治疗乳腺增生病国家、行业及通用教材的诊疗标准,提出气滞血瘀、痰浊结聚为共有病理改变,兼有肝郁气滞、脾虚湿盛、冲任失调为基础的病变特点,建立以行气活血、化痰散结治其标,疏肝理气、健脾胜湿、调摄冲任治其本的治疗原则。

二、现代医学对乳腺增生病的认识

乳房是在青春期和妊娠期这两个不连续的时期内继续发育的较特殊组织,是多种内分泌激素作用的靶器官,在青春期到绝经期一直在下丘脑 – 垂体 – 卵巢轴及其他内分泌激素的综合作用下完成其发育、增殖与复旧、退化萎缩等变化过程,内分泌激素的变化可引起乳房的变化,其中以垂体前叶素和卵巢激素的影响最大。在整个月经周期中女性正常乳腺组织上皮细胞均会发生凋亡,尤其在黄体期末期,则表明乳腺细胞凋亡受机体内分泌因素调控着,在体内各种激素水平失衡达到一定程度时,乳腺复旧不全与组织结构出现紊乱而导致乳腺增生。Geschickter 首次提出雌激素与孕激素平衡失调是本病主要病因的观点[15]。亦有学者提出,末梢导管的上皮增生使小导管扩张而形成囊肿,多在雌激素水平过高而孕激素相对下降时引起,间质结缔组织的过度增生与胶原化和淋巴细胞浸润亦受雌激素失去孕激素的抑制性影响,这种增生与复旧的紊乱则为该病的发病基础。另外,近年来许多学者注意到催乳素、促甲状腺素释放激素与乳腺增生病的关系。因此,目前认为这种组织形态上的变化,并非一种激素的效应所为而是多种内分泌激素的不平衡所引起。乳腺组织中有雌激素受体与孕激素受体,有研究[16]表明,乳腺增生病的发病过程中激素受体也起着重要作用,如有人认为女性激素受体在部分乳腺实质成分中的质和量有异常,激素水平改变后,结节增生的状态和疼痛程度就决定于乳腺组织对激素敏感性的差异。临床研究发现乳腺增生病患者发生乳腺纤维腺瘤、乳腺纤维囊性腺病或乳腺癌的机率提高,提示乳腺增生病患者的乳腺组织可能对雌激素有较高的敏感性[17]。

饮食结构和生活习惯是乳腺增生病发病因素之一。精神因素致病主要是通过刺激神经内分泌系统,影响激素和神经递质的水平和作用,从而降低人体免疫力。人的精神改变,比如,在长期的紧张焦急状态下,阿片能张力增高,神经传递介质环境改变,发生雌激素、多巴胺不协调,引起泌乳素分泌升高,而可能引起或加重乳腺增生病。林剑英等研究[18]表明乳腺囊性增生患者在月经的4期人际关系、敏感、抑郁、焦虑因子较健康人高;患者在月经期、分泌期、月经前期躯体化因子较健康人高。提示可能是由于不良精神状态所致,并且可能导致雌激素水平的改变。

三、中医体质在乳腺增生病中的应用

(一)中医体质分型沿革

中医学认为体质的差异是人体内在脏腑阴阳气血偏颇和机能代谢活动各异的反映,并且认为不同的体质易患不同的疾病。人体具有不同体质类型的观念已形成共识,体质分型是体质学说临床运用中的重要问题,而对体质分型的研究,主要以人体生命活动的物质基础——阴阳、气血、津液的盛衰、虚实变化为主。古代对中医体质进行最早分类的当属《黄帝内经》,其关于体质类型的划分主要有五行归属法、阴阳含量划分法等。继之则为《伤寒杂病论》,其将人划分为强人、羸人、盛人、瘦人、虚弱家、亡血家、汗家、酒家、淋家、湿家等类型,主要体现了临床病理性体质的认识。后世医家则着重从病理学的角度并结合临床辨证来对体质分类,从而形成中医病理体质观念。如明代张景岳从人体禀赋阴阳脏腑的强弱、饮食好恶、用药宜忌等,将体质分为阳脏人、阴脏人、平脏人三类。至清代陈修园、程艺田又予以充实,形成了脏象阴阳体质分类方法。近年来随着中医体质理论研究的深入开展,现代中医体质研究则从临床角度,根据疾病群体中的体质变化、表现特征及与疾病的关系等方面对体质作出分型,又出现了多种体质分类方法,使中医学体质理论日趋完善。为寻找更具客观性的分型指标,目前多以对古文献及现代体质研究中有关体质分型，及特征出现频率进行统计学分析，其中以王琦[19]的体质九分法应用较为广泛。并于2009年4月中华中医药学会终于发布了中医体质分类与判定标准[10]，将中医体质分为9种基本类型：平和质、气虚质、阳虚质、阴虚质、痰湿质、湿热质、血瘀质、气郁质和特禀质。

（二）中医体质类型分布规律在乳腺增生病诊治中的应用及前景

中医学认为，体质是个体生命过程中，在先天遗传和后天获得的基础上表现出的形态结构、生理机能和心理状态方面综合的、相对稳定的特质，体质具有个体差异性、群类趋同性、相对稳定性和动态可变性等特点。体质决定个体对不同病因的易感性及其发病后病理变化的倾向性。开展疾病与体质相关性研究是近年来体质研究的主要形式之一，大量临床病症与体质的相关性研究表明[5]，体质与病症和疾病有着密切的联系。奠定中医体质研究的理论基础的中医体质学说的4个基本原理包括遗传决定论、心身构成论、环境制约论和体质过程论。先天和后天因素共同作用的结果决定着人类体质的形成，其中个体体质的相对稳定性由先天禀赋决定，体质的可变性受后天各种环境因素、精神因素等的影响。体质与证型密切相关，且体质的动态可变性为调整乳腺增生病患者的体质提供了理论依据，也为通过改善乳腺增生患者的体质，防止或延缓其向临床乳腺癌前病变发展甚至使其恢复健康状态提供了可能。

夏仲元，裴晓华等[20]对336例乳腺增生病患者的中医体质类型进行了调查，其类型以气郁质、平和质、气虚质为主；且肝郁气滞证和痰瘀互结证均以气郁质为主；冲任失调证患者则以平和质和气虚质为主，说明乳腺增生病的发病及其证候与体质相关[21]。侍晓辰、周仕萍[22]研究结果表明乳腺增生病患者发病体质以气虚质、气郁质、平和质为主，亦为痰瘀互结证的多发体质。陈润东等[23]认为，气郁质妇女在外界因素如环境、职业等作用下，易导致肝失疏泄，是形成乳腺增生病的内在基础。临床上我们也观察到，乳腺增生病患者往往在紧张、失眠、生气等情况下胀痛明显，这都与气郁质有关。在虚性偏颇体质中，乳腺增生病以气虚质为主，可能与本病发病人群主要为中青年职业女性，生活节奏紧张、经常处于繁忙的工作劳务中，劳则气耗，易耗损正气等因素有关。

综上所诉，体质决定着个体对致病因子的易感性及其所产生的病变类型的倾向性及疾病的传变，在很大程度上影响并制约着疾病的发生、发展、转归与预后，因此体质被称为疾病的"活性载体"[24-25]。而疾病"易感性"是中医学体质理论、从化学说的重要内容，它要求医生在着眼于机体对疾病的整体反应的同时，充分估计病人的体质特性，这是提高"辨证论治"水平的有效方法之一，也是"因人制宜"、"治病求本"治疗原则的意义所在。随着中医体质学说的不断完善，体质与乳腺增生病的相关性研究将为本病的防治提供新的思路与方法。

四、彩色超声在乳腺增生病证中应用及研究进展

（一）彩色超声在乳腺增生病证中应用

乳腺彩超检查在乳腺增生病患者筛查中占有重要地位，主要是因其价格低廉、无创伤、经济实用，可重复性强、定位准确和定位诊断等优点。超声检查无放射辐射危险，操作简便，有利于乳腺增生症的动态观察和定期复查，并可以扫查肿大的淋巴结，有助于鉴别诊断。随着高频探头技术的发展，其分辨率得到提高，能够清晰显示乳腺增生内部的细微结构，超声分型不仅为临床提供参考，彩色多普勒技术的发展提供了乳腺 x 线摄片、CT、MR 等不能了解到的信息。现在已公认其为乳腺查体首选辅助检查。且随着现代科技技术的不断发展和应用，中医在诊治乳腺增生病突破了原本"四诊合参"的辩证理论，充分利用现代科学仪器进行诊断，在实践中不断获得发展，提升和丰富中医学理论。乳腺内部组织结构与乳腺超声声像图表现有一定对应关系，从而决定了不同类型的乳腺增生病有其各自的超声特点。当乳房局部体征改变时，则超声声像图也会有变化。通过研究这种声像图的变化是否与中医的辩证分型有关联，对临床诊疗本病有重要意义。且不少研究

者通过总结及归纳,将本病在超声下不同的表现一一阐述,正如付丽娟,郭桦[26]将本病分为四种类型加以详细阐述,对临床诊疗及中医辩证有一定参考价值。

因此,超声检查乳腺疾病应用于临床以来,随着仪器分辨率的不断提高,诊断符合率越来越高,诸多的研究不断证实着医学影像技术将在乳腺疾病诊断及治疗上发挥越来越大的作用。随着超声医学的口臻成熟,从超声显像获得的微观化依据是对中医宏观望诊和切诊的补充,从而更加深入探讨中医基础理论、临床辨证施治规律及中医的传统宏观辨证向微观辨证的发展,为进一步诊治本病奠定坚实的基础。

（二）彩色超声在乳腺增生病证中的研究进展

1.乳癖辨证与局部病理变化

曹茂英[27]等分析认为肝郁气滞型乳腺增生病超声表现为小叶增生型,乳腺腺体层增厚,回声减低,内有多个大小不等的条索状或圆形低回声区,边不清,可相互融合,可伴导管扩张、乳腺内血流分级为Ⅰ级。肝郁痰凝型超声表现为纤维腺病型,增生的小叶和腺泡形成的低回声区被增生的结缔组织形成的中强回声分成蜂窝状,有时可见腺体层内小囊肿,乳腺内血流分级为Ⅰ～Ⅱ级。冲任失调型超声表现为纤维化型,乳腺腺体层不增厚,回声弱增强,结构致密,乳腺内血流分级为0～Ⅰ级。张建涛[28]等亦按乳房局部病理变化的不同阶段和全身不同变化进行辨证分型,其证型与超声表现特征与曹茂英统计结果相似。

2.乳腺介入超声及对小乳癌的诊断

彩色多普勒超声的使用及普及,一方面乳腺实性小肿块的检出率增多,临床上需要穿刺或者手术以明确病理性质的患者明显增多,因为超声定位精确,操作简便迅速,创伤小,并发症少,较安全,无射线等优势,以成为临床最常选用的影像学方法。并且利用高频彩超技术观察,在药物治疗过程中,乳腺内腺体厚度及肿块的动态变化,特点是肿块是否消退提供了可靠信息。不仅可以清晰显示腺体内各层结构及肿块回声,还可以判定服药后乳腺内声像的改变,为乳腺增生病治疗效果提供直观依据。其疗效评价客观化指标仍需进一步被建立健全。另一方面大大提高了乳腺癌癌前病变和早期乳腺癌的早期诊断率。亚洲女性腺体较致密,乳腺癌发病高峰提前,30岁左右妇女乳腺癌发病日益增高,针对这一部分妇女,钼靶X片往往由于腺体致密未能清晰显示可疑钙化及结构紊乱,CDFI由于能清楚显示由于腺体致密钼靶X线未能清晰的亚临床病灶,更具有可操作性,临床运用中显示出巨大的优势。高分辨的彩色多普勒仪器的应用显著提高了乳腺癌癌前病变的敏感性和特异性。

　　超声检查乳腺疾病应用于临床以来,随着仪器分辨率的不断提高,诊断符合率越来越高。目前文献倾向于彩色高频超声对乳腺肿块的诊断价值优于钼靶摄影。医学影像技术将在乳腺疾病诊治上发挥越来越大的作用。

五、结果分析

（一）乳腺增生病痰瘀互结证与一般因素的关系分析

　　结合本研究结果显示,乳腺增生病痰瘀互结证三组兼证的一般信息中在年龄、婚况、性格、饮食方面比较有显著性差异,具有统计学意义;在工作性质、流产次数、既往乳腺病史及服用激素药物病史方面比较无显著差异。祖国医学认为肾及冲任等的正常功能的发挥对妇女的经、孕、产、乳有着重要的调节作用,随着年龄越大,在机体经历了经、孕、产、乳后等的不断变化,肾气渐衰以致冲任失调,当处于中年以后肾中精气由充盛趋向衰退,同时也伴随着天癸渐衰,冲任气血亏虚,肾气一天癸一冲任性腺轴受损,气滞血瘀痰凝积聚乳房而发病。当代社会年轻女性患者生活、工作压力等日益渐增,患者平素情志不畅,长期抑郁、所愿不遂,或急躁易怒者,易致肝气郁结,经脉阻塞不通,不通则痛,可致乳房疼痛肝郁则气血凝滞,津停痰凝,集结乳房,发为乳房结块。又肝肾同源,肝体阴而用阳,肝主疏泄之功能有赖于肾气的温煦资助,如肝病日久,可损伤肾气,肾气受损,天癸不充,冲任气血失调,在下可见月事紊乱,在上亦可致乳房经络阻滞,加重乳癖。随着社会的进步,人类的食物变得越来越丰富,高脂肪、高蛋白是现在人饮食的一大特点,而这些,又恰恰是合成体内雌激素的原料,通过下丘脑－垂体轴使雌激素分泌增加,再加上食物中残留的外源性雌激素,体内雌激素水平的升高即可导致乳腺增生并产生相应的临床变化。本研究提示肉食的摄入对乳腺增生病的发生呈正相关。亦有学者研究发现常食用水果类食物是乳腺疾病的保护性因素。

（二）乳腺增生病痰瘀互结证的中医体质类型分布规律分析

1. 根据《中医体质分类与判定表》判定的 318 例乳腺增生病痰瘀互结证体质类型中:平和质 114 例(35.8%),气虚质 25 例(7.9%),阳虚质 84 例(26.4%),阴虚质 6(%)例(1.9%),痰湿质 17 例(5.3%),湿热质 13 例(4.1%),血瘀质 11 例(3.5%),气郁质 42 例(13.2%),特禀质 6 例(1.9%),其中平和质、阳虚质、气郁质为多发体质。经统计学分析乳腺增生病痰瘀互结证三组兼证在不同体质类型中的分布有极显著性差异,具有统计学意义 (X2=34.54,P <0.01)。其中兼肝郁气滞型患者前 3 种体质类型依次为平和质、气郁质、阳虚质;兼脾虚湿盛型患者依次为阳虚质、平和质、气郁质;兼冲任失调型患者依次为阳虚质、平和质、气虚质。

体质与疾病的发生、转归、预防、治疗等密切相关。在非病状态下和患病状态下均存在正常体质和偏颇体质。随着中医体质学的发展对乳腺疾病的体质辨识日渐受到重视,体质学在乳腺疾病防治中的特殊作用也日渐突显。乳腺疾病有一定的遗传学基础,如乳腺癌是由于遗传和环境因素综合作用所导致除疾病易感基因外,性格心理特征也影响乳腺疾病的发生 [29]。因此,乳腺疾病与体质因素无不相关。临床体质学说多把体质分为正常质及偏颇质,而体质的偏颇则在不同外界因素的致病作用下,发生不同的疾病过程,也是疾病朝着某个方向发生发展的重要因素,多为疾病发生的内在因素。本研究结果提示,不同体质类型的乳腺增生病痰瘀互结证三组不同兼证的分布比较中有极显著性差异,具有统计学意义 (X2=34.54,P <0.01),说明乳腺增生病痰瘀互

结证的发病及不同兼证与体质相关。说明了体质与证型之间有密切的联系，可作为临床辩证论治的依据，且发病以偏颇体质为主，与侍晓辰、周仕萍[22]研究结果相同的。在九种不同体质中，平和质为首要发病体质，对于平和质的定义是体态适中，阴阳气血调和为主，然而临床上对于健康体质的定义，不仅仅特指没有疾病或者疼痛等不适感，还应涵盖心理上、身体上及适应周身环境的完全状态。因此，对于本病所归纳研究的平和质患者，均有在不同程度上的工作、生活压力，情绪不稳定，及患者自身不了解其身体状态，大部分多为其在临床查体中发现本病，所以，当身体处于潜病未病状态时，即在健康及疾病的边缘时，即使有自身的体质偏颇，但临床表现则不明显。

中医证候类型是机体发病时的阶段性表现，即为"证"。而体质与证型关系密切[30]，决定着证候种类的倾向性，并疾病发生发展的趋势及证型演变规律提供依据。正如《外科正宗》记载：过于忧虑则伤肝，过于思虑则伤脾，积想在心，所愿不得者致经络阻塞不通畅，聚而成核，说明气郁质与形成肝郁气滞证的有相关性，正如本研究中兼肝郁气滞型患者偏颇体质亦以气郁质为主。临床上我们也观察到，乳腺增生病患者对外部刺激反应敏感，往往在紧张、失眠、生气等情况下病情加重，乳房胀痛明显，这都与气郁质有关。气郁质妇女在如环境、职业等外界因素作用下，易导致肝失疏泄，是形成乳腺增生病的内在基础《外科医案汇编》指出乳房中的肿块虽然常常多由肝郁气滞，凝聚而成，但其本质却在于肾的温煦作用，从而表明肾在本病发病中的重要地位，多为肾阳或肾阴亏虚所致，则表现在个体中多以虚性偏颇体质为主。本病研究中兼冲任失调型患者偏颇体质以阳虚质为主，肾为先天之本，主一身之阳气，冲为血海，任主胞胎，胞脉系于肾，冲脉与肾脉相并而行，得肾阴滋养。冲任下起胞宫，任脉循腹里，上关元至胸中，冲脉夹脐上行，至胸中而散，其气血盛衰直接可以影响乳房的生理功能。肾气不足，致天癸不充，冲任二脉失养，胞宫与乳房必同时受累而发病肾阳虚衰，则阴寒内生。其形成多为患者素体阳虚痰盛，或经期受凉饮冷致机体阳气虚损，痰湿内生,痰邪循经窜结于乳络而致。正如姜兆俊[31]教授提出的阴阳失调,阴毒内结观点中,其中的阳虚即多指代肾阳虚。

2. 本研究中,经彩超检查所有入选病例中223例(占70.1%)可探及肿块,在乳腺增生病痰瘀互结证多发体质类型中,平和质84例(37.7%),阳虚质61例(27.35%),气郁质28例(12.56%),气虚质14例(6.28%),肿块回声性质中各体质均以低回声为主。经统计学分析,四种多发体质在肿块有无及肿块回声性质的比较无显著性差异(P<0.05)。体质与证型关系密切,体质决定证型,证型在体质基础上发生、演变和发展。本研究中乳腺增生病痰瘀互结证不同兼证彩超声像中肿块回声性质亦以低回声结节为主。

因此,综上所述,依据乳腺增生病患者不同体质偏颇性及其对中医证候的影响,对本病不同证型下多发体质进行辨治,结合本研究,肝郁气滞型者,以气郁质为主,临床辨治应疏肝理气,解郁散结;脾虚湿盛型者及兼冲任失调型者均以阳虚质为主,当以温补脾阳,温煦肾阳、调理冲任。因此,对易感乳腺增生病患者进行体质辨识,不仅丰富中医辨证内容,为判定辨证规范及质量评定提供参考依据,并且为疾病的预防及治疗提供依据,尝试体质学说在中医辨证及疗效评价中的适用性、实用性和可操作性,从而更好地发挥中医学"未病先防""辨证施治"之优势,尤其是体质的动态可变性为调整乳腺增生病患者的体质提供了理论依。临床上亦可通过改善乳腺增生患者的体质,防止或延缓其向临床乳腺癌前病变发展甚至使其恢复健康状态找到行之有效的方法和途径。

(三)、乳腺增生病痰瘀互结证不同兼证与彩超声像关系的分析

1. 乳腺增生病痰瘀互结证不同兼证与超声声像图表现的关系:从以上结果表明,本研究中318例乳腺增生病痰瘀证患者超声声像图表现以Ⅱ型为主,三组不同兼证各占比例为:兼肝郁气滞型86例(50%)、兼脾虚湿盛型59例(34.3%)和兼冲任失调型27例(15.7%)。且三组不同兼证在二维超声声像图特征的比较差异有统计学意义(P<0.05),提示乳腺增生病痰瘀互结证不同兼证在二维声像图类型表现

中有特异性差异。其中,兼肝郁气滞型及兼冲任失调型乳腺增生病彩超声像图表现均以Ⅰ型和Ⅱ型为主,而兼脾虚湿盛型彩超声像图Ⅲ型表现所占百分比较兼肝郁气滞型和冲任失调型多,占61.2%。结果说明乳腺增生病的彩超声像图能够反映不同兼证之间的差异。

乳癖痰瘀互结证的病因,或因肝郁气机受阻,不通畅;或因脾虚湿盛,湿邪多粘腻,痰湿互结,瘀阻于乳房局部;或因冲任失调,血液上不为乳,下不为经,则见乳房失养,因此肝、脾、冲任作用机制的紊乱,导致痰瘀互结共有病机的形成。正是因为肝郁气滞,局部血运受阻缓慢,易致乳房局部经络运行不畅,而痰和瘀有其内在的亲和力,多表现在瘀滞津生痰,痰粘血成瘀,从而两者凝结阻滞经络、气血津液的运行和输布,"诸湿肿满,皆属于脾",湿蕴于内,无处不到,瘀阻于乳房,表现为乳房的肿胀重坠,且易形成结块,临床表现为扪及腺体的结节样感。在超声下则多表现为腺体结构不规则,亦可见片状增厚区,兼肝郁气滞型及兼脾虚湿盛型表现病变程度重,腺体结构紊乱,回声不均,肿块呈实质性低回声团块,后者还或见液性暗区。这与曹茂英[27]所分析统计的不同证型的乳腺超声表现有一定的相似性,尤其是兼肝郁气滞型尤为明显。

2. 乳腺增生病痰瘀证不同兼证与腺体厚度的关系:本研究中三组不同兼证在腺体厚度的比较中,无显著性差异(P值> 0.05)。但两两比较时见脾虚湿盛型与兼冲任失调型的比较中有显著差异,P ≤ 0.05,且前者腺体较后者腺体厚。提示乳房腺体厚度可反映乳腺增生病痰瘀互结证不同兼证的差异。脾主后天,是气血生化的源泉,其运化功能正常对乳腺周期性规律变化有重要的作用;"诸湿肿满,皆属于脾",湿蕴于内,无处不到,瘀阻于乳房,表现为乳房的肿胀重坠,且易形成结块。导师宋爱莉教授认为乳腺增生病的病因病机为脾失运化,水湿结聚于乳络,致腺体水肿、增厚,这与西医结缔组织水、钠潴留导致的小叶间水肿可引起的腺体增厚的理论[32]相一致。曹茂英[27]等认为肝郁气滞型超声表现多为小叶增生型,乳腺腺体层增厚;冲任失调型超声表现为纤维化型，乳腺腺体层不增厚。

3. 乳腺增生病痰瘀证不同兼证与肿块回声的关系：三组不同兼证在肿块回声类型的比较差异有极显著差异，具有统计学意义（P＞0.05），说明三组不同兼证的不同回声肿块的比例构成比有所不同，兼肝郁气滞型所占比例分别为：82.2%、7.9%、0、9.9%；兼脾虚湿盛型所占比例分别为：74.4%、15.1%、1.2%、9.3%；兼冲任失调型所占比例为：72.2%、16.7%、0、11.1%，且均以低回声所占比例较大，且兼肝郁气滞型＞兼脾虚湿盛型＞兼冲任失调型。兼脾虚湿盛型肿块中无回声较其他两型多发；兼肝郁气滞型肿块中混合型较其他两型多发，从而说明彩超下肿块回声类型可反映乳腺增生病痰瘀互结证三组不同兼证的特异性表现，可作为临床辩证分型的客观影像学依据。正如历年来中医关于乳癖病因病机所阐述的那样，肝郁气滞血瘀多为实，脾虚湿盛、冲任失养多为虚，虚实夹杂而导致本病，痰、湿、瘀作用于乳房部位，不同的致病因素导致不同证型的乳癖，在肝气滞血瘀不仅表现为胀痛，肿块多为实性，超声表现下则见低回声结节为主；由见肝之病传脾，脾主津液，运化失职，输布不畅，破津液于乳房腺体组织而形成水湿瘀阻，可见实性及囊性肿块为主，超声表现不仅可以看到低回声结节，亦可见液性暗区形成的无回声；随着年龄增长，肾气渐衰而致冲任失调，乳房腺体萎缩，自身激素水平对乳房的影响逐渐减弱，虽亦有块，多以低回声肿块表现为主。

4. 乳腺增生病痰瘀互结证不同兼证与腺体结构、有无导管扩张、肿块分布规律及肿块最大直径方面的比较：以上指标经统计学分析后均无显著性差异 (P＞0.05)。超声下所有入选病例中 70.1% 可探及肿块，三组兼证肿块出现率依次为 45.3%、38.6%、16.1%，；且三组不同兼证肿块的位置均以外上象限为主，其次为外下象限，以临床不可触及的肿块为主，直径 <=1cm 者所占比例依次为 80.2%、73.3%、83.3%。因此，通过乳腺彩超的检查，临床上不可触及的微小肿块可被及早发现，早期治疗，有利于本病的进一步诊断及治疗。

结　语

　　本研究通过对 318 例乳腺增生病痰瘀证患者引用中医体质分类与判断标准进行体质分型及行彩超检查,旨在进行中医体质类型分布规律及彩超声像表现的相关性研究,综合分析病－体－证的内在联系,丰富中医辨证内容,指导临床疾病预防,进一步为辩证防治提供基础及客观的影像学依据。

　　经研究,乳腺增生病痰瘀互结证不同兼证与中医体质类型分布规律的分析结果:(1)乳腺增生病痰瘀互结证患者体质以平和质、阳虚质、气郁质为主,各体质类型分布及所占比例分别为平和质 114 例(35.8%),气虚质 25 例(7.9%),阳虚质 84 例(26.4%),阴虚质 6(%)例(1.9%),痰湿质 17 例(5.3%),湿热质 13 例(4.1%),血瘀质 11 例(3.5%),气郁质 42 例(13.2%),特禀质 6 例(1.9%)。(2)三组不同兼证的体质类型分布比较统计学有极显著差异 (P<0.01)。其中兼肝郁气滞型患者前三种体质类型依次为平和质(44.0%)、气郁质(19.1%)、阳虚质(18.4%);兼脾虚湿盛型患者依次为阳虚质(36.9%)、平和质(30.3%)、气郁质(9.0%);兼冲任失调型患者依次为平和质(27.3%)、阳虚质(23.6%)、气虚质(14.5%)。(3)经彩超检查所有入选病例中 223 例(占 70.1%)可探及肿块,在乳腺增生病痰瘀互结证多发体质类型中,乳腺增生病痰瘀互结证多发体质类型中,平和质 84 例(37.7%),阳虚质 61 例(27.35%),气郁质 28 例(12.56%),气虚质 14 例(6.28%),肿块回声性质中各体质均以低回声为主。经统计学分析,四种多发体质在肿块有无及肿块回声性质的比较无显著性差异(P < 0.05)。乳腺增生病痰瘀互结证三组不同兼证在彩超声像图方面的比较结果:(1)乳腺增生病痰瘀互结证患者二维超声声像图表现以 II 型为主,其中兼肝郁气滞型 86 例(50%)、兼脾虚湿盛型 59 例(34.3%)和兼冲任失调型 55 例

（15.7%），且三组不同兼证在声像图之间的比较差异有统计学意义（P
＜ 0.05 ）;（2）三组不同兼证在腺体厚度之间比较无显著性差异 (P 值＞
0.05)，但不同兼证两两比较中，兼脾虚湿盛型腺体厚于兼冲任失调型;
（3）乳腺增生病痰瘀互结证患者肿块回声类型以低回声为主，且三组
不同兼证在肿块回声类型之间比较有极显著性差异（P<0.01），其中以
兼肝郁气滞型多见；兼脾虚湿盛型肿块回声类型中无回声较其他两兼
证多发；兼肝郁气滞型肿块回声类型中混合型较其他两兼证多发;（4）
三组不同兼证在腺体结构、导管扩张的有无、肿块分布规律、肿块最大
直径等方面的比较统计学无显著差异（P ＞ 0.05 ）。

因此综上所述，对乳腺增生病痰瘀互结证患者进行中医体质分类
与判断标准研究，表明乳腺增生病痰瘀互结证不同兼证与不同体质类
型之间有密切相关性，兼肝郁气滞型以平和质为主，兼脾虚湿盛型与兼
冲任失调型患者均以阳虚质为主，且平和质、阳虚质、气郁质是患乳腺
增生病痰瘀互结证的多发体质，彩超下肿块回声性质以低回声结节为
主。不同兼证的彩超声像图表现中超声声像图类型、腺体厚度、肿块
回声类型可体现不同兼证间客观影像学的特异性差异，为临床辩证提
供客观化指标。临床综合辩病 – 体 – 证，不仅能丰富中医辩证内容，为
辩证规范化、客观化提供参考依据，并且通过对体质的判定和辩证，充
分体现中医未病先防的优势。但是需要指出，由于学识水平、临床能
力有限，以及本研究临床观察病例数相对较少，仅仅属于初步性探讨，
尚需进一步更大样本的研究与证实。

参考文献

[1] 林毅 . 外科专病 [M]. 北京：人民卫生出版社，2000:106.

[2] 阚秀 . 乳腺非典型增生及原位癌——读"Rosen, s breast
pathology"一书的体会 [J]. 诊断病理学杂志 , 2002, 5 (9): 259–261.

[3] 丁雯，张开红等 . 乳腺增生症的超声诊断现状及进展
[J].2009,19(9):1190– 1192.

[4] 王琦.中医体质学说研究现状与展望 [J].中国中医基础医学杂志,2002,8(2): 87.

[5] 谢薇,王志红.中医体质学说研究进展[J].中国中医基础医学杂志,2008,14(6):470—474.

[6] 邓国兴,赵立峰,李春香,等.心理应激、情志与从肝论治乳腺增生病相关性的探讨 [J].中国中医基础医学杂志,2008,14(12):934-935.

[7] 李焕云,王秀丽,曹军,等.乳腺疾病的发病现状与分析 [J].中国当代医药,2010, 17(12):124-125.

[8] 胡升芳,陈红风.乳腺增生病患者乳腺癌危险因素调查及其与中医证型关系的研究 [J].上海中医药杂志,2004,38(5):10-12.

[9] 焦明德,田家玮,任卫东.临床多谱勒超声学[M].北京:中国协和医科大学联合出版社,1997;1:606.

[10] 中华中医药学会.中医体质分类与判定 [M].北京:中国中医药出版社,2009:1-7.

[11] 陆德铭.中医外科学.上海:上海科学技术出版社,1997:83.

[12] 清 潘吉甫.近代中医珍本集·潘氏外科秘本九种·疡症歌诀.杭州:浙江科学技术出版社,2003.2:547.

[13] 蔡永敏,任玉让,王黎,等.最新中药药理与临床应用 [M].北京:华夏出版社,1999.175-177,458-461.

[14] 宋爱莉.从肝郁脾虚论治乳腺增生病 [J].山东中医杂志,2001,20(7):393.

[15] Geschickter CF,Lewis D,Hartman CG.Tumors of the breastrelated to the oestrin hormone.Am J Cancer[J]. J ClinEndocrinol Metab,1934 (21):828-859.

[16] 王苹,陈怡君,吴黎雅,等.性激素水平与 ER,PR 的表达在乳腺增生病辨证分型中的意义.福建医科大学学报,2005,1(3):291-294.

[17] 卢崇亮.乳腺增生症的癌变问题及其诊治进展.华夏医学,2004,17(1):116-118.

[18] 林剑英，黄学军 . 乳腺囊性增生病的高频彩超诊断及患者精神状态评定 [J]. 广东医学 ,2006,27(11):1681–1682.

[19] 王琦 .9 种基本中医体质类型的分类及其诊断表述依据 [J]. 北京中医药大学学报 ,2005,28(4):1–8.

[20] 夏仲元，裴晓华，吕蒙 . 中医体质学在中医外科中的运用及思考 [J]. 中医学报 ,2012,11(27):1429–1431.

[21] 夏仲元，庞洁，任卫华 . 乳腺增生病中医体质类型调查分析 [J]. 安徽中医学院学报 ,2009,28(4):12–14.

[22] 侍晓辰，周仕萍 . 乳腺增生病中医证型与中医体质的相关性 [J]. 中医杂志 ,2011, 52(12):1029–1031.

[23] 陈润东，李小燕 . 试论气郁体质与妇科疾病 [J]. 贵阳中医学院学报 ,2009, 31(3):10–11.

[24] 杜普能 . 浅谈中医学中的体质观 [J]. 陕西中医函授 ,1998, (6):425.

[25] 王文宝，曹峰林，李辉，等 . 北方汉族健康人的中医体质类型与 HLA 基因多态性的相关研究 [J]. 哈尔滨医药 , 2002, 22 (2):122.

[26] 付丽娟，郭桦 . 二维与彩色多普勒超声对乳腺增生症的诊断价值 [J]. 临床医学 ,2005,25(2):79–80.

[27] 曹茂英 .140 例乳腺增生病超声特征与中医辨证关系探讨 [J]. 中华实用中西医杂志 ,2004,4(17):747.

[28] 张建涛 . 彩色多普勒超声诊断乳腺增生病与中医分型的关系 [J]. 中华医学文摘 ,2004,1(06):88.

[29] 岂怀华，张景华，姚三巧个性特征与女性乳腺癌关系的病例对照究［J］. 中国全科医学 ,2011,14(29):3338–3340.

[30] 王琦 . 论中医体质研究的三个关键问题（下）[J]. 中医杂志 ,2006,47(5):329– 330.

[31] 杨毅，姜玉霞，姜兆俊 . 治疗乳腺增生病经验 [J] . 山东中医杂志 ,2000,19(2)：101～103.

[32] 刘青云 . 中药药理学 [M]. 人民卫生出版社 ,2002.128.

综 述

中医体质学说在乳腺疾病中的运用概况及思考

体质决定个体对不同病因的易感性及其发病后病理变化的倾向性,体病相关研究是从中医视角调查分析特定人群体质分布谱及流行趋势,为中医药更好更早预防控制疾病提供新思路、新方法,对于建立具有中医特色的健康管理模式,促进中医医疗保健服务和中医药产业发展有着广泛而深刻的影响。自 20 世纪 70 年代始,王琦等即明确提出了"中医体质学说"的概念,并于 1982 年出版了第一部《中医体质学说》专著,奠定了现代中医体质研究的理论与实践基础。王琦[1]认为体质是个体生命过程中,在先天遗传和后天获得的基础上表现出的形态结构、生理机能和心理状态方面综合的、相对稳定的特质,体质具有个体差异性、群类趋同性、相对稳定性和动态可变性等特点。王琦等[2]对中国一般人群中医体质流行病学调查研究显示,平和质占 32.14%,偏颇体质占 67.86%。开展疾病与体质相关性研究,即采用患同一病种人群的体质状况分型研究,考察其体质和发病情况以及发病后的病理变化,是近年来体质研究的主要形式之一,大量临床病症与体质的相关性研究表明[3],体质与病症和疾病有着密切的联系。

一、中医体质学说研究概述

(一)中医体质学的概念及分类

中医体质学说是以中医理论为指导,研究人类各种体质特征,体质类型的生理、病理特点,并以此分析疾病的反应状态、病变的性质及发展趋向,从而指导疾病预防、治疗以及养生康复的一门学科[4]。自 20世纪 70 年代中医体质学说确立以来,研究重点已由整理古文献有关认识,过渡到社会调研及体质分型理论模型的建立,并结合现代生理、病理、生化、免疫、遗传等学科方法和手段，使体质研究出现了宏观与微观相结合，传统方法与现代方法相结合的前景。

中医学认为体质的差异是人体内在脏腑阴阳气血偏颇和机能代谢活动各异的反映，并且认为不同的体质易患不同的疾病。人体具有不同体质类型的观念已形成共识，体质分类标准化、规范化的建立是现代体质研究中一个重要的问题。体质分型的研究，主要以人体生命活动的物质基础——阴阳、气血、津液的盛衰、虚实变化为主。古代对中医体质进行最早分类的当属《黄帝内经》，其关于体质类型的划分主要有五行归属法、阴阳含量划分法等。继之则为《伤寒杂病论》，其将人划分为强人、羸人、盛人、瘦人、虚弱家、亡血家、汗家、酒家、淋家、湿家等类型，主要体现了临床病理性体质的认识。后世医家则着重从病理学的角度并结合临床辨证来对体质分类，从而形成中医病理体质观念。如明代张景岳从人体禀赋阴阳脏腑的强弱、饮食好恶、用药宜忌等，将体质分为阳脏人、阴脏人、平脏人三类。至清代陈修园、程艺田又予以充实，形成了脏象阴阳体质分类方法。中医诊断学[5]将体质分为阴脏之人、阳脏之人、阴阳和平之人 3 大类。近年来随着中医体质理论研究的深入开展，现代中医体质研究则从临床角度，根据疾病群体中的体质变化、表现特征及与疾病的关系等方面对体质作出分型，又出现了多种体质分类方法，使中医学体质理论日趋完善。为寻找更具客观性的分型指标，目前多以对古文献及现代体质研究中有关体质分型，及特征出现频率进行统计学分析。病理体质是介于健康与疾病之间的过渡状态，即亚健康状态，此类体质具有潜在病变倾向。当今体质分型较有代表性的为匡调元[6]的从研究体质病理学角度的体质六分法和王琦[7]的 9 分法，其中王琦的 9 分法目前应用较为广泛。

（二）体质特性研究

体质现象是人类生命活动过程中的一种重要表现形式，它与健康、疾病有着密切的关系。体质是先天遗传和后天获得所形成的形态结构、机能活动方面相对稳定的个体特性[6]。生理上表现为在机能、代谢以及对外界刺激反应等方面的个体差异性；病理上表现为个体对某些疾病的易感性，疾病传变转归中的某种倾向性。体质的形成是诸多因素共同作用的结果，其性状受遗传因素和环境因素的双重作用，是一定的躯体素质与一定心理素质的综合体，其中遗传是相对主要因素。体质具有相对稳定性和动态可变性，使体质的调节成为可能[8]。

二、体质与证的相关性研究

体质的偏颇是疾病发生的内因，是决定疾病发展过程及证候类型演变的重要因素。体质决定着证候种类的倾向性，又是决定病性、病位、病程阶段和病变趋势的重要因素。中医证候类型是对人体疾病状态下脏腑气血阴阳盛衰情况及病因、病位等方面的概括，是机体发病时的阶段性表现，具有快速转变的特点。证候的传化除与疾病固有规律作用有关外，还与机体内外环境包括体质因素对病变的影响以及治疗措施及时、合理与否有关[9]。因此，对患者体质状况的观察与辨识，有助于对错综复杂的临床病证作出比较准确的判断。

（一）各型体质的状态

各型体质除正常质外，其余如气虚质、血虚质、痰湿质、瘀血质等均应有潜病未病态及疾病态二种状态[10]。潜病未病态即除正常质外，一般情况下，其他各型体质机体自身均有某些偏颇的表现，但信息量不足，或是毛发、皮肤干燥，或是耐热不耐寒，或是耐寒不耐热，或是体力下降，不耐劳累等，程度较轻，人们不会因此而就医。此种状态既不符合WHO关于健康定义"不仅仅是没病或疼痛，而且包括在身体上、心理、社会方面的完全状态"也不符合疾病的表现"任何离开健康状态并具有一系列特征性状的确定病态过程"[11]。即处于疾病与健康的中介状态，也即前苏联N·布赫曼提出的第三状态，属于潜病未病态。此种潜病态可分为病前潜病态、病间期潜病态与病瘥潜病态。潜病未病态的体质状态，在外界诱因的作用下，不仅各种表现程度加深，而且特征性症状非常显著，表现为特定的症状、体征的有机组合，即进入疾病态。或是身体久病，由病而致身体体质的改变，此种体质状态亦为疾病态。如叶天士治疗经年累月之痹病、疟母十年、久有胃痛、左胁肋痛五六年未愈者，均提出久病入络之说，即"经几年宿病，病必在络……因久延，体质气馁……气阻血瘀[12]"。总之，除正常质外，其他各型体质均有潜病未病态与疾病态二种状态。

（二）体质与证的区别与联系

"证"是中医病理名词，本不应与体质概念相混淆，但由于既往在体质理论的研究中多侧重于体质病理的论述，因此造成了在体质病理学上对体质与病证关系的某些模糊认识，如阳虚体质与"阳虚证"及阴虚体质与"阴虚证"等。故不少学者论证了体质与证的相关性及二者概念的差异。匡氏[13]认为，体质与证是有区别的，体质主要是在遗传基础上，在缓慢的、潜在的环境因素作用下，在生长发育和衰老过程中渐进性地形成的个体特殊性。虽然体质可以改变，但其变化过程是比较缓慢的。证则不然，它主要是在明显的、特定的、相对而言比较急剧的致病因子作用于体质以后形成的临床类型。何氏[14]认为，证的基础实质是特定的身体素质，接受了某种病因刺激，或受到某种病理过程的影响，从而表现出某种较有特异性的病理反应和类型。王氏等[15]从"体质影响证的形成"和"体质制约着证的转变和转归"两个方面，论证了体质和证的关系，并提示这种关系在预防学、诊断学和治疗学上所具有的重要理论意义。宋氏[16]认为，体质与证密切相关，体质因素决定着疾病的发生和证型，决定证的转归和疾病的预后，体质和证共同反映着人的生理病理状态。陈氏[17]认为，体质的差异导致病证的多变性：病因相同，体质不同，证亦不同；疾病相同，体质不同，证亦不同；疾病不同，体质相同，证亦相同，即体质是同病异证、异病同证的基础。在证候诊断方面，提出"据质求因，据质定性，据质明位，据质审势"。郭氏与田氏[18]提出证与体质的概念不可混淆，证是中医病理名词，是病变过程中的阶段性反应，疾病的不同发展阶段可表现有不同的证候，当某些疾病超越体质的制约程度，则反过来影响体质的改变。王氏[8]认为，体质与证既有着本质的差别，又有着密切联系，体质在许多情况下决定着机体对某些疾病的易罹性和病变过程中的倾向性。证的背后或多或少体现着个体的体质特点。但在一定情况下，某些证候与体质状态并不一致。李氏[10]认为体质与证既有区别又有联系。其区别主要有两个方面：第一，从形成原因而论，各型体质是在先天遗传的基础上，在后天缓慢的环境因素和疾病因素的作用下渐进形成的个体的特殊性。而证则是在致病因素以及其他有关因素的共同作用下，机体所产生的临床综合表现。第二，从时间长短而论，各型体质状态比较稳定，可以多年不变，而证具有时相性，可以随疾病的临床治愈而消失。但勿庸置疑，疾病态的体质是疾病与各型体质并存的状态，潜病态的体质又表现为对相应病证的易患性，因此体质与证又是有关联的。

三、中医体质学说在乳腺疾病中的运用

随着中医体质学的发展对乳腺疾病的体质辨识日渐受到重视，体质学在乳腺疾病防治中的特殊作用也日渐突显。乳腺疾病有一定的遗传学基础，如乳腺癌是由于遗传和环境因素综合作用所导致除疾病易感基因外，性格心理特征也影响乳腺疾病的发生[19]。因此，乳腺疾病与体质因素无不相关。

夏仲元，裴晓华等[20]采用病例对照研究方法对336例乳腺增生病患者的中医体质类型进行了调查，病例组中医体质类型以气郁质、平和质、气虚质为主，与体检人群比较有显著性差异（$p < 0.05$）；不同中医证型患者的体质类型也有明显差异肝郁气滞证和痰瘀互结证均以气郁质为主；冲任失调证患者则以平和质和气虚质为主，说明乳腺增生病的发病及其证候与体质相关[21]。裴晓华指出[22]，对症状缓解的患者，虽然已没有相应的症状体征，但可以根据中医学的整体观念，辨别体质，分析劳损，预测病情，防患于未然。王敏等[23]根据早中期乳腺癌患者的中医治疗大多围绕郁、瘀进行，推测气郁和血瘀体质在乳腺癌癌前病变进展中可能起到了关键作用。徐巍等[24]认为，在治疗乳腺癌癌前病变时，根据体质的差异，选择恰当的药物和剂量，有可能延缓阻

断癌前病变的进展。徐巍等[25]还提出,可以在了解乳腺癌癌前病变患者的高危体质类型基础上,借助现代基因芯片技术,进一步阐明其分子生物学基础。辛天星等[26]从中医体质学角度对乳腺癌的病因病机进行理论探讨,认为乳腺癌的病因多与肥胖体质和素体正虚相关,素体肥胖的妇女易冲任失调,因虚而致实,正气不足是导致乳腺癌的产生和进展的根本。陈文霞[27]认为幼女乳房异常早发育患者多属于阴虚质、湿热质痰湿体质等偏颇体质,加之外界因素影响而发病,治疗应从肝肾和脾胃论治,并结合体质特点加减用药。侍晓辰,周仕萍[28]研究结果提示,乳腺增生病患者以偏颇型体质为主,对照组以平和质为主,且平和质是乳腺增生病的保护因素。有学者对乳腺疾病的危险因素作了广泛的流行病学调查,发现体质心理因素是主要危险因素[29-31]。本研究结果提示,乳腺增生病患者以气郁质最多见,其发病的相对危险度也最高。陈润东等[32]认为,气郁质妇女在外界因素如环境、职业等作用下,易导致肝失疏泄,是形成乳腺增生病的内在基础。临床上我们也观察到,乳腺增生病患者对外部刺激反应敏感,往往在紧张、失眠、生气等情况下病情加重,乳房胀痛明显,这都与气郁质有关。在虚性偏颇体质中,乳腺增生病以气虚质为主,可能与本病发病人群主要为中青年职业女性,生活节奏紧张、经常处于繁忙的工作劳务中,劳则气耗,易耗损正气等因素有关。

四、思考

目前中医体质学在乳腺疾病中的运用,主要集中在中医体质类型分布的流行病学调查,为阐明体质因素影响乳腺疾病的发生,为改善病理体质实现群体预防提供了一些研究基础和证据开展了中医体质与证候的相关性研究,初步发现了证候与体质有一定相关性,也存在各自的差异性,其规律尚待进一步阐明。对运用中医体质学指导乳腺疾病的防治方法等进行了理论探讨,提出了一些新认识和新观点,但临床具体诊疗方法研究较少,这也是体质学临床研究中有待解决的共性问题。我们相信,中医体质学对中医外科学理论与临床的发展会起到不可忽视的促进作用,同时随着中医体质学在乳腺疾病中的更为广泛运用,也将对中医体质学的发展起到积极推动作用。

参考文献

[1] 王琦.中医体质学[M].北京:中国中医药科技出版社, 1999:70.

[2] 王琦,朱燕波.中国一般人群中医体质流行病学调查[J].中华中医药杂志,2009,24(1):7-11.

[3] 谢薇,王志红.中医体质学说研究进展[J].中国中医基础医学杂志,2008,14(6):470 —474.

[4] 王琦.中医体质学说研究现状与展望 [J].中国中医基础医学杂志,2002,8(2):87.

[5] 朱文锋.中医诊断学 [M].北京:中国中医药出版社,2002,45

[6] 匡调元.中医病理研究 [M].上海:上海科学技术出版社,1980: 66.

[7] 王琦.9 种基本中医体质类型的分类及其诊断表述依据 [J].北京中医药大学学报,2005,28(4):1-8.

[8] 王 琦.中医体质学 [M].北京:中国医药科技出版社,1995.29.

[9] 王 琦,高京宏.体质与证候的关系及临床创新思维 [J].中医药学刊,2005,23 (3):189—192.

[10] 李玉清.论体质与证的相关性及其临床意义 [J].山东中医药大学学报,2003,27,(5):330-331.

[11] 童孟明.“第三状态”概念及原因浅析 [J].医学与哲学,1986,(2):55.

[12] 清·叶天士.临证指南医案 [M].上海:上海卫生出版社,1976.595.

[13] 匡调元.关于体质学说研究的若干问题.北京中医学院学报,

1986, 9(4):18

[14] 何裕民 . 体质研究—现时代中西医学的最佳交融点 . 医学与哲学 ,1996,17(6): 288

[15] 王前奔，王前飞，王鸿雁，等 . 论体质和证的关系 . 江苏中医 ,1992, 13(6):18

[16] 宋红普 . 体质分析与辨证论治 . 中医研究 ,1998,11(4):1

[17] 陈家旭 . 体质因素在中医诊断中的意义 . 甘肃中医学院学报 ,1996, 3(1):1

[18] 郭小青，田正良 . 病理性体质与病症 . 陕西中医 ,1998, 19(5):212.

[19] 岂怀华，张景华，姚三巧 . 个性特征与女性乳腺癌关系的病例对照研究 [J]. 中国全科医学 ,2011,14(29):3338–3340.

[20] 夏仲元，裴晓华，吕蒙 . 中医体质学在中医外科中的运用及思考 [J]. 中医学报 ,2012,11(27):1429–1431.

[21] 夏仲元，庞洁，任卫华 . 乳腺增生病中医体质类型调查分析 [J]. 安徽中医学院学报 ,2009,28(4):12–14.

[22] 裴晓华 . 用 "未病" 的观点对待乳腺增生病 [J]. 江苏中医药 ,2007,39(11):8.

[23] 王敏，何文彬 . 瘀血体质的研究进展 [J]. 光明中医 ,2007,22(2):48–50.

[24] 徐巍，卢雯萍 . 从中医体质学说研究乳腺癌癌前病变 [J]. 中国中医药信息杂志 ,2006,13(10):90–91.

[25] 徐巍，姬艳菊，刘增尧 . 应用基因芯片技术探讨乳腺癌癌前病变与中医体质的相关性 [J]. 中国中医药科 ,2008,15(6):464–465.

[26] 辛天星，谢晓冬 . 从中医体质学对乳腺癌病因病机的探讨 [J]. 实用中医内科杂志 ,2011,25(7):49.

[27] 陈文霞 . 滋阴清热佐健脾化痰结合体质调控法治疗单纯乳房早发育 50 例临床观察 [J]. 中国社区医师 : 医学专业 ,2011,13(20):178.

[28] 侍晓辰，周仕萍．乳腺增生病中医证型与中医体质的相关性[J]．中医杂志，2011,52(12):1029–1031.

[29] 邓国兴，赵立峰，李春香，等．心理应激、情志与从肝论治乳腺增生病相关性的探讨[J]．中国中医基础医学杂志，2008,14(12):934–935.

[30] 李焕云，王秀丽，曹军，等．乳腺疾病的发病现状与分析[J]．中国当代医药，2010,17(12):124–125.

[31] 胡升芳，陈红风．乳腺增生病患者乳腺癌危险因素调查及其与中医证型关系的研究[J]．上海中医药杂志，2004,38(5):10–12.

[32] 陈润东，李小燕．试论气郁体质与妇科疾病[J]．贵阳中医学院学报，2009, 31(3):10–11.

（徐守莉、杨秀秀编辑）

复健片对MCAO大鼠皮质脊髓束重塑及Nogo-A-NgR系统的作用研究

密丽

目的:本课题通过对缺血性脑卒中肝肾阴虚病机特点和病理因素进行分析,观察以滋补肝肾法立意组方的复健片在改善肝肾阴虚证候、促进运动功能恢复的临床疗效,为滋补肝肾法在临床治疗中提供有力的根据。在此基础上,实验研究观察复健片调控大鼠颈髓 GAP-43. Nogo-A 表达对皮质脊髓束重塑的影响,并结合实验大鼠的行为学评分,全面评价滋补肝肾法对缺血性脑卒中运动功能改善的意义,丰富中医"肝肾—髓—脑"关系内涵的认识,完善复健片促进缺血性中风神经功能恢复机制的认识,为滋补肝肾法在中风病治疗上的运用提供有力的实验支持。

方法:临床研究采用随机分组的方法,将 60 例符合纳入标准的缺血性脑卒中运动功能障碍患者分为治疗组和对照组,每组 30 例,分别予以复健片 + 常规治疗和常规治疗,记录两组病例治疗前后的临床症状评分、ADL 评分、CSS 评分、FMA 评分,比较两组病例治疗前后的临床症状评分、ADL 评分、CSS 评分、FMA 评分及两组病例组间的治疗差异。实验研究将 MCAO 大鼠 30 只,按照随机数字表随机分为假手术组、模型组和药物组,每组 10 只,分别予以复健片水溶液和生理盐水进行灌胃,术后 5 周后,处死大鼠,采集标本。通过抗生物素蛋白—生物素—过氧化物酶复合液等孵化组织切片,采用免疫组织化学方法观测颈髓 BDA 染色显影的时空变化;采用免疫组织化学染色检测各组大鼠颈髓 GAP-43 的表达;采用原位杂交观测各组大鼠颈髓 Nogo-AmRNA 的表达。

结果:临床研究:1.临床总疗效分析:治疗组总有效率达到90%,较对照组(66.67%)有显著性差异(P<0.05)。2.临床症状评分分析:在半身不遂、五心烦热、腰膝酸软、舌红少苔等临床症状,治疗组较对照组,比较具有显著性差异(P<0.01);在口舌歪斜、头痛、头晕、耳鸣、脉细数等临床症状,比较具有明显差异(P<0.05)。2.ADL、CSS、FMA 评分分析:治疗后两组病例 ADL、CSS、FMA 评分均较治疗前明显下降,比较具有显著性差异;治疗组病例 ADL、CSS、FMA 评分较对照组,具有显著性差异。实验研究:1. BWT 评分分析:大鼠走横木实验结果显示,治疗前假手术组大鼠运动功能正常,模型组、药物组大鼠的运动功能则明显降低,治疗五周后,模型组大鼠的运动功能评分则有明显提高,但仍低于同期假手术组评分;较之同组前期和同期模型组,药物组大鼠的运动功能则有进一步提高,BWT 评分基本恢复正常,与同期假手术组相比亦无明显差异。2. BDA 表达分析:结果显示,BDA 不仅在皮质脊髓束中表达,而且在脊髓灰质运动神经元胞浆中亦有阳性表达。模型组大鼠左侧颈髓灰质的 BDA 表达平均灰度值明显低于假手术组,而药物组大鼠左侧颈髓 BDA 表达平均灰度值则低于模型组。3.GAP-43 表达分析:结果显示,较之假手术组,模型组和药物组大鼠的左侧颈髓 GAP-43 平均灰度值均明显降低,其中药物组 GAP-43 平均灰度值又明显低于模型。4.Nogo-A 表达分析:结果显示,较之假手术组,模型组和药物组大鼠的左侧颈髓 Nogo-A 平均灰度值均明显升高,其中药物组 Nogo-A 平均灰度值又明显高于模型组。

结论:临床研究表明,以滋补肝肾法立意的复健片可以显著改善缺血性脑卒中患者的临床症状,尤其能改善患者的肝肾阴虚情况;显著提高患者肢体运动功能,促进缺血性脑卒中运动功能恢复的作用;实验研究证实,复健片可显著改善 MCAO 大鼠神经功能缺损程度,并且上调 GAP-43 蛋白的表达,抑制 Nogo-A 的表达,促进皮质脊髓束重塑,建立神经支配是其作用机制,从临床研究和实验研究证实,复健片促进皮质脊髓束重塑,建立神经支配是缺血性脑卒中患者运动功能恢复的又一重要机制。

关键词 缺血性脑卒中；肝肾阴虚；复健片；皮质脊髓束；机制研究

随着社会经济的快速发展，人们生活条件和生活环境有了很大的变化，加之生活工作压力大，居民的疾病谱也随之变化，并趋向年轻化。缺血性脑卒中（cerebral ischemic stroke，CIS）成为威胁人类健康的最常见疾病之一，具有高发病率、高致残率、高复发率的特点。肢体运动功能障碍是缺血性脑卒中最常见的后遗症。在急性发作后，肢体运动功能障碍严重影响患者的生活质量，给患者带来极大的痛苦，并给社会和家庭带来沉重负担。如何积极有效地促进其运动功能恢复，成为当代神经医学亟待解决的问题之一。

目前临床上，对于肢体运动功能障碍，西医尚缺乏有效的治疗方法，而中医药在改善缺血性脑卒中运动功能则有独特优势，疗效肯定。缺血性脑卒中当属中医学"中风病"范畴。中医认为，本病在肝肾阴虚的基础上，又因劳欲过度、情志不遂、环境污染、饮食失宜、久病劳损、年老体衰及失治误治等多方面，引起脏腑阴阳失调，气机逆乱，内风旋动，血随气逆，夹痰夹瘀夹火，肝肾阴虚症状进一步加重，日久发为中风。肝肾阴虚是中风病的基本病机，而中医药针对这一基本病机开展的治法和方药研究尚少，相关的中药制剂研发及机制研究均十分匮乏，严重制约了滋补肝肾法在中风病治疗中的运用。

缺血性脑卒中后运动功能恢复是一个多系统、多组织、多环节的中枢神经功能重塑，可发生在分子到细胞再到组织结构重塑的不同水平上。近年来，研究发现对侧支配、大脑两半球间的联系、神经再生和大脑可塑性 [1] 等理论，在脑卒中后神经功能恢复中有着重要的意义。现代医学研究证实，皮质脊髓束重塑可以有效地促进脑卒中后运动功能的恢复。Lee 等 [2] 人研究表明，脑卒中发生后，健侧大脑发出的交叉至对侧颈髓的皮质脊髓束可以进行侧支发芽，再次跨越中线支配同侧脊髓颈节运动单位，从而促进肢体运动功能的恢复。西医针对促进皮质脊髓束重塑的药物研究十分匮乏,而中医药则能通过多环节、多途径为皮质脊髓束重塑创造有利的微环境,促进缺血性脑卒中运动神经功能恢复。

本课题通过对缺血性脑卒中的肝肾阴虚病机及病理因素进行分析,观察以滋补肝肾法立意组方的复健片对缺血性脑卒中肢体运动功能恢复的临床疗效。在临床研究的基础上,本课题实验研究探讨复健片调控大鼠颈髓 GAP-43. Nogo-A 表达对皮质脊髓束重塑的影响,并结合实验大鼠的行为学评分,全面评价滋补肝肾法对缺血性脑卒中运动功能改善的意义,丰富中医"肝肾—髓—脑"关系内涵的认识,完善复健片促进缺血性中风神经功能恢复机制的认识,为滋补肝肾法在中风病治疗上的运用提供有力的实验支持。

临床研究

一. 研究对象 <del></del>

(一) 病例来源

所有病例均来自山东中医药大学附属医院、第二附属医院及中鲁医院脑病科病房及门诊,2010 年 12 月至 2011 年 12 月缺血性脑卒中恢复期患者。

(二) 病例选择标准

1 诊断标准

(1)中医诊断标准:参照国家科技攻关 85-919-02-01 专题组、国家中医药管理局脑病急症科研协作组制定的《中风病诊断疗效与评定标准》

① 主症:半身不遂、神识昏蒙、言语謇涩或不语、偏身感觉异常、口舌歪斜;

② 次症:头痛、眩晕、瞳神变化、饮水发呛、目偏不瞬、共济失调;

③ 起病方式:急性起病,发病前多有诱因,常有先兆症状;

④ 发病年龄:多在 40 岁以上。

具备 2 个主症以上或 1 个主症和 2 个次症,结合起病、诱因、先兆症状、年龄即可确诊;不具备上述条件,结合影像检查结果亦可确诊。

（2）辨证标准:参照国家技术管理局《中华人民共和国国家标准·中医临床诊疗术语·证候部分》(GB/T 16751.2–1997)制定的诊断标准。

肝肾阴虚证:①眩晕耳鸣;五心烦热;低热颧红;胁痛;腰膝酸软;②舌红少苔;脉细数。

凡具有①两项或以上症状 + ②即可诊断为肝肾阴虚证。

（3）分期标准:参照卫生部《中药新药治疗中风病临床研究指导原则》

恢复期:发病 2 周至 6 个月

（4）西医诊断标准:参照 1995 年中华医学会第 4 次全国脑血管学术会议第 3 次修订的《各类脑血管病诊断要点》中动脉粥样硬化性血栓性脑梗塞的诊断要点。

动脉粥样硬化性血栓性脑梗塞的诊断要点

(1)常于安静状态下发病。

(2)大多数发病时无明显头痛和呕吐。

(3)发病较缓慢,多逐渐进展或呈阶段性进行,多与脑动脉粥样硬化有关,也可见于动脉炎、血液病等。

(4)一般发病后 1–2 天内意识清醒或轻度障碍。

(5)有颈内动脉系统和(或)椎 – 基底动脉系统症状和体征。

(6)应作 CT 或 MRI 检查。

(7)腰穿脑脊液一般不应含血。

2 纳入标准

(1)符合缺血性脑卒中中西医诊断标准。

(2)缺血性脑卒中恢复期 1–6 个月患者。

(3)年龄均为 45–80 岁患者。

(4)以首次中风者为主,若为复中,则以基本未遗留肢体运动功能障碍者。

(5)所有观察组病例须经颅脑 CT 或 MRI 确诊。

3 排除标准

(1)未经颅脑 CT 或 MRI 确诊。

(2)其他类神经系统疾病引起的运动障碍性疾病者(如帕金森病及综合症、脑

肿瘤、肝豆状核变性)。

(3)确诊为出血性脑卒中者和短暂性脑缺血发作。

(4)合并严重的内科疾病(如心、肝、肾等重要器官衰竭、房颤、肺栓塞)。

(5)合并意识昏迷、痴呆、植物状态或精神异常者。

(6)严重高血压(收缩压 ≥ 180mmHg 或舒张压 ≥ 110mmHg)、高血压脑病、糖尿

病酮症酸中毒者

4 剔除和试验中止标准

（1）违背纳入和 / 或排除标准而入选者；

（2）病历资料不全者。

（3）有严重副反应不宜继续坚持观察者；

（4）患者因任何原因不愿被继续观察。

二. 研究方法

（一）分组方法

按照病例诊断标准,本研究最终共纳入 60 例病人按入院次序编号,以随机数字表法将病例随机分为治疗组和对照组,每组 30 例。对入选研究对象的年龄、性别、职业分布、病程及既往史等方面进行分层、均衡管理。

（二）治疗方法

对照组方案:基础治疗

治疗组方案:常规治疗＋中药治疗

1 常规治疗:

（1）对症治疗：高血压患者针对个体差异性，选择适合的降压药；糖尿病患者，适当应用降糖药；高脂血症患者予以适合的降脂药等；

（2）抗血小板聚集治疗：首选拜阿司匹林（北京拜耳医药保健有限公司），100mg，口服，一日一次；

（3）脑代谢改善药：脑复康（吡拉西坦片，北京三九药业有限公司），1.6g，一日三次；思考林（胞磷胆碱钠胶囊，齐鲁制药有限公司），0.2g，一日三次。

（4）注意调整饮食，低盐、低脂、低糖饮食，戒烟戒酒。

2 中药治疗：复健片：制何首乌、草决明、桑寄生、海马、淫羊藿等，均由附属医院中药房提供。

3 服用方法：每日一剂，水煎两次至300ml，分早晚两次服用。

4 疗程：两组疗程均为2个月，结束后评价临床症状及观测指标。

（三）观察指标

1 安全性观测项目

血常规、肝肾功能检测。

2 疗效性观测

中医临床症状、日常生活能力、临床神经功能缺损程度、运动功能评定。

（四）疗效判定标准

（1）临床总疗效判定：参照卫生部《中药新药治疗中风病临床研究指导原则》中风病计分法。

采用尼莫地平法：｛（治疗前积分－治疗后积分）/治疗前积分｝×100%

基本痊愈≥85%；显效≥50%；有效≥20%；无效＜20%。

（2）中医证候疗效判定：参照第二次全国中医中西医结合老年医学研究协作组会议通过的《延缓衰老中药的筛选规程和临床观察规范》标准。

①显效：治疗后症状积分值下降≥2/3；

②有效:治疗后症状积分值下降 1/3~2/3;

③无效:治疗后症状积分值下降≤ 1/3。

（3）日常生活能力:采用日常生活能力(ADL)量表(见附录5)

（4）临床神经功能缺损程度:采用中国卒中(CSS)量表(见附录6)

（5）运动功能评定:采用简式 Fugl-meyer 量表(见附录7)

（五）统计学分析

所有临床研究数据采用 SPSS16.0 统计软件分析。计数资料采用卡方检验;计量资料以 ±s 表示,组间差异用 t 检验,作出报告,进行统计学分析,并进行疗效评价。P<0.05 为具有统计学意义,P<0.01 为具有高度统计学意义。

三. 临床资料分析 〰

（一）年龄比较

两组病例年龄比较,见表1。

表1 两组病例年龄比较

组别	例数	平均年龄（ ±S）
治疗组	30	62.83±1.33
对照组	30	63.63±1.60

注：两组病例年龄比较，经t检验，P>0.05，无显著性差异，说明两组病例具有可比性。

（二）性别比较

两组病例性别比较,见表2。

表2 两组病例性别比较

组别	例数	男性（n）	女性（n）
治疗组	30	15	15
对照组	30	17	13

注：两组病例性别分布，经X2检验，P>0.05，无显著性差异，说明两组病例具有可比性。

（三）职业分布比较

两组病例职业分布比较,见表3

表3 两组病例职业分布比较(例)

组别	例数	男性（n）	女性（n）
治疗组	30	15	15
对照组	30	17	13

注：两组病例职业分布比较，经X2检验， P>0.05，无显著性差异。

（四）病程比较

两组病例病程分布比较,见表4

表4 两组病例病程分布比较（ ±s）

组别	例数	平均病程（天）（ ±s）
治疗组	30	73.10±42.11
对照组	30	71.37±45.22

注：两组病例病程分布比较，经t检验，P>0.05，无显著性差异，说明两组病例具有可比性。

（五）既往史比较

两组病例既往史情况分析,见表5

表5 既往史情况比较(例)

组别	例数	高血压	冠心病	糖尿病	高血脂	缺血性脑卒中
治疗组	30	24	7	6	2	8
对照组	30	23	6	9	2	7

注：两组病例既往史情况比较，经X2检验， P>0.05，无显著性差异，说明两组病例具有可比性。

四．治疗结果

（一）临床总疗效分析

两组病例临床总疗效，经秩和检验，P=0.009<0.01，提示两组病例临床总疗效之间具有显著性差异，说明复健片治疗组临床总疗效明显优于对照组，见表6。

表6 两组临床总疗效比较

组别	例数	基本痊愈	显效	有效	无效	总有效率%
治疗组	30	3（10%）	15（50%）	9（30%）	3（10%）	90%
对照组	30	1（3.33%）	8（26.67%）	11（36.67%）	10（33.33%）	66.67%

注：经秩和检验，两组临床总疗效比较有显著性差异，提示治疗组临床总疗效优于对照组。

（二）治疗前后中医临床症状评分分析

治疗前，两组病例中医临床症状评分比较差异无统计学意义（P>0.05），因此，两组之间具有可比性。组内比较，治疗组病例半身不遂、口舌歪斜、头痛、头晕、五心烦热、腰膝酸软、舌红少苔等临床症状评分均较治疗前明显下降，差异比较具有高度统计学意义（P<0.01），耳鸣、脉细数临床症状评分较治疗前，差异比较具有统计学意义（P<0.05）；对照组半身不遂、口舌歪斜、头晕等临床症状评分，较治疗前亦有下降，差异比较具有统计学意义（P<0.05），而头痛评分较治疗前差异比较具有显著性差异（P<0.01）。治疗后组间比较，半身不遂、五心烦热、腰膝酸软、舌红少苔等临床症状，治疗组较对照组差异比较具有高度统计学意义（P<0.01）。结果表明，复健片改善中医临床症状的疗效明显优于对照组，尤其是改善病例肝肾阴虚的情况，见表7。

表7 治疗前后中医临床症状评分比较

临床症状	治疗组		对照组	
	治疗前	治疗后	治疗前	治疗后
半身不遂	2.0 ± 0.00	$1.07\pm0.74^{※※△△}$	2.0 ± 0.00	$1.53\pm0.68^{※}$
言语謇涩	1.87 ± 0.51	1.63 ± 0.76	1.73 ± 0.69	1.53 ± 0.86
偏身麻木	1.67 ± 0.76	$1.17\pm0.79^{※}$	1.53 ± 0.86	1.23 ± 0.85
口舌歪斜	1.87 ± 0.51	$1.23\pm0.73^{※※}$	1.80 ± 0.61	$1.30\pm0.79^{※}$
头痛	1.60 ± 0.81	$0.87\pm0.68^{※※}$	1.67 ± 0.76	$0.97\pm0.67^{※※}$
头晕	1.40 ± 0.93	$0.80\pm0.66^{※※}$	1.53 ± 0.86	$1.10\pm0.71^{※}$
饮水发呛	1.53 ± 0.86	1.30 ± 0.92	1.47 ± 0.90	1.27 ± 0.94
耳鸣	1.27 ± 0.98	$0.80\pm0.71^{※}$	1.20 ± 0.99	0.83 ± 0.79
五心烦热	1.47 ± 0.89	$0.73\pm0.64^{※※△△}$	1.53 ± 0.86	1.27 ± 0.87
腰膝酸软	1.87 ± 0.51	$0.80\pm0.55^{※※△△}$	1.80 ± 0.61	$1.43\pm0.72^{※}$
舌红少苔	1.60 ± 0.81	$0.93\pm0.64^{※※△}$	1.67 ± 0.76	1.47 ± 0.82
脉细数	$1.\ 53\pm0.86$	$0.83\pm0.53^{※}$	1.67 ± 0.75	1.37 ± 0.77

注：组内比较，※表示$P<0.05$，※※表示$P<0.01$；组间比较，△表示$P<0.05$，△△$P<0.01$。以上各症状治疗前无症状者记0分，有者记2分；治疗后症状消失者记0分，减轻者记1分，无改变者记2分，加重者记3分。

（三）治疗前后 ADL 评分分析

治疗前，两组病例 ADL 评分比较差异无统计学意义（$P>0.05$），因此，两组之间具有可比性。治疗后，治疗组病例 ADL 评分均较治疗前明显下降，比较差异具有高度统计学意义（$P<0.01$）；对照组 ADL 评分亦有下降，比较差异具有统计学意义（$P<0.01$）。组间比较，治疗后两组病例 ADL 评分比较，$P<0.01$，具有显著差异。结果表明，两组病例治疗后均可改善患者日常生活能力，而治疗组提高 ADL 评分的作用优于对照组，见表8。

表8 治疗前后ADL评分比较

组别	例数	治疗前	治疗后
治疗组	30	53.50±7.09	80.33±9.63※※△△
对照组	30	53.67±6.69	67.83±12.18※※

注：组内比较，※表示P<0.05，※※表示P<0.01；组间比较，△△P<0.01。经t检验，两组病例ADL评分比较具有显著性差异。

（四）治疗前后 CSS 评分分析

治疗前,两组病例 CSS 评分比较差异无统计学意义(P>0.05),因此,两组之间具有可比性。治疗后,治疗组病例 CSS 评分较治疗前明显下降,比较差异具有高度统计学意义(P<0.01);对照组 CSS 评分亦明显下降,比较差异具有统计学意义(P<0.05)。组间比较,治疗后两组病例CSS 评分比较, P<0.05,具有显著性差异。表明,两组病例均有降低 CSS 评分的作用,但治疗组降低 CSS 评分的作用优于对照组,见表 9。

表9 治疗前后CSS评分比较

组别	例数	治疗前	治疗后
治疗组	30	28.54±9.03	17.90±7.66※※△
对照组	30	25.33±10.51	21.37±8.44※

注: ※表示P<0.05，※※表示P<0.01，△表示P<0.05，△△P<0.01。经t检验，治疗后两组病例CSS评分比较具有显著性差异。

（五）治疗前后 FMA 评分分析

治疗前,两组病例 FMA 评分比较差异无统计学意义(P>0.05),因此,两组之间具有可比性。治疗后,两组病例 FMA 评分均较治疗前明显下降,比较差异具有高度统计学意义(P<0.01);对照组 FMA 评分亦有明显下降,比较差异具有统计学意义(P<0.05)。组间比较,治疗组与对照组 FMA 评分比较差异具有高度统计学意义(P<0.05)。结果表明,治疗组在复健片的干预下,具有显著降低 FMA 评分的作用,疗效优于对照组,见表 10。

表10 治疗前后FMA评分比较

组别	例数	治疗前	治疗后
治疗组	30	48.92±28.75	83.60±24.26[※※△△]
对照组	30	50.09±28.41	64.79±25.46[※]

注：组内比较，※表示P<0.05，※※表示P<0.01；组间比较，△△表示P<0.01。经t检验，两组病例FMA积分差异比较具有显著性差异。

五、安全性指标分析

两组病例在治疗前后对血常规、肝肾功能相关指标进行记录，经 t 检验，P>0.05，两组病例血常规、肝肾功能无明显差异，说明滋补肝肾复方——复健片对治疗组病例血常规及肝肾功能无不良影响，见表11。

表11 治疗前后血常规及肝肾功能相关指标比较

项目		治疗组		对照组	
		治疗前	治疗后	治疗前	治疗后
血常规	WBC（10⁹/L）	6.31±1.32	6.24±1.20	7.48±2.52	7.02±2.10
	RBC（10¹²/L）	4.41±0.45	4.43±0.35	4.50±0.47	4.42±0.43
	PLT（10⁹/L）	222.2±48.44	219.3±44.94	209.3±53.66	205.9±46.32
肝功能	AST（u/L）	23.40±7.85	23.06±6.94	21.17±6.22	21.38±6.11
	ALT（u/L）	21.36±7.66	20.86±7.31	17.97±7.49	18.07±7.35
肾功能	BUN(mmol/L)	5.02±1.51	4.91±1.36	5.22±2.03	5.05±1.66
	Cr(umol/L)	74.34±16.49	73.34±13.81	75.07±16.19	75.36±15.74

注：经t检验，P>0.05，说明两组病例治疗前后血常规及肝肾功能相关指标无明显差异。

六、讨论

（一）复健片的临床疗效分析

1 促进神经运动功能恢复

临床研究结果表明，复健片可以明显降低 ADL、CSS 及 FMA 评分，能显著改善中风病患者神经功能缺损症状,治疗组总有效率达到90%,明显高于对照组,两组病例经秩和检验,P <0.01,提示两组病例临床总疗效之间具有显著性差异,提示复健片可以显著促进患者的神经功能康复,且治疗组临床总疗效明显优于对照组。复健片治疗后,两组病例FMA 评分比较具有显著性差异,说明复健片能显著改善缺血性脑卒中恢复期患者肢体运动功能,疗效明显优于对照组,且改善患者日常生活能力情况明显优于对照组,提示复健片可显著促进患者神经运动功能的康复,提高患者生活质量,减少家庭和社会的负担。

2 改善肝肾阴虚证候

复健片可明显改善缺血性脑卒中患者半身不遂、口舌歪斜、头痛、头晕等临床症状,疗效显著,还能显著改善五心烦热、腰膝酸软、舌红少苔、脉细数等肝肾阴虚症状,且临床症状疗效明显优于对照组。结果表明,复健片可以显著改善患者肝肾阴虚证候,也在一定程度上促进患者临床症状的改善,具有很好的滋补肝肾、填补脑髓的作用。

(二)肝肾阴虚是中风病的基本病机

1. 肝肾阴虚是中风病的病理基础

缺血性脑卒中当属于中医学"中风病"范畴。中医认为,中风病的病理性质多属本虚标实,其中肝肾阴虚,气血衰少为致病之本,风、火、痰、气、瘀为发病之标[3]。本病在肝肾阴虚的基础上,又因劳欲过度、情志不遂、环境污染、饮食失宜、久病劳损、年老体衰及失治误治等多方面,引起脏腑阴阳失调,气机逆乱,内风旋动,血随气逆,夹痰夹瘀夹火,导致肝肾阴虚症状加重,日久发为中风。张介宾在《景岳全书·论治血气》提出 "……偏枯拘急痿弱之类,本由阴虚。"明确提出肝肾阴虚是本病的病理基础。王氏 [4] 认为肝肾阴亏成于脑卒中之先,是其发病的基础,既病之后贯穿于本病的整个病程。

2. 风、火、痰、气、瘀、虚是主要的病理因素

中风是全身阴阳、脏腑功能失调,气机逆乱的局部表现,尽管发病机理可因人的体质不同,生活环境等有差别,但其发病的病理因素归纳

起来不外乎风、火、痰、气、瘀、虚等六方面,这六种病理因素均可引起或加重肝肾阴虚。

风包括外风和内风,在中风病的发病过程中有着重要的作用。如《灵枢》所说"真气去,邪气独留",认识到感受外邪可以导致其发病。《太平圣惠方》强调"肝肾久虚,气血不足,腠理开泄,风邪易侵",指出在肝肾阴虚的病理基础下,外风乘虚入中可以导致发病。肝为刚脏,在五行中属木,体阴而用阳;肾为气之根,在五行中属水,主封藏与摄纳,肝肾阴虚,肾封藏失职,水不涵木,肝疏泄太过,耗散肝气肝阴肝血,导致肝肾之阴耗竭,肝阳偏亢,浮动不潜,升而无制,亢而化风。清叶天士《临证指南医案》所指出"内风即身中阳之变动","精血衰耗,水不涵木,木少滋荣,故肝阳偏亢,内风时起"。又如《中风斠诠》所述:"阴虚于下,阳浮于上,则风以虚而暗煽,津伤液耗,营血不充则风以燥而猖狂"。因此,在中风病的病理过程中,肝肾阴虚与内风和外风有着密不可分的关系。

火主要包括心、肝之火。肝肾之阴是谓人体之真阴,如《景岳全书·火证》说:"阴虚者能发热,此以真阴亏损,水不治火也。"肝肾阴虚,真阴亏损在下,肾作为气之根失去潜藏心火、摄纳肝气的作用,火无所牵必然顺其特性上越,则出现"水火不济""水火不济"易致心火暴甚,正如《素问玄机原病式·火类》所述:"中风瘫痪者……由乎将息失宜,而心火暴甚,肾水虚衰不能制之,则阴虚阳实,而热气怫郁,心神昏冒,筋骨不用,而卒倒无所知也";肝肾不足,精血津液衰少,肝阳偏亢,肾失敛降滋润功能,则肝火上炎加重肝肾之真阴亏损的情况。阴虚无以制阳可以生火,煎熬精血津液;而心火暴亢又可引动肝火,肝阴失其制火作用,火热之邪愈炽,两者相互作用,加重肝肾阴亏的症状。

痰包括风痰和湿痰。痰为有形之阴邪,随气流行,旁窜人体各部位,阻碍气血运行、经络畅通,肝肾阴虚,化火生热,煎灼津液,炼液为痰,正如《罗氏会约医镜·论痰饮》所说:"痰之本在肾,……阴虚则火动,火结为痰。"肾主水,肾阴肾阳为"五脏阴阳之本",阴阳互根互用,肾阴亏虚,则肾阳不足,水液气化功能失调,停而为痰。另外,肝肾阴虚,肝失疏泄,气机郁滞,津停为痰;肾阴肾阳亏虚,火不生土,脾虚失运,津凝为痰。痰聚不化,加重津液代谢障碍,耗伤津液,进一步加重肝肾阴虚症状。

气 包括气逆和气滞。在中风病的发病过程中,主要指肝气上逆,肝为刚脏,主动主升,肝主疏泄,肝肾不足,肝阴亏虚,肝疏泄失调,则出现"左升太过";肾阴亏损,肾失潜藏摄纳,水不涵木,肾无力摄纳肝气,气逆而上。肝肾阴亏,阴虚生热,炼液为痰,阻碍气机流通。

瘀 血瘀是指血液的循行迟缓,流行不畅,甚则血液停滞的病理状态。肝为藏血之脏,肝肾阴亏,气血津液不足,加之阴虚化火生热,煎灼津液,气血津液耗损更深,使血液黏滞,运行不畅,留而为瘀。如《读医随笔》说:"津液为火灼竭,则血行愈滞。""瘀血不去,新血难生",津血同源,血瘀则致津液不足,营血衰少,亦可加重肝肾阴虚。

虚 主要包括阴虚、气虚、血虚。肾阴是人体一身阴气之源,"五脏之阴气,非此不能滋",气能生津,津能生气,故五脏之阴津化生为气,滋养全身脏腑、形体、官窍,促进人体正常生理活动;再者,阴津是气的载体,气依附于津液得以运行,肾阴亏虚,必定会导致气的耗损。故《灵枢·本神》云:"五脏主藏精者不可伤,伤则失守而阴虚,阴虚则无气,无气则死矣。"肝藏血,肾藏精,精能生血,血可化精,精血同源;肾精肝血,一荣俱荣,一损俱损,休戚相关。肝肾阴虚,化精生血乏源,则出现血虚。同时,肝主疏泄,调节血量,阴虚导致肝疏泄功能异常,影响藏血和调节血量的功能;肝阴不足,肝阳偏亢,血不得凝而出血不止,均可导致血虚。肝肾阴亏,导致阴虚、气虚及血虚,而阴虚、气虚及血虚又进一步加重肝肾阴亏。

3 肝肾阴虚与髓海不足

中医理论认为,脑髓、脊髓当属"髓"的范畴。而脑为髓之海,其功能能否正常发挥,与髓有着十分密切的关系;再者,脑、髓同源于肾精的滋养,有着肾精→髓→脑的递承生养关系,而肝藏血,与肾精血互化,乙癸同源,生生之气相互激发,可以共同化生充养脑、髓[5]。一是肾藏精,又主命门之火,肾精化生脑髓,命门之火温煦脑髓,使其发挥正常的生理功能。若肾精不足,化髓无源,髓海不足,脑失荣养,神机失用。二是肝对化髓亦有着重要的作用。一方面,肝藏血,肾精需依赖肝血的滋养而维持充足,肾精与肝血,一荣俱荣,一损俱损,休戚相关,影响肾精化髓的功能;另一方面,肝主疏泄,调节血量,关乎脑海血量的充盈,且肝气升发,促进气血运行,滋养脑髓;再者,肝与胆互为表里,应少阳升发之气,受肾中元气激发,对脑髓的生成及神机运用有着重要的鼓舞维系作用。三是脑居人身之高巅,为清阳之府,肾精肝血属阴,阴损及阳,肾阳不足,气化无权,无法将精微物质化生气血上充于脑;而督脉"总督诸阳",为"阳脉之海",总一身阳气。督脉是精血上达于脑窍的通路,精血充足,阳气充养,升举有力,将精血上充于脑窍,脑府得养,正如张锡纯所说:"肝肾充足则自脊上达之督脉必然流通,督脉者又脑髓神经之所也。"四是脑髓需依赖后天水谷精微所化生的气血、津液的充养,如《灵枢·五癃津液别论第三十六》:"五谷之津液,和合而为膏者,内渗入于骨空,补益脑髓,而下流于阴股。"而脾胃为后天之本,为气血生化之源。肝主疏泄,促进脾胃的运化功能,而脾的运化水谷功能,有赖于肾气及肾阴的资助和促进,肝肾阴虚,肝疏泄功能失职,肾不能资助,脾失健运,水谷精微化生受阻,不能充养肾精肝血,又进一步加重肝肾阴虚,肝肾不足,脑髓难以得到补养,髓海不足难以填补。因此,肝肾阴虚,精血不足,髓化生乏源,必导致髓海不足,脑髓受损难复,神机失用,遂发为中风。

4 肝肾阴虚与卫气内伐

"卫气内伐"是导师根据传统中医理论"卫气内伐,内熏于脉"等大量文献和王新陆教授的"血浊"理论提出的致病机理。"卫气内伐"是基于营卫之气发挥生理功能失职的情况而产生的致病机理。卫气是行于脉外而具有保卫人体,避免外邪入侵的气,来源于水谷精微中慓悍滑利部分,布达于肌表,护卫周身,防御外邪入侵,正如《素问·痹论》

所云："卫者，水谷之悍气也。其气慓疾滑利，不能入于脉。故循皮肤之中，分肉之间，熏于肓膜，散于胸腹。"卫气相对于营气属阳，具有温热之性，因此方能温养全身；而营气是行于脉中具有营养作用，且能化生血液的气，来源于水谷精微中精华部分，入于脉中，周流全身，正如《素问·痹论》说："营者，水谷之精气也。和调于五脏，洒陈于六腑，乃能入于脉也。故循脉上下，贯五脏，络六腑也。"营气属阴，能化生血液，在《灵枢·邪客》曰："营气者，泌其津液，注之于脉，化以为血"。营卫一阴一阳，相互和调，营入脉中化血营养全身，卫行脉外御邪温阳全身。营卫之气失其各自职能，破坏机体免疫，卫气内伐入脉，致使机体防御疾病机能遭到破坏，从而出现各种临床病症。"卫气内伐"可见以下三种情况：一、当外邪侵袭机体时，卫气首当其冲受到破环，卫气具有温热之性，夹合杂气内入于脉而化热煎灼营血灼伤络脉，血中津液不足，黏稠而致为瘀，卫气长久不出脉中，使热与瘀血搏结而为热结血瘀；二、营卫二气均来源于水谷精微，中焦脾胃失健，水谷精微化生乏源，则营气不生，卫气不出，营卫清浊不分入于脉，此为营卫之气化源异常，终致卫气难以脱营而内伐，留而为瘀为浊；三、营卫化生亦须阳气的温煦、蒸腾、气化作用，使脾胃化生的水谷精微，清者上升，浊者下降，肾阳为一身阳气之本，肾阳亏虚，失其温煦、蒸腾、气化作用，水谷精微清浊不分，营卫化生乏源，卫气无力出营达表，留于脉中，浊而为瘀。

　　肝肾阴虚源于卫气内伐，卫气本不能入于脉，当在脉外"熏于肓膜，散于胸膜"，温养五脏六腑，当外邪入侵机体时，卫气首当其冲受到损伤，卫气亏虚，卫外无力，营阴不济，营卫俱虚，卫气内伐于内入脉，温养变成热灼，热结血瘀，灼津成痰，久羁伤阴，发为肝肾阴虚，故中风病之肝肾阴虚多兼痰瘀；"卫气为中风病发生的根本"（熊笏《中风论》），卫气衰少，不能环周和流畅运行，产生罅隙，如谷虚而生风耳，内风感召外风也，卫气出于下焦为生风之根；再者，卫气内伐本身可变化为风，亦可引起卫气不足，感受外邪，外风引动内风在体内亢动，"风为身中阳气之变动"，不管内风还是外风，均可使体内阳气浮浅不藏，亢而上越，亢阳耗伤阴津,久则发为肝肾阴虚。故中风病的肝肾阴虚病机与传统中医理论"卫气内伐"有着密切的内在联系。

5. 肝肾阴虚与气机逆乱

中风病的内风源于气机升降的乖戾,而升降乖戾的根本在于肾虚根本不固,导致阳气过亢。肾作为生气之根,潜藏心火,致使心火不亢,心之阳气不能上升无度,达到水火相济的和谐状态;肾可摄纳肝气,使肝主疏泄功能正常发挥,不会出现"阳气烦劳则张""怒则气上"等表现。"风为身中阳气之变动",肾气肾阴充足,封藏摄纳有权,潜藏心火,摄纳肝气,阳得阴制,则阳气不亢,内风不起。肝肾阴虚,肝失疏泄,肾失封藏,肝阳亢而化风,肾之根基不固,气机逆乱而上,发为中风。

综上所述,肝肾阴虚可产生多种病理因素,病理因素亦可进一步加重肝肾阴虚证候,作为中风病发生的基本病理基础,贯穿了疾病的整个发生、发展的过程,并与其病后复发预后及后期脑髓功能的迁延难复有着密切的关系。中风病急性期过后,渐入恢复期,标实之证渐去,本虚之象渐现,但因肝肾阴虚,气血亏损未复,风、火、痰、瘀之邪停滞经脉,劫伤阴液,致使肝肾阴虚更为严重,遗留半身不遂、口歪等症状。再者,中风病急性期治疗过程中,治标当为首要,选药多应用开窍醒神、搜风通络、燥湿祛痰、活血化瘀等,本类药物多辛香温燥,易于耗损正气,耗伤阴液,进一步加重肝肾阴亏,增长病程,缠绵难愈,成为痼疾顽症。

(三)滋补肝肾法是中风病的基本治法

基于对中风病病理因素的深入探讨,认为中风病的肝肾阴虚病机具有如下两个特点:一是与脑髓减损有着密切关系,二是其形成与传统中医理论"卫气内伐,内熏于脉"有着内在联系,而这两个病机特点决定了中风病滋补肝肾法的运用有着自身的特色,为滋补肝肾法在临床治疗中的运用开拓了新视野。

1. 滋补肝肾应重视温润药物的运用。

中风病病位在脑窍,脑髓深居脑窍之内,脑髓位居人体最高位,为清阳所聚之处,同时肝肾精血如上达滋养脑髓,必缘督脉而上,如张锡纯说:"肝肾充足则自脊上达之督脉必然流通,督脉者又脑髓神经之所也。"而督脉又为"阳脉之海",总督一身之阳经,由此不难看出,脑髓无论作为清阳之所,还是化源依赖督脉的功能正常发挥,都与阳气的温养有着密不可分的关系,并且髓为阴液所化生,得寒则滞,得温则润;再者,中风病的病理基础是肝肾阴虚,肝肾阴虚容易致动风化火,更易伤及阴液,日久耗伤阴精,而致化髓乏源或髓失充养,因此,治疗上多注意温润药物的使用,如何首乌。

2. 应注意血肉有情之品的运用。

脑髓位居颅骨内,位居人体最深之处,为人体精华所聚,由人体之真精所化,肾深藏人体之真精,非草木无情之品可补,必用血肉有情之品方可养之,如海马。肾为至阴,为人体之真阴,肝肾阴虚,精血衰少,需用滋补药物补其不足,海马作为血肉有情之品,能填补肾之真精。而海马为温阳药,少佐之寓意在于"善补阴者,必于阳中求阴,则阴得阳升而泉源不竭",并且髓为阴津化生,遇寒则凝滞,稍佐可令真精气血化生鼓舞推动作用。

3. 滋补肝肾不宜单纯壅补。

肝肾阴虚源于卫气内伐,卫气本不能入于脉,当在脉外"熏于肓膜,散于胸膜",温养五脏六腑,但在病理情况下入脉后,温养变成热灼,热结血瘀,灼津成痰,久羁伤阴,发为肝肾阴虚,故中风病之肝肾阴虚多兼痰瘀,若选用纯滋阴药物,必阻碍气血流通,加重痰瘀症状或者聚湿生痰生饮,治疗时应注意选用滋补而不碍气血流通之品,多选用何首乌。

4. 滋补肝肾兼具潜摄之品

中风病的内风源于气机升降的乖戾,而升降乖戾的根本在于肾虚根本不固,失其摄纳潜藏之职,导致阳气过亢,气机逆乱,横窜脑窍,蒙蔽神机,加之肝肾阴虚本就易生风生火,故滋补肝肾的药物宜选用兼具潜摄之品,如桑寄生。

(四)复健片体现了中风病滋补肝肾法

1. 方义分析

复健片主要由何首乌、桑寄生、草决明、淫羊藿、海马等 5 味药物组成,方中重施何首乌为君药。本品味苦、甘,归肝肾经,善补肝肾、益精血,以滋养脑髓化生之源,《本草纲目》"能养血益肝,固精益肾,健筋骨,乌髭发,为滋补良药,不寒不燥,功在地黄、天冬诸药之上",本品性虽微温而不燥,但无伤阴之虑,又无一般滋阴药之滋腻生湿困脾碍胃之弊,且味苦能坚阴,如《本草正义》曰:"首乌,转入肝肾,补养真阴,且味固甚厚,稍兼苦涩,性则温和,皆与下焦封藏之理符合,故能填益精气,具有阴阳平和作用,非如地黄之阴凝可比。"古人谓其能治"中风、头痛……行痹"(《本草述》),且在《玉楸药解》"治中风左半偏枯之病甚佳",因此重施何首乌以补肝肾,益精血,填真阴。

桑寄生、草决明均为臣药,二味均有滋补肝肾之效,共助何首乌滋补肝肾之功,且能宣通经络。桑寄生味苦、甘,性平,归肝肾经,如《本草逢原》所述"得桑之余气而生",不寒不热,质厚而柔,长于补肝肾、强筋骨;且本品苦能燥,祛风湿通经络,又如《生草药性备要》所述"舒经活络",偏走肢体筋脉;草决明味苦甘而性凉,归肝肾经,既能补肝肾,又能清肝热。

海马、淫羊藿均能温补肾元,稍稍佐之,一取阳中求阴之旨,以助君臣药滋补肝肾,二取其温性来防止滋阴药过于滋腻,三能借其温性令药气开通经络,使气血宣行而无壅滞;海马还能"调气和血"(《品汇精要》),而淫羊藿早就被应用于中风病的治疗,《医学入门》中记载淫羊藿可"补肾虚,助阳,治偏风手足不遂、四肢皮肤不仁"。方中稍稍佐之,意在激发肾气,和调阴阳,通行气血之用。

2. 配伍特点

方中重用何首乌,以肝肾精血同补,微温而不燥,但无伤阴之虑,又味苦能坚阴,配以桑寄生、草决明滋补肝肾,且草决明能清泄肝热,君臣合用,达到滋补肝肾、温润并用的协调统一;海马为血肉有情之品,填补真精,予以淫羊藿通行气血,和调阴阳,达到阴阳双补的作用;桑寄生补肝肾,味苦能降,兼具潜摄的作用。以上不难看出,复健片充分体现了滋补肝肾法在中风病中的运用特色。

（五）小结

肝肾阴虚是中风病的基本病机,也是本病的病机关键,基于中风病基本病机的认识,确立了滋补肝肾法是本病的治疗大法。而临床研究结果证实,以滋补肝肾组方立意的复健片能显著改善患者运动功能的恢复。现代医学研究表明,缺血性脑卒中后,诱导神经轴突生长,建立神经再支配,从而促进皮质脊髓束重塑可以显著地改善患者运动功能的恢复。本课题在此基础上,拟于动物实验研究,观察复健片调控大鼠颈髓 GAP-43. Nogo-A 表达对皮质脊髓束重塑的影响,并结合实验大鼠的行为学评分,全面评价滋补肝肾法对缺血性中风运动功能改善的意义;探讨复健片调控 Nogo-A 表达对皮质脊髓束重塑的作用机制,以期在探索 Nogo-A 药物干预可行性的同时,丰富中医"肝肾—髓—脑"关系内涵的认识,完善复健片促进缺血性脑卒中神经功能恢复机制的认识,为滋补肝肾法在中风病治疗上的运用提供有力的实验支持。

实验研究
第一节 实验基本情况

一、实验材料

（一）实验动物

Wistar 雄性大鼠由鲁抗医药有限公司提供,合格证号:SCXK（鲁）20080002,体重为 250–300g。

颗粒大鼠饲料,由济南康大饲料有限公司与山东省实验动物中心联合生产,许可证号:鲁饲准字 364 号。

实验动物环境设施合格证号:鲁动环字 3H2002022133。

实验动物单笼饲养,自由饮水和摄食。饲养室温度 24–25℃,相对湿度 12% 左右,光照明暗比为 13:11。

（二）实验试剂

BDA 试剂盒,购自 Molecular Probes 公司;

二甲苯,购自天津市广城化学试剂有限公司;

无水乙醇,购自天津市宫宇精细化工有限公司;

APES,购自北京中山金桥生物科技公司,批号:ZLI-9001;

复健片,由山东中医药大学药剂教研室提供,批号:20091104;

10% 水合氯醛

（三）实验仪器

脑立体定位仪,购自上海第二军医大学,型号:江湾 I 型 C;

切片机,购自上海五相仪器仪表有限公司,批号:LEICARM2235;

脱蜡机,购自 leica 公司,批号:HI1220;

恒温箱,购自贺德实验设备有限公司,批号:GNP–9080;

电子天平,上海精科天平厂,批号:FN2004

Leica QwinV3 图像分析系统,德国 Leica 公司;

微量进样器

大鼠断头器

自制取脑器

移液器

二、实验方法

（一）动物分组

普通健康大鼠 30 只按随机数字表随机分为假手术组、模型组、药物组，每

组 10 只。

（二）给药方法

造模成功后，三组于术后 1 周末同时进行灌胃治疗。药物组按 9g 生药 / kg 给予复健片水溶液，余二组分别给予同等量生理盐水，日 1 次。复健片主要由制何首乌、槲寄生、淫羊藿等药组成。每片含生药 2.25g，临床用量为 4 片 / 次，一日 3 次（即 27g/ 日）。

（三）BDA 注射

生物素化葡聚糖胺 (biopinylated dextan amine, BDA) 注射于术后 3 周末进行。按试剂说明书要求，用 PBS 溶液配制 1μg/μl 的 BDA。将大鼠麻醉后，固定在脑立体定位仪台上，参照文献[6]，以前囟为标准，分别于前囟中点后 1mm、2mm 左侧旁开 3.5mm、4.5mm 处 4 个部位，用微量进样器注射 BDA。每个注射点注入 0.2μlBDA，深 1.5mm 至 1.7mm。注射结束后，将针头停留 2 分钟后拔出。

（四）取材及指标检测

术后 5 周，将各组大鼠处死，取出颈段脊髓（C3-C6）约 4cm，脊髓沿横断面平均每隔 2mm 分成数层，4% 多聚甲醛固定，梯度酒精脱水，石蜡包埋，切片机上行厚度为 4μm 连续冠状切片，切片分若干组备用。

本实验研究观测处死前大鼠 BWT 评分变化；采用 BDA 顺行示踪法标示 MCAO 大鼠左侧（健侧）大脑皮层发出的皮质脊髓束在同侧颈髓的走行状态，同时结合免疫组化法观测左侧（健侧）颈髓轴突生长相关蛋白 (growth-associated protein, GAP-43) 表达；采用原位杂交技术，观测

各组大鼠左侧（健侧）颈髓勿动蛋白（nogo protein A ,Nogo-A）基因的表达。

三、统计学方法

实验数据以 ±s 表示，应用 SPSS 16.0 统计软件进行统计学分析。运动功能评分整体比较采用重复测量资料的方差分析法，其余指标比较采用单因素方差分析。指标之间的相关性采用直线相关分析。

若无特殊说明，本研究中的动物实验均采用上述方法进行。

第二节 缺血性卒中模型的制作

一．实验材料

（一）　实验动物

本实验研究中第一节所述的大鼠。

（二）实验仪器

显微手术钻，XSZ–2 型，上海光电公司；

双极电凝器，SJ–2 型，上海光电公司；

WT11001R 型电子天平，江苏省常州市万得天平仪器厂；

电热恒温水槽，DK–600 型，上海精宏实验设备有限公司；

手术显微镜、光学显微镜均为上海医用光学仪器厂产品；

大鼠固定器。

（三）实验药品及试剂

戊巴比妥钠，上海化学试剂采购供应站分装厂，批号 021011220；

新洁尔灭，济南市为民制药厂，批号 031018101；

碘酊，山东高密制药厂，批号 010419115；

注射用青霉素钠，山东鲁抗医药股份有限公司，批号 031127109；

氯代三苯基四氮唑（红四氮唑，TTC），上海试剂三厂，批号 030912102。

二、模型制作 ✿

行手术前 3 天,每天捉拿动物 10 分钟,使之适应麻醉前的操作。按 Tamura[7] 的方法稍加改进,行右侧近端大脑中动脉电凝术。动物以 0.4% 戊巴比妥钠 1ml/100g 腹腔注射麻醉后,侧卧位固定在手术台上,沿右外耳道与右眼外眦连线的中点,垂直于连线切开皮肤约 2cm,然后在手术显微镜下沿颞肌中线,依次切断颞肌和咬肌,将这些肌肉向两侧分开,暴露出颧弓。操作时注意保护面神经和腮腺。用咬骨钳除去颧弓并沿颅骨剪开筋膜,从而暴露出颞前窝,用小牵张器将颧弓和下颌骨的距离撑大,暴露鳞状骨的大部分,然后在颧骨和鳞状骨前联合的前下方约 2mm 处钻孔,开一直径约 2mm 的小颅窗,此时透过硬脑膜就可见一条较直且少分支的小血管,即为大脑中动脉(middle cerebral artery,MCA)。它几乎垂直路过嗅束向上而行,在显微镜下用细针刺破硬脑膜,分离血管周围的软脑膜和蛛网膜组织,使之游离。然后用细分针在嗅束与大脑中动脉交界处轻挑起大脑中动脉,将电刀置双极电凝位置,选择 3–4 档电凝开关,电凝烧灼嗅束内 2mm 至大脑下静脉之间的一段大脑中动脉,血管阻断后于远侧切断以防止再灌流。电凝时为避免电凝不完全所致的出血,尽量将大脑中动脉挑起,使血管内血量减少。另外为保护周围组织免受灼伤,可用湿棉球保护。阻断大脑中动脉后用小块肌肉组织轻敷于颅窗上,并敷少许青霉素钠,然后逐层缝合伤口,术后苏醒送回原笼饲养。以上过程均在室温恒定(24–25℃)情况下进行,以利于评价脑缺血程度。

三、评价方法 ✿

判定大脑中动脉闭塞(MCAO)模型成功的根据:麻醉醒后 24 小时内出现:

(1) 左侧肢体疼痛刺激收缩现象消失;

(2) 向左侧倾倒或转圈;

(3) 提尾时左上肢不能向前伸直。

具备以上 3 项为 MCAO 模型制作成功,纳入实验,进行分组,余者弃之。

四、小结

目前,MCAO 模型制作分为开颅法[9]、线栓法[10]、光化学诱导法[11]、微栓子栓塞法[12]、化学刺激诱导血栓性闭塞法[13]、内皮素 -1 灌注诱导血管收缩法[14] 等多种方法。但永久性凝闭大脑中动脉造成局灶性脑缺血模型具有其他方法无可比拟的优点:

(1)可同时导致大鼠皮层和尾壳核梗塞,故被认为是当今最接近人类脑卒中的标准动物模型[15];

(2)局部条件容易控制,全身影响小,动物存活时间长,可进行慢性实验研究;

(3)动脉阻断后造成的脑缺血或梗死部位恒定。模型大鼠均出现明显的神经行为学和病理形态学改变,梗死率高,重复性好,还可以节省实验动物数目;

(4)可同时进行生理、生化、病理形态学及神经病学等指标的观察与测定。

总之,电凝法制作 MCAO 模型是目前最为均衡可靠、缺血效果最好的局灶性脑缺血模型,也是目前国际上应用最广泛的经典局灶性脑缺血模型。因此,本研究采取此种方法制作缺血性卒中模型。

第三节 复健片对神经行为评分的影响

一、实验材料

参照文献方法制成横木装置。横木由 122cm×2.5cm 的木板制成,一端设有强光和噪声刺激源,另一端置有暗箱(30cm×20cm×15cm),横木板距离桌面 40cm,桌面上铺有 2.5cm 厚的软垫,以防大鼠坠伤。

二、实验方法

(一)神经行为评分法

采用 Feeney 等[8]大鼠走横木试验(BWT),以评价大鼠的精细运动功能恢复情况。根据大鼠能否顺利地爬过横木及瘫痪侧肢体起作用的情况。BWT 评分分为 1~7 分。

1 分：完全不能爬过横木，且无法将瘫侧后肢放在水平位。

2 分：完全不能爬过横木，但可将瘫侧后肢置于水平位，并保持平衡。

3 分：大鼠能爬过，但拖曳着瘫侧后肢。

4 分：大鼠通过横木，至少有 1 次将瘫侧后肢放在横木水平面上。

5 分：大鼠通过横木，其患侧肢体起作用不足 50%。

6 分：大鼠通过横木，其患侧起作用在 50% 以上。

7 分：大鼠正常通过，其患侧肢体滑下木板平面不超过两次。

按上述评分法在治疗前，治疗后 1 周、治疗后 5 周由 2 人同时测试评分，其中 1 人不知分组情况，并同时观察大鼠的全身状态和反应能力。

（二）术前走横木训练

实验大鼠于术前 7~10 天，先进行走横木训练。整个装置放于暗室内，试验时把大鼠放于刺激源端后打开噪声，大鼠受刺激后迅速跑向暗箱，当大鼠踏入暗箱即关闭噪声。过程中灯光一直从刺激源端向暗箱照射。开始训练时，大鼠会出现滑足或从横木上掉落至桌面软垫上，随着练习次数的增加，大鼠逐渐掌握了爬行技巧，最终会熟练地完成走横木过程。本实验以大鼠在爬行中不超过两次滑足为正常通过。

上述训练每隔 1 天测试 2 次，大鼠均能在 10 日内达到标准。

三、实验结果

各组大鼠不同时间点运动功能评分变化。

表12 各组大鼠不同时间点BWT评分情况表（$\bar{x} \pm s$）

组别	术后1周末	术后5周末
假手术组	6.69±0.46	6.75±0.38
模型组	1.19±1.13※※※	4.94±0.56※※
药物组	1.81±1.00※※※	6.56±0.50☆☆

注：与同期假手术组相比，※※※表示P < 0.01；与同期模型组相比，☆☆表示P < 0.01。

表 12 示,术后 1 周时,模型组和药物组的运动功能评分较之同期假手术组均有显著降低(P < 0.01),但两组之间并无显著差异(P > 0.05);至术后 5 周末,模型组和药物组运动功能评分较之各组前期均有显著提高(P < 0.01),且药物组的运动功能评分明显高于同期模型组(P< 0.01),与假手术组已无显著差异,但模型组仍低于假手术组(P < 0.01)。

第四节 复健片对BDA、GAP-43. Nogo-AmRNA表达的影响

一. 实验材料及方法

（一）免疫组织化学法（SABC 法）

1. 实验试剂

GAP-43 免疫组化试剂盒购自武汉博士德生物工程有限公司,批号为 021029005;DAB 显色试剂盒购自北京中山金桥生物科技公司。

2. 实验方法

（1）石蜡切片常规脱蜡复水;30%$H_2O_2$1 份 + 蒸馏水 10 份混合,室温 5-10 分钟以灭活内源性酶,蒸馏水洗 10min × 3 次;

（2）滴加复合消化液 10min,蒸馏水洗 3 次;

（3）滴加正常山羊血清封闭液 20 min,不洗,甩去多余液体;

（4）按检测要求滴加 GAP-43 一抗,室温下（25℃）孵育 2 小时,再 4℃过夜,PBS 洗 2min × 3 次;

（5）滴加生物素化山羊抗兔 IgG,室温下 20 min,PBS 洗 2min × 3 次;

（6）滴加试剂 SABC 复合物,室温 20 min,PBS 洗 5min × 4 次;

（7）DAB 显色:使用 DAB 显色试剂盒。取 1ml 蒸馏水,加试剂盒中 A、B、C 试剂各 1 滴,混匀后加至切片,室温 15min。室温显色,镜下控制反应时间,一般 10 分钟左右。

（8）蒸馏水多次洗涤;苏木素轻度复染。脱水,透明,中性树胶封

片。显微镜观察。

免疫组织化学染色对照:用正常山羊血清和 PBS 代替一抗作孵育,其余步骤同上,用以检查免疫反应的特异性。

3. 图像分析法

全部测量均在相同光学条件下完成。采用 Leica QwinV3 图像分析系统对免疫组化切片进行图像分析,测定染色平均灰度值。

(二)原位杂交技术法

1. 实验试剂

Nogo-A 原位杂交试剂盒购自武汉博士德生物工程有限公司。DAB 显色试剂盒购自北京中山金桥生物科技公司。

针对人 NOGO-A 靶基因的 mRNA 序列为:

5'-GCTCT TCCTG CTGCA TCTGA GCCTG TGATA-3';

5'-TTCAG AATTA GAATA CTCAG AAATG GGATC-3';

5'-GCAGA TAGAT CATTA TCTAG GACTT GCAAA-3'。

2. 实验方法

(1)石蜡切片常规脱蜡至水。

(2)30%H2O2 稀释 10 倍,室温 10 分钟以灭活内源性酶,蒸馏水洗 10min × 3 次;

(3)暴露 mRNA 核酸片段:切片上滴加 3% 柠檬酸(3% 柠檬酸的配置:100ml 蒸馏水中加柠檬酸 3g,pH2.0 左右)新鲜稀释的胃蛋白酶(1ml3% 柠檬酸加 2 滴浓缩型胃蛋白酶,混匀),37℃消化 20min,原位杂交用 PBS 洗 3 次 ×5min,蒸馏水洗 1 次。

(4)后固定:固定液为 1% 多聚甲醛 /0.1MPBS(pH7.2-7.6),含有 1/1000DEPC。室温固定 10 分钟。蒸馏水洗涤 3 次。

(5)预杂交:杂交盒底部加 20% 甘油 20ml 以保持湿度。按每张切片 20μl 加预杂交液,37℃恒温箱 3 小时,吸去多余液体,不洗。

(6)杂交:每张切片加 20μl 含寡核苷酸探针的原位杂交液。将原位杂交专用盖玻片的保护膜揭开后,盖在切片上。37℃恒温箱杂交过夜。

（7）杂交后洗涤：揭掉盖玻片，37℃水温的 2×SSC 洗涤 5min×3 次（2×SSC 的配制：1000mL 蒸馏水中加氯化钠 17.6g、柠檬酸三钠 8.8g）；37℃水温的 0.5×SSC 洗涤 15min×1 次；37℃水温的 0.2×SSC 洗涤 15min×1 次。

（8）滴加封闭液：37℃30min。甩去多余液体，不洗。

（9）滴加生物素化鼠抗地高辛：37℃60min，用 PBS 洗 5min×3 次。

（10）滴加 SABC。37℃20min，用 PBS 洗 5min×3 次。

（11）滴加生物素化过氧化物酶：37℃20min，用 PBS 洗 5min×4 次。

（12）使用 DAB 显色试剂盒进行显色反应 30min，充分水洗。

（13）酒精脱水，二甲苯透明，封片。

注：所有操作中涉及的器械具均用 DEPC 水处理后高压灭菌。

3. 图像分析法

全部测量均在相同光条件下完成。采用 Leica QwinV3 图像分析系统对切片进行图像分析，测定染色平均灰度。

一、实验结果

（一）各组大鼠不同时间点左侧颈髓 BDA 表达变化

表13 各组大鼠左侧颈髓BDA表达平均灰度值（$\bar{x}\pm s$）

组别	术后5周组
假手术组	175.51±17.78
模型组	45.20±15.93※※※
药物组	123.48±11.20※※※☆

注：与同期假手术组相比，※表示P<0.05，※※表示P<0.01；与同期模型组相比，☆表示P<0.05，☆☆表示P<0.01。

结果显示，BDA 不仅在皮质脊髓束中表达，而且在脊髓灰质运动神经元胞浆中亦有阳性表达；术后 5 周末，较之同期假手术组，模型组和药物组左侧颈髓 BDA 平均灰度值均明显降低（P<0.01），其中药物组 BDA 平均灰度值降低最为明显（与同期模型组相比，P<0.05）。

（二）复健片对 MCAO 大鼠 GAP-43 表达的影响

表14 各组大鼠左侧颈髓GAP-43平均灰度值（$\bar{x}\pm s$）

组别	术后5周组
假手术组	182.77±10.04
模型组	177.09±10.21
药物组	158.15±12.22※※※☆☆

注：与同期假手术组相比，※P＜0.05，※※※P＜0.01；与同期模型组相比，☆☆表示P＜0.01。

表 14 示，术后 5 周末，较之假手术组和模型组，药物组左侧颈髓 GAP-43 平均灰度值明显降低（P<0.01），模型组 GAP-43 平均灰度值较之同期假手术组，无显著差异（P＞0.05）。

（三）各组大鼠颈髓组织 Nogo-A mRNA 表达

表15 各组大鼠颈髓组织Nogo-A mRNA表达平均灰度值

组别	术后5周末
假手术组	124.34±10.18
模型组	159.18±7.72※※※
药物组	168.82±8.98※※※☆

注：与同期假手术组相比，※※表示P<0.01，※表示P<0.05；与同期模型组相比，☆☆表示P<0.01，☆表示P<0.05。

表 15 结果显示，术后 5 周末，药物组和模型组大鼠左侧颈髓 Nogo-AmRNA 的平均灰度值较之同期假手术组均明显升高（P<0.01），其中，药物组亦高于同期模型组（P<0.05）。

（四）GAP-43 和 Nogo-AmRNA 的相关性

药物组 GAP-43 与 Nogo-AmRNA 表达平均灰度值的相关性分析表明，GAP-43 与 Nogo-AmRNA 在大鼠左侧颈髓组织中的表达存在明显负相关，相关系数 γ 为 –0.913，P=0.000，提示在药物组复健片的干预下,GAP-43 表达随着 Nogo-AmRNA 表达的降低而增强。其余各组均未显示出 GAP-43 与 Nogo-AmRNA 表达存在明显的相关性。

四、讨论

（一）实验结果分析

1. 复健片上调 GAP-43 的表达

实验结果表明,滋补肝肾复方——复健片干预下,左侧颈髓 BDA和 GAP-43 表达明显高于其他两组,而且在造模术后 5 周末,模型组 GAP-43 表达与假手术组已无差异的情况下,药物组 GAP-43 表达仍高于模型组和假手术组,同时伴随 BDA 和 GAP-43 表达的升高,而且大鼠受损的运动功能也得到了有效改善,从而高度提示复健片可以促进 MCAO 大鼠皮质脊髓束的重塑,这可能是复健片促进缺血性脑卒中运动功能恢复的又一重要机制。

2. 复健片抑制 Nogo-AmRNA 的表达

实验结果证实,滋补肝肾复方——复健片可以显著抑制大鼠健侧颈髓 Nogo-AmRNA 表达,有利于神经元启动轴突再生,为颈髓水平的皮质脊髓束重塑提供更为有利的微环境,从而高度提示复健片可以促进 MCAO 大鼠皮质脊髓束的重塑,这可能是复健片促进缺血性脑卒中运动功能恢复的又一重要机制。

（二）皮质脊髓束重塑在脑卒中的作用

1. 皮质脊髓束简介

皮质脊髓束属于下行运动传导束,为锥体系统的重要组成部分,是将大脑皮质运动区的冲动传至脊髓前角的运动神经元,司肢体的随意运动。

其胞体为大脑皮质中央前回（Brodmann 第 4 区上 2/3）的巨型锥体细胞。皮质脊髓束经内囊后肢下行,至中脑的大脑脚底,占其中间 3/5 的外侧部;然后至脑桥基底部,分散成大小不等的纤维束下行。大部分纤维（约 85%）在延髓锥体进行左右交叉,交叉后的纤维至对侧脊髓外侧索的后外侧部下行,形成皮质脊髓侧束;小部分纤维（约 15%）

在前索下行至脊髓后经白质前连合再交叉,形成皮质脊髓前束。其主要功能是通过脊髓中间神经元(Rexed 灰质板层的第Ⅳ层)再到前角运动细胞(控制躯干和肢体近端大肌肉),或直接终止于脊髓前角运动细胞(控制手足肢端小肌肉的精细运动),支配骨骼肌的随意运动。皮质脊髓侧束约有 1/2 纤维止于颈髓,1/5 纤维止于胸髓,1/4 纤维止于腰骶髓。而皮质脊髓前束多终止于颈髓和上胸髓。人类皮质脊髓束的构成是无髓和有髓纤维约各占一半,自大脑皮质向下贯穿于其终止平面的全长,长约 50-70cm[16]。

2. 皮质脊髓束与脑卒中运动功能的关系

近年来,影像学研究发现,脑卒中后,神经元坏死,皮质脊髓束失去营养来源而出现 Waller 变性,即皮质脊髓束由于其上运动神经元损伤所引起的远端轴突和髓鞘的顺行性变性。Waller 变性的病理学过程分为轴突变性和髓鞘变性,轴突变性在前,髓鞘变性在后[17]。在ThomallaG[18] 等研究表明弥散张量成像(diffusion tensor imaging,DTI)适合于研究缺血性卒中锥体束 Waller 变性。各向异性分数(fractional anisotropy ,FA)是检测脑白质纤维各向异性特征主要参数之一,FA 的大小与髓鞘的完整性、纤维致密性及平行性有关,可以反映白质纤维的完整性[19]。FA 值下降可以表明轴突发生变性,结构崩溃。王巍[20] 等研究报道,脑卒中患侧受累皮质脊髓束的 FA 值较健侧明显降低,在扩散张量纤维束成像上可见皮质脊髓束部分中断。周钟珩[21] 等研究中报道,双侧皮质脊髓束重建,患者组健侧皮质脊髓束解剖形态与正常人大致相吻合,且每条连续形态一致性良好,而患侧皮质脊髓束因受梗死区不同程度的累及,表现为连续性中断及解剖结构形态一致性的丧失。梁志坚[22] 等研究表明,患者脑梗死灶对侧颈髓皮质脊髓束 FA 数值逐渐减少,可能揭示了脑内梗死灶皮质脊髓束纤维受到缺血性破坏后,其远端神经纤维发生 Waller 变性,纤维结构逐渐分解破坏的现象。Kim[23] 采用 DTT 发现,大脑中动脉供血区域发生梗死后 9 天,就可以出现皮质脊髓束的变性,并在其后的 7 天内进展迅速。

皮质脊髓束 Waller 变性可以反映皮质脊髓束损伤的严重程度,与患者肢体持续性运动功能缺损相关。Uswatte 等 [24] 报道,幕上脑梗死同侧皮质脊髓束 FA 值进行性降低与持久性偏侧肢体中至重度瘫痪有关,而且皮质脊髓束 FA 值降低越显著,卒中早期和 3 个月后运动功能受损越严重。脑梗死后,大脑缺血、缺氧,神经元及轴突发生变性,导致运动功能恢复受到影响。DeVetten 等 [25] 研究发现在急性脑卒中后运动功能受损严重的病人中,检测到皮质脊髓束表面弥散系数显著降低,表现为早期的 Waller 变性。在体研究发现,脑卒中后运动功能的预后主要依赖皮质脊髓束损伤程度,而不是脑梗死体积 [26]。

Liu Z 等 [27] 研究证明卒中后皮质脊髓束重塑可促进运动功能恢复。另有实验已经证实,皮质脊髓束的重塑是肢体运动功能恢复的直接神经结构条件。动物实验显示,脑卒中发生后,健侧大脑发出的交叉至对侧颈髓的皮质脊髓束可以进行侧支发芽,再次跨越中线支配同侧脊髓颈节运动单位,从而促进肢体运动功能的恢复。

3. 促进皮质脊髓束重塑的手段

脑卒中后,神经元死亡,神经纤维变性坏死,皮质脊髓束重塑受到抑制,由于中枢神经轴突生长抑制因素的制约,如 Nogo-A、MAG、Omgp 等。而目前研究发现,多种外源性干预手段可以促进皮质脊髓束重塑,从而有助于受损的运动功能恢复,大致可分为如下三类:①细胞移植,增加有利于轴突再生的细胞;②神经生长正性调控因子,提高中枢神经细胞的内在再生能力;③解除神经生长负性调控因子。

3.1 细胞移植

近来,嗅鞘胶质细胞获得了广泛的重视,它不仅能促进轴突再生进入移植物,而且能携带轴突继续向下生长而进入远侧脊髓。Li 等将嗅鞘细胞植入皮质脊髓束的损伤处,发现轴突能生长较长的距离,并恢复良好的功能,效果非常显著 [28]。刘霞等 [29] 研究结果证实,移植组标记的辣根过氧化物酶(horse radish peroxidase,HRP)逆行追踪皮质脊髓束(corticospinal tract,CST) 投射神经元数目明显多于损伤组,认为损伤的

CST 得到了一定程度的修复,确信嗅球成鞘细胞 (olfactory ensheathing cells , OEC) 的移植能够促进皮质脊髓束的再生修复。人胚神经干细胞条件化培养基也可以促进脊髓损伤大鼠皮质脊髓束再生以及皮质脊髓束和神经元之间的解剖学重建[30]。骨髓基质干细胞尾静脉注射等手段,可以有效促进皮质脊髓束的重塑[31]。另有学者还发现雪旺细胞可以促进中枢神经出芽,缩小损伤腔,并抑制胶质瘢痕的形成[32]。

3.2 神经生长正性调控因子

生长相关蛋白(GAP-43)是脊椎动物神经细胞膜上的一种特异性蛋白。它广泛分布在中枢神经组织,包括大脑皮质、海马结构、嗅球、小脑浦肯野细胞、脑干黑质及脊髓白质等多处[33]。它由神经元胞体产生,通过轴突快速转运[34]。它与神经系统发育、轴突再生、突触重建及神经再生有着密切的关系[35,36,37,38]。在诸多神经系统损伤的疾病中,常能检测到 GAP-43 在基因和蛋白水平上表达明显上调,因此,目前研究神经生长与损伤修复的学者已把 GAP-43 作为首选的指标。神经损伤后,GAP-43 在末端雪旺细胞和轴突的表达,表明它与轴突 – 雪旺细胞在再生中的相互作用密切相关,说明 GAP-43 在胶质细胞的再生中起重要作用[39]。

将腺病毒载体编码的 NT-3 转染到嗅鞘细胞,移植入损伤的脊髓,可有效地促进了损伤后皮质脊髓束纤维的再生[40]。鲁凯伍等[41]研究证实,阳离子脂质体介导胶质细胞源性神经营养因子(glial-derived growth factor,GDNF)体内转基因能促进近端皮质脊髓束再生和神经骨架蛋白的修复。有研究发现,脊髓损伤后,神经生长因子(Nerve growth factor,NGF)在皮质脊髓束侧束胶质细胞及轴浆表达上调,其受体 TrkA 在同一时空表达也上调,推测在维持运动皮质锥体细胞及促进皮质脊髓束再生有重要作用[42]。另有研究表明,促红细胞生成素(erythroPoietin,EPO)脑室注射可以促进局灶性脑梗死小鼠健侧大脑发出的交叉至对侧颈髓的皮质脊髓束侧支发芽,再次跨越中线,加强对同侧脊髓颈节运动单位的神经支配,从而促进肢体运动功能的恢复[43]。

3.3 神经生长负性调控因子

中枢神经系统损伤后,神经再生的主要抑制因子 Nogo-A 发挥作用,阻止神经轴突生长,影响皮质脊髓束的重塑,因此阻断 Nogo-A 的受体有助于神经轴突生长。Nogo-A 的单克隆抗体 IN-1 可中和 Nogo-A 的轴突生长抑制作用,从而促进损伤后神经轴突再生。有作者用 Nogo 的单克隆抗体 IN-1 进行多项实验研究,发现用 IN-1 治疗中枢神经损伤大鼠后,有少量的皮质脊髓束轴突能再生 1cm 左右[44]。而 Liebscher 等[45] 利用 IN-1 可以促进中枢神经轴突的侧向发芽生长,切断 2-6 周龄大鼠皮质脊髓束后将 IN-1 单抗杂交瘤细胞移人脑内,在损伤处见到明显的神经出芽。Kim 等[46] 敲除了小鼠的 NogoA / B 基因,发现基因敲除小鼠的皮层脊髓束轴突迅速生长,其运动功能也得到了改善。吴功雄[47]等研究发现 Nogo-A 的转录及蛋白表达与大脑中动脉梗塞后脑卒中的功能恢复可能关系密切。NgR(Nogo-66 receptor)或 Nogo-A、B 基因敲除小鼠脑梗死后的运动功能恢复良好,脑梗死后 1 周时脑室内注射阻断 Nogo-A 功能的 NgR 片段同样也可促进皮质脊髓束重塑[48]。

(三)复健片促进皮质脊髓束重塑的机制研究

中医药对于缺血性脑卒中后肢体运动功能障碍的治疗虽然有着明显的优势,但其作用机制研究多限于受损脑组织和对神经再生积极因素的调控领域,对皮质脊髓束重塑的作用尚缺乏研究。

复健片是以滋补肝肾法立意的中药制剂。本方由制何首乌、淫羊藿、海马、桑寄生和决明子等药物组成。前期临床研究已证实,复健片可明显改善患者的神经功能缺损症状,提高其生活自理能力[49]。大量研究还表明,复健片可以改善胰岛素的抵抗状态,改善血液流变学状态,降低血小板聚集率,增加梗死周围组织及对侧的局部脑血流,干预脑卒中的危险因素;降低丙二醇(malonaldehyde,MDA)含量,提高谷胱甘肽(glutathione,GSH)、谷胱甘肽氧化酶(glutathione perosidase,GSH-PX)、维生素 E 水平,具有抗自由基损伤作用[50]。增加 MCAO 大鼠脑内碱性成纤维生长因子 (Basic fibroblast factor,bFGF)、血管内皮细胞生长因子（vascular endothelial growth factor，VEGF）、血小板源生长因子（platelet-derived growth factor，PDGF）的表达，防止迟发的远隔神经元的逆行性死亡，促进新的神经元发芽、突触形成以及血管、胶质、神经轴突的再生[51]；增强轴突生长相关蛋白（GAP-43）在局灶性脑缺血模型大鼠脑梗死灶周围的阳性表达，调控脑梗死灶周围星形胶质细胞的活性[52]；显著促进脑源性神经生长因子（brain-derived neurotrophic factor，BDNF）及其受体 trk-B、巢蛋白（Neuroepithelial stem protein，Nestin）及神经细胞粘附分子（neural cell adhesion molecule，NCAM）的表达，促进神经增殖、重塑，显著抑制脑内勿动蛋白 (Nogo-A)、NgR 及少突胶质细胞髓鞘糖蛋白（OMgp）的表达[53]；还显著上调 MCAO 大鼠脑组织 P-4502C11mRNA 表达，改善脑血流[54]；上调细胞基质金属蛋白酶 -2（matrix metalloproteinase-2，MMP-2）、细胞基质金属蛋白酶 -9（matrix metalloproteinase-9，MMP-9）的表达，抑制胶质瘢痕形成，解除神经功能重塑的抑制因素[55] 等，表明复健片可有效改善局部脑血流量，促进受损脑组织的神经再生和功能重塑。

综上所述，研究表明，复健片可以通过调控多种神经营养因子及其生化因素，解除抑制轴突生长的负性调控因子，使神经元再生，神经纤维重塑，改善脑血流，从而达到神经再生、功能重建的作用，提示复健片具有多靶点、多环节的调控机制。

（四）问题与展望

自 1981 年 David 和 Aguayo[56] 证实皮质脊髓束可以再生，其在缺血性脑卒中运动功能的恢复中的作用已日益引起重视。但目前，促进皮质脊髓束重塑的手段由于受给药途径、安全性、医学伦理等因素的制约，加之研究动物与人体存在差异性，离真正的临床运用尚有很大差距，相关的药物研究更是缺乏。由此不难看出，皮质脊髓束作为锥体系统的重要组成部分，是大脑支配肢体随意运动的神经通路，对运动神经功能恢复及疾病的预后有重要的影响。因此，以皮质脊髓束为纽带，加强皮质脊髓束重塑在缺血性脑卒中神经功能恢复中的研究，不仅实现中医药促进缺血性脑卒中神经功能恢复机制研究的两个结合:一是脑和脊髓两个水平的有机结合;二是传统中医治法研究的主体性和现代神经科学实验技术相结合,而且而且可以此为契合点,合理整合中西医研究成果,阐发、丰富中医对"脑"、"髓"内涵及其相关性的认识,对于中医药治疗缺血性脑卒中的治法理论研究的提升亦有着十分重要的意义。

结 语

本研究认为,缺血性脑卒中的基本病机是肝肾阴虚,急性期过后,渐入恢复期,本虚之象渐显,标实渐去,肝肾阴虚,气血津液不足,阴不制阳,化风生火,加之肝肾阴虚来源于卫气内伐,留瘀生痰化热,最终又可导致风、火、痰、气、瘀征象,而这标实之象又可加剧肝肾阴虚之证,二者形成恶性循环,缠绵难愈。基于对本病的基本病机特点深入探讨,确立了滋补肝肾法为治病之大法,但因本病病位在脑,其发病与脑髓减损有着密切的关系,具有独特之处,如选用血肉有情之品、注意温阳药物运用等。在此基础上,实验研究探讨复健片对 MCAO 大鼠调控 GAP-43. Nogo-A 表达的影响,并结合大鼠行为学评分,全面评价滋补肝肾法对缺血性脑卒中运动功能改善的意义,丰富中医"肝肾—髓—脑"关系内涵的认识,完善复健片促进缺血性中风神经功能恢复机制的认识,为滋补肝肾法在中风病治疗上的运用提供有力的实验支持。

临床研究表明:复健片可显著改善缺血性脑卒中恢复期患者神经功能缺损程度,改善患者临床症状,其中肢体运动功能疗效显著。实验研究表明:复健片可明显改善 MCAO 大鼠的运动功能,显著抑制颈髓勿动蛋白抑制因子(Nogo-AmRNA)的表达,提高轴突生长相关蛋白(GAP-43)的表达,为轴突生长提供有利的微环境,促进皮质脊髓束重塑,建立部分神经支配,是复健片改善缺血性脑卒中运动功能的又一重要机制。

参考文献

[1] 朱玉莲胡永善脑卒中后运动功能障碍的治疗学研究进展,神经病学与神经康复学杂志,2004,1(3):181-183

[2]Lee JK, Kim JE, Sivula M, et al. Nogo receptor antagonism promotes stroke recovery by enhancing axonal plasticity. The Journal of Neuroscience, 2004,24(27): 6209-6217.

[3] 周仲英.中医内科学,北京:中国中医药出版社,2003,第一版:322.

[4] 王新陆。试论滋补肝肾是治疗缺血性脑卒中的重要法则。山东中医杂志,2005,24(10):579-582。

[5] 刘伟. 泛髓论. 中医药学刊, 2005,23(12):2176-2177.

[6] George paxinos Charles Watson. 大鼠脑立体定位图谱,北京:人民卫生出版社,第一版,2005.

[7]Tamura A, Graham DI, McCulloch J, et al. Focal cerebral ischemia in the rat:1.Description of technique and early neuropathological consequences following middle cerebral artery occlusion. J Cerb Blood Flow Metab, 1981; 1(1):53-60.

[8] Feeney DM, Gonzalez A, Law WA. Amphetamine, haloperidol and experience interact to affect rate of recovery after motor cortex injury. Science,1982, 217(4562):855- 857.

[9] Shigeno T, Teasdale GM, Mcculloch J, et al.Recirculation model following MCA occlusion in rats.J Neurosurg, 1985; 63:272.

[10] Koizumi J, Yoshida Y, Nagazawa T.Experimental studies of ischemic brain edemia:1. A new experimental embolism in rat in which recirculation can be introduced in the ischemic area.Jpn J Strode, 1986; 8:1.

[11] Markgraf CG, Kraydieh S, Prado R, et al.Comparative histopathologic consequences of photothrombotic occlusion of the pistal middle cerebral artery in Sprague-Damley and Wistar rats.Stroke, 1993;

24:286.

[12] Alexis NE, Dietrich WD, Green EJ, et al.Nonocclusive common carotid artery thrombosis in the rat results in reversible sensorimotor and cognitive behavioral deficits.Stroke, 1995; 26(12):2338.

[13] Dirnagl V, Pulsinelli W.Autoregulation of Cerebral blood flow in experiment focal brain ischemia.J Cerebral blood Flow Metab, 1990; 10:327.

[14] Fuxe K, Kurosawa N, Cintra A, et al.Involvement of local ischemia in endothelin−1 induced lesions of the neostriatum of the anaesthetized rat. Exp Brain Res, 1992;88(1):131.

[15] 蒲传强,郎森阳,吴卫平.脑血管病学,北京:人民军医出版社, 1999:95,101.

[16] Ramer MS,Harper GP,Bradbury EJ.Progress in spinal cord research−a refined strategy for the international spinal research trust[J]. Spinal Cord.2000 Aug,38(8):449−472.

[17] 方珉,谢瑞满,周林江.卒中后皮质脊髓束 Waller 变性的 DTI 表现及其与运动功能受损的关系.国际脑血管病杂志,2009,17(3):205− 210

[18] Thomalla G,Glauche V,Koch MA,et a1.Diffusion tensor imaging detects early Wallerian degeneration of the pyramidal tract after ischemic storke[J].Neuorimage.2004.22:1767−1774.

[19] Jellison BJ,Field AS,Medow J,et al.Diffusion tensor imaging of cerebral white matter:a pictorial review of physics,fiber tract anatomy,and tumor imaging patterns[J].AJNR Am J Neuroradiol,2004,25(3):356−369

[20] 王巍,戴险峰,穆丹梅,等.DTI 在皮层下脑卒中患者皮质脊髓束损伤中的应用.哈尔滨医科大学学报,2009,43(1):85−87

[21] 周钟珩,王德杭.DTI 在急性缺血性脑卒中所致皮质脊髓束损伤中的应用研究.医学影像学杂志,2007,17(1):23−27

[22] 梁志坚,张中伟,曾进胜,等.DTI 态观察脑梗死后颈髓皮质脊

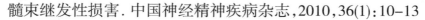

髓束继发性损害.中国神经精神疾病杂志,2010,36(1):10-13

[23] Kim DG,Ahn YH,Byun WM,et al. Degeneration speed of corticospinal tract in patients with cerebral infarct. NeuroRehabilitation.2007 ;22(4):273-7.

[24] Uswatte G,Taub E,Morris D,et al.The Motor Activity Log-28:assessing daily use of the hemiparetic arm after stroke. Neurology.2006,67:1189-1194.

[25] DeVetten G, Coutts SB, Hill MD,et al.Acute corticospinal tract Wallerian degeneration is associated with stroke outcome. Stroke. 2010 Apr;41(4):751-6

[26] Sterr A, Shen S, Szameitat AJ,et al. The role of corticospinal tract damage in chronic motor recovery and neurorehabilitation: a pilot study. Neurorehabil Neural Repair.2010 Jun;24(5):413-9.

[27] Liu Z,Zhang RL,Li Y et al.Remodeling of the corticospinal innervation and spontaneous behavioral recovery after ischemic stroke in adult mice. Stroke .2009 Jul;40(7):2546-51.

[28] Li Y,Field PM,Raisman G.Repair of adult rat corticospinal tract by transplants of olfactory ensheathing cells[J].Science.1997,277:2000-2002.

[29] 刘霞,李慧,杨琳,等. 嗅球成鞘细胞移植促进皮质脊髓束再生修复的研究. 山西医科大学学报,2006,37(10):989-993

[30] 梁鹏,梁桃,刘恩重,等. 人胚神经干细胞条件化培养基促进脊髓损伤大鼠皮质脊髓束再生. 中华神经外科杂志,2006,22(10):591-594

[31] Liu Z, Li Y, Zhang X, et al. Contralesional axonal remodeling of the corticospinal system in adult rats after stroke and bone marrow stromal cell treatment.Stroke.2008, 39(9):2571-2577.

[32] Li Y, Raisman J. Schwann cell induce sprouting inmotor an sen-sory axons in the adult rat spinal cord [J]. J Neurosci.1994, 14(7): 4050-63.

[33] 常兰,生长相关蛋白在中枢神经系统中的分布及发育过程中

的变化.青海大学学报(自然科学版)1999,17(2):40-43

[34] Skene JHP,Willard M.Characteristics of growth-associated polypeptides in regenerating tead retirtal ganglion cell axons.J Neursci,1981,1:419-426

[35] 严恒林,生长相关蛋白 (GAP-43) 与神经发育和再生.神经解剖学杂志, 1993; 9 (2): 155

[36] 杨辉,GAP-43 表达与神经元生长、可塑性的关系.国外医学生理、病理科学与临床分册, 1995; 15 (2): 117

[37] Skene JHP. Axonal Growth-Associated Proteins. Ann Rev Neurosci,1989; 12: 127

[38] Larry IB, Aryeh R. A membrane phosphoprotein associated with neural development, axonal regeneration, phospholipid metabolism, and synaptic plasticity. TINS,1987,10(12):527

[39] 尚建科,俞诗源,刘国安,等.生长相关蛋白的生理病理作用.解剖学杂志,2008,31(3):439-440

[40] Ruitenberg MJ, Levison DB, Lee SV, et al.NT-3 expression from engineered olfactory ensheathing glia promotes spinal sparing and regeneration [J]. Brain.2005 Apr; 128(Pt4): 839-53.

[41] 鲁凯伍,陈哲宇,侯铁胜.胶质细胞源性神经营养因子体内转基因对皮质脊髓束再生的影响.中华实验外科杂志,2001,18(6):573-575

[42] 张志坚,姜平,刘锦波,等.神经生长因子及其高亲和力受体在脊髓损伤大鼠大脑运动皮质及皮质脊髓束的表达.解剖学报,2004,35(6):589-594

[43] Raluca Reitmeir, Ertugrul Kilic, lkan Kilic, et al. Post-acute delivery of erythropoietin induces stroke recovery by promoting perilesional tissue remodelling and contralesional pyramidal tract plasticity. Brain.2011, 134: 84-99.

[44] Fouad K,Klusman I,Schwab ME.Regenerating corticospinal fibers in the Marmoset (Callitrix jacchus) after spinal cord lesion and treatment with the anti-Nogo-A antibody IN-1.Eur J Neuorsci.2004 Nov;20(9):2479-2482.

[45] Liebscher T,Schnell L,Schnell D,et a1.Nogo-A antibody improves regeneration and locomotion of spinal cord-injuerd arts.Ann Neuor.2005 Nov;58(5),706-719.

[46] Kim JE,LiS,GrandPreT.Axon regeneration in young adult mice lacking Nogo-A／B[J].Neuron.2003,38(2):187-199.

[47] 吴功雄,王玉苹,张海伟.大鼠脑梗塞后功能恢复过程中 Nogo-AmRNA 及其蛋白质的表达.中国病理生理杂志,2006,22(5):972-976

[48] Lee JK,Kim JE,Sivula M,et a1.Nogo receptor antagonism promotes stroke recovery by enhancing axonal plasticity.J Neurosci.2004 Jul 7 ;24(27):6209-6217.

[49] 周永红.复健片治疗缺血性卒中后遗症 30 例临床研究.中医杂志,2002;43(5):355-356.

[50] 韩萍.复健片调控 NEI 网络干预肝肾阴虚证以"异病同治"的理论与临床研究.山东中医药大学博士学位论文,2009:35

[51] 周永红.复健片对 MCAO 大鼠脑内 bFGF、VEGF、PDGF 表达的影响.中医药学刊,2003,21(1):70-72.

[52] 刘伟,周永红,付先军,等.复健片对缺血性卒中后遗症模型大鼠脑组织 GFAP、GAP43 表达的影响.中医杂志,2006,47(5):378-380.

[53] 胡怀强.复健片促进 MCAO 大鼠中枢神经再生的机制研究.山东中医药大学博士学位论文,2008:68-91.

[5 4] 刘伟.复健片对大脑中动脉闭塞模型大鼠脑组织 P-4502C11mRNA 表达的影响,山东中医药大学学报,2010,34(2):168-170

[55] 付强郭春莉王新陆局灶性大鼠脑内 MMP-2 及 MMP-9 表达与

滋补肝肾中药的干预效应。中国神经免疫学和神经病学杂志 200815
（1）:50–53

[56] David S,Aguayo AJ.Axonal elongation into peripheral nervous system "bridges" after central nervous system injury in adult rats[J]. Science.1981 Nov 20;214(4523):931–933.

（胡忠波、孙艳编辑）

张鸣鹤教授益肾消痹方治疗膝骨关节炎的临床研究

杨秀秀

目的：名老中医张鸣鹤教授从事风湿免疫性疾病研究多年，在治疗骨关节炎方面形成了自己独特的治疗思路。本研究通过观察益肾消痹方治疗膝骨关节炎的临床疗效，从基础理论、临床观察两个方面进行研究，探讨其可能的作用机制。方法：本研究将 60 例患者随机分为 2 组，分别使用益肾消痹方、口服乐松这两种方法治疗膝骨关节炎，观察症状、体征、实验室检查等变化。结果：1. 两组临床疗效比较：治疗组总有效率为 100%，对照组总有效率为 90.00%，两组临床疗效比较有显著性差异 (p<0.05)；2. 治疗前后中医症状评分比较：治疗组优于对照组，二者有显著性差异 (p<0.05)；3. 两组安全性指标无显著性差异。

结论：益肾消痹方对膝骨关节炎有良好的临床疗效，对缓解临床症状、改善关节功能、提高生活质量具有更好的作用，且无不良反应。结合现代医学、中药药理学现代研究分析，其作用机制可能是通过抗感染、抗炎镇痛、调节免疫功能、改善血流变等方面多环节对膝骨关节炎发挥有效的治疗作用。

关健词：益肾消痹方；膝骨关节炎；临床观察

骨关节炎 (osteoarthritis,OA) 是一种退行性病变，临床表现为缓慢发展的关节疼痛、压痛、僵硬、肿胀、活动受限和关节畸形，多累及手远指关节、膝、脊柱、髋关节等。其中膝骨关节炎（KOA）最为常见。流行病学调查显示，60 岁以上的人群中患病率可达 50%，75 岁以上则达 80% 左右，最终致残率为 53%。美国有调查数据显示，OA 已成为继心血管疾病后导致 50 岁以上的男性丧失劳动力的第二大杀手[1]。现代医学治疗本病主要以口服非甾体类抗炎药、关节软骨保护药物为主，但长期服用此类药物常有严重的胃肠道副作用，且远期疗效不确切。中医药治疗 OA 历史悠久。它以个体化治疗原则，因时、因地、因人，辨证治疗，发挥其疗效确切、不良反应少的优势，得到患者的认可。张鸣鹤教授是我国名老中医和风湿免疫系统疾病专家。他以丰富的临床经验为基础，倡导"热毒致痹"论，创建了以清热解毒法为基础的辨病与辨证相结合的治疗模式。张老认为本病的病机关键是肝肾亏虚、毒瘀痹阻经络，以益肾解毒、祛瘀通络为主要治法，拟定益肾消痹方为基本方加减治疗 OA，在临床治疗中取得了满意的疗效。本课题通过观察益肾消痹方加减治疗 KOA 的疗效，对张老治疗 OA 的理论及方法进行初步的探讨，以期对临床治疗有一定的指导意义。

临床研究

一、病例选择

（一）诊断标准

1. 膝骨关节炎的现代医学诊断标准（美国风湿病学会 1986 年提出膝骨关节炎的分类标准[2]）

1.1 临床标准

(1) 近 1 个月大多数时间有膝关节疼痛；

(2) 有骨摩擦音；

(3) 晨僵 ≤ 30 分钟；

(4) 年龄 ≥ 38 岁；

(5) 有骨性膨大；

满足 (1)(2)(3)(4) 或 (1)(2)(5) 或 (1)(4)(5) 可诊断膝骨关节炎。

1.2 临床 + 放射学标准

(1) 近 1 个月大多数时间有膝痛；

(2)X 线片示骨赘形成;

(3) 关节液检查符合骨关节炎;

(4) 年龄≥ 40 岁;

(5) 晨僵≤ 30 分钟;

(6) 有骨摩擦音;

满足 (1)(2) 或 (1)(3)(5)(6) 或 (1)(4)(5)(6) 可诊断为膝骨关节炎。

1.3 骨关节炎放射学病情分级标准 X 线分级 (Kellgren 和 Lawrence 法[3] 分为五级)

(1)0 级正常;

(2)I 级轻微骨赘,关节间隙正常;

(3)II 级明显的骨赘,关节间隙可疑狭窄;

(4)III 级中等量骨赘,关节间隙狭窄,有硬化性改变;

(5)IV 级大量骨赘,关节间隙明显变窄,严重硬化性病变及明显畸形。

2. 中医证候诊断标准 (参照 2002 年《中药新药临床研究指导原则》[4] 修订)

同时结合临床,制定肝肾不足、毒瘀阻络证的诊断标准:

主症

(1) 膝部疼痛;(2) 关节僵紧;(3)关节肿胀;

次症

(1) 腰膝酸软,头昏耳鸣;(2) 膝部刺痛,固定不移,夜间痛甚;(3)骨节粗大;(4) 关节屈伸不利;

舌、脉

舌质红、淡暗或有瘀斑、瘀点,苔少或腻;脉滑或细涩。

具备两项主症、一项次症,参考舌脉即可诊断为肝肾不足、毒瘀阻络证。

(二)实验病例选择标准

1. 纳入标准

（1）年龄 35 岁～75 岁之间；

（2）符合上述西医及中医诊断标准；

（3）X 线检查根据 Kellgren 和 Lawrence 标准符合 I、II、III 级的患者；

2. 排除标准

（1）不符合上述西医及中医诊断标准；

（2）晚期畸形、残疾、丧失劳动能力者；

（3）年龄在 35 岁以下，或 75 岁以上；

（4）患有其他的关节疾病者；

（5）合并有心、脑血管、肺、肝、肾和造血系统等严重原发性疾病、精神病患者；

3. 剔除病例标准

(1) 病情未得到控制，出现严重并发症者；

(2) 出现严重的不良反应者；

(3) 未按规定治疗者，

(4) 受试者退出试验。

二、临床资料

（一）病例来源与分组

研究对象为山东省中医院风湿免疫科门诊，老专家门诊，山东中医药大学门诊部治疗的 KOA 患者，共 60 例，随机分为两组，治疗组 30 例，对照组 30 例。

（二）一般资料

治疗组 30 例：男 6 例，女 24 例；年龄 45～73 岁，平均年龄（56.6±5.2）岁；病程最短 1 个月，最长 20 年，平均 9.2 年。对照组 30 例：男 9 例，女 24 例；年龄 42～72 岁，平均年龄（58.1±5.7）岁；病程最短 21 天，最长 20 年，平均 8.4 年。治疗前两组病例从性别、年龄、病程方面进行比较均无显著性差异（P＞0.05）（见表 1），两组病例具有可比性。

两组病人性别、年龄、病程分布比较

组别	例数	性别		年龄(岁)			病程（月）			
		男	女	≤50	≤65	>65	≤3	≤12	≤60	>60
治疗组	30	6	24	4	16	10	2	6	8	14
对照组	30	9	21	6	16	8	1	9	10	10

经卡方检验，治疗前两组在性别、年龄、病程方面无明显差异（P＞0.05），具有可比性。

治疗前两组患者X线分级比较

组别	例数	X线改变分级		
		I级	II级	III级
治疗组	30	6	16	8
对照组	30	8	14	8

两组患者病情程度比较(R×C)，经统计学处理P=0.82(P>O.05)，无显著性差异，有可比性。

三、研究方法

（一）　试验方法

1.给药方法

（1）治疗组:予益肾消痹方水煎服,日一剂,每服6天,停1天。

方药组成及剂量

双花 20g 黄柏 12g 独活 30g 川牛膝 20g 桃仁 12g 红花 10g 板蓝根 20g 猫爪草 20 毕澄茄 12g 吴茱萸 5g 甘草 6g

以本方作为基本方,根据临床症状,随症加减。若肾精亏虚,腰膝酸软明显者,加骨碎补、续断、狗脊、黄精等以加强补肾填精之功;偏于肾阳虚,怕风冷明显者,加仙灵脾、细辛、制川乌、熟附子等以增强温阳通经络作用;偏于肾阴亏,五心烦热,颧赤盗汗明显者,加熟地、女贞子、旱莲草、山萸肉、何首乌等以滋补肝肾;若两膝肿痛明显或有积液者,以湿邪为主,可加以猪苓、茯苓、泽泻、薏苡仁等以利湿消肿止痛;若病程已久,关节疼痛僵紧,缠绵难愈,甚或关节变形者,可加用虫类药以搜风剔络止痛,常用药有土元、水蛭、全蝎、蜂房等。若关节灼热触痛,以热邪较明显者,加用田基黄、虎杖、鬼箭羽、红藤等增强清热解毒之功。若伴颈肩僵紧疼痛者,加用葛根、桂枝、羌活等祛风解肌止痛。

（2）对照组:乐松 60mg,口服,一日 2 次。

2. 观察时间

以 3 个月为一个治疗疗程,分别在治疗前、后进行疗效评价。

（二）观察指标

1 安全性观察

（1）一般体检项目检查;

（2）治疗前后血、尿、大便常规检查;治疗前后肝、肾功能检查;

（3）可能出现的不良反应,包括发生的时间、持续时间、严重程度,消除方法、转归,并分析其发生的原因,客观评价安全性,若病情严重应停药观察,并予相应措施治疗。

2 疗效性观察

（1）中医症状评分表

根据膝骨关节炎的 II 期临床用药的试验方案(征求意见稿)并结合临床制定的 [5],详细评分见下表:

膝	无		0分
部	轻痛,可忍受;		2分
疼	疼痛明显,影响日常生活和工作;		4分
痛	疼痛严重,难以忍受。		6分
膝	无		0分
部	轻度	皮肤纹理存在,浮髌试验可疑阳性	1分
肿	中度	皮肤纹理消失,浮髌试验阳性	2分
胀	重度	肿胀明显,浮髌试验强阳性	3分

膝	无	0分
部	偶感僵硬,稍活动后消失	1分
僵	有僵硬感,活动能缓解	2分
紧	明显僵硬感,活动不能缓解	3分
屈	屈伸范围正常	0分
伸	120<屈伸范围<140	2分
不	100<屈伸范围<120	4分
利	<100	6分
腰	无	0分
膝	偶有膝软,休息即可恢复,不影响生活工作	1分
酸	过度劳累后有感觉	2分
软	明显的腰膝酸软感,影响到生活和工作	3分
骨节	无	0分
粗大	有	2分
痛有	无	0分
定处	有	2分

（2）10cm目测模拟标尺法(VAS)[6]

划一条10cm的横线,一端为0,表示无疼痛;另一端为10分,表示剧痛;中间部分表示不同程度的疼痛。让病人根据自我感觉在横线上划一记号,表示疼痛的程度。

0	1	2	3	4	5	6	7	8	9	10

（3）辅助检查:膝关节X线检查,血沉等。

四、疗效判定标准

参照《中药新药临床研究指导原则（试行）》[4],进行症状及疗效判断。

（一）疗效判定标准:

临床痊愈:症状消失,活动功能恢复正常,病情总积分改善率
≥95%;

显效:症状明显减轻,关节活动不受限,病情总积分改善率≥70%,
<95%。

有效:症状基本消除,关节活动轻度受限,病情总积分改善率
≥30%,<70%。

无效:症状与关节活动无明显改善。病情总积分改善率<30%。

疗效判断=[(治疗前积分－治疗后积分)/治疗前积分]X100%

(二)中医临床证候疗效判定标准

(1)临床痊愈:症候积分减少≥95%。

(2)显效:积分减少≥70%。

(3)有效:积分减少≥30%。

(4)无效:积分减少不足30%。

注:计算公式(尼莫地平法):疗效率=(治疗前分值－治疗后分
值)/(治疗前分值)X100%。

五、统计学处理方法

所有资料均采用 SPSS16.0 软件包分析,计量资料用"均数 ± 标准
差",两组间计量资料比较采用 t 检验,计数资料采用 χ2 检验,等级资
料用 Ridit 分析。

六、研究结果分析

(一)临床疗效比较

1.疾病总疗效比较

治疗组 30 例中临床痊愈 4 例,显效 12 例,有效 14 例,无效 0
例,总有效率 100%,控显(临床痊愈和显效)率 53.33%;对照组 30
例中临床痊愈 0 例,显效 10 例,有效 17 例,无效 3 例,总有效率
90.00%,控显效率 33.33%。经统计学处理,两组总有效率、控显率比较
有显著性差异(P < 0.05)。见下表。

表　治疗组与对照组疾病疗效比较

组别	N	临床痊愈（%）	显效（%）	有效（%）	无效（%）	控显率（%）	总有效率（%）
治疗组	30	4（13.33）	12（40.00）	14（46.67）	0（0.00）	16（53.33）	30（100）
对照组	30	0（0.00）	10（33.33）	17（56.67）	3（10.00）	10（33.33）	27（90.00）

两组治疗KOA的疗效，经统计学分析，控显率及总有效率比较，P=0.0175，有显著性差异（P<0.05）。

2.中医证候疗效比较

表　中医证候疗效比较

组别	例数	临床控制	显效	有效	无效	控显率（%）	总有效率（%）
治疗组	30	4	12	14	0	53.33	100
对照组	30	0	10	17	3	33.33	90.00

治疗组中医证候疗效显效率53.33%，总有效率为100%，优于对照组的33.3%，经检验两组有差异性(P<0.05)。

（二)治疗前后中医症状评分比较

治疗前后症状积分比较 ± SD

症状	治疗组（N＝30）		对照组（N＝30）	
	治疗前	治疗后	治疗前	治疗后
膝部疼痛	5.50 ± 0.94	$1.40 \pm 0.69^{\triangledown \blacktriangle}$	5.29 ± 0.82	$2.50 \pm 1.39^{\triangledown}$
膝部肿胀	0.90 ± 1.09	$0.00^{\triangledown \blacktriangle}$	0.79 ± 0.73	$0.00^{\triangledown}$
膝部僵紧	2.23 ± 0.70	$0.70 \pm 0.95^{\triangledown \blacktriangle}$	2.18 ± 0.37	$0.75 \pm 0.39^{\triangledown}$
屈伸不利	5.27 ± 1.05	$1.67 \pm 1.03^{\triangledown \blacktriangle}$	5.40 ± 1.05	$0.68 \pm 1.24^{\triangledown}$
腰膝酸软困重	2.23 ± 0.50	$0.60 \pm 0.50^{\triangledown \blacktriangle}$	1.94 ± 0.54	$1.38 \pm 0.78^{\triangledown}$
骨节粗大	2.23 ± 0.34	$0.53 \pm 0.80^{\triangledown \blacktriangle}$	2.18 ± 0.43	$0.75 \pm 0.86^{\triangledown}$
痛有定处	5.33 ± 1.02	$1.53 \pm 0.85^{\triangledown \blacktriangle}$	5.29 ± 1.42	$2.14 \pm 1.76^{\triangledown}$
总分	26.4 ± 3.03	$7.27 \pm 4.36^{\triangledown \blacktriangle}$	22.6 ± 2.39	$10.7 \pm 4.65^{\triangledown}$

注：▽与本组治疗前比较,P＜0.05；▲与对照组治疗后比较,P＜0.05

（四）安全性观测

治疗组及对照组均未出现肝肾功能和血、尿常规等指标的异常。但由于本次临床观察病例数较少，观察样本小，观察疗程较短，尚有待于进一步的观察分析。

讨论

一、历代医家对本病的认识

OA 是现代医学诊断病名，在祖国医学的古代文献中并无此病名记载。根据本病的病因及发病特点，将本病归于"痹症"范畴，相关病名有"骨痹""历节""膝痛""筋痹""鹤膝风"等。在《中医病证诊断疗效标准》[7] 中，把 OA 归于"骨痹"范畴。"骨痹"最早记载见于《内经》。《内经·痹论》中指出"风寒湿三气杂至，合而为痹"，其中以"冬遇此者为骨痹"《素问·长刺节论》点明骨痹是一种"病在骨"表现为"骨重不可举，骨髓酸痛"的疾病《素问·宣明五气》："久立伤骨，久行伤筋。"认为过度劳损是本病发生的一个原因《素问·阴阳应象大论》："肾生骨髓"，说明只有肾中精气充盛，骨才能壮健，髓才能能到充养《素问·痹论》："五藏皆有所合，病久而不去者，内舍于其合也，故骨痹不已，复感于邪，内舍于肾。"表明了骨痹与肾之间的密切关系《灵枢·本脏》云："是故血和则经脉流行，营复阴阳，筋骨劲强，关节清利矣 "。说明人体的气血调和、阴阳平衡是筋骨强盛、关节滑利的重要保障。"逆其气则病，从其气则愈，不与风寒湿气合，故不为痹。"认为痹证的发生除了外感风寒湿等外邪，还因机体气血不足，内外相合才会发病《金匮要略·中风历节病脉证并治》："逆其气则病，从其气则愈，不与风寒湿气合，故不为痹。"亦有相同的认识，并指出肝肾亏虚、筋骨虚弱是历节病的发病基础，并指出本病的临床表现为"历节痛，不可屈伸"，提出了以甘草附子汤、桂枝附子汤、桂枝芍药知母汤治疗，至今仍为临床使用，发挥良好的疗效《中藏经》则指出骨痹发生的原因"乃嗜欲不节，伤于肾",以"腰膝不遂,四肢不仁"为主要表现。更提出了七情致痹的学说:"气痹者,愁忧思喜怒过多……注于下,则腰脚重而不能行。"《千金方》则指出了骨痹迁延,日久不愈,会进一步发展为"骨极",表现为与OA晚期症状相似的症状,如牙齿苦痛,手足酸痛,不能久立,屈伸不利,身痹髓酸等。《证治准绳》"(膝痛)有风,有寒,有闪挫,有瘀血,有痰积,皆实也,肾虚其本也。"明确提出了肾虚为骨痹发生的根本。《临证指南医案·痹》提出"久病入络,久痛入络"学说,并明确指出"热痹不减,全以急清阳明而致小愈"提出清热利湿的治疗方法,提倡"补肝肾,调奇经,使用虫蚁搜剔之剂"《医林改错·痹证有瘀血说》言:"治痹证何难?……用身痛逐瘀汤。"强调痹证应重视活血化瘀。

随着老龄化社会的到来,OA 的发病率逐年上升,诸多专家越来越关注与研究本病。李国衡[8]认为本病内治用药当注重益气活血、化瘀利湿,并注意根据症状临床加减,同时重视外治法,善用洗剂以温经通络、祛瘀止痛。刘洪旺[9]将 KOA 分为气滞血瘀、寒湿痹阻、肝肾亏虚3型,分别治以身痛逐瘀汤、当归四逆汤加独活寄生汤、六味地黄丸加减。张梅等[10]认为 OA 的病机根本在于络虚、络实,络虚为发病原因,络脉瘀滞为病理基础,络虚、络实互为因果,相互作用,最终加重本病的发生及发展;提出了从络论治本病的观点。祖国医学对本病的丰富认识,为我们今天的论治探讨奠定了坚实的理论基础。

二、现代医学对本病的认识

1890 年 ArchibaldEGarrod 提出 OA 的概念,1909 年 Nichols 和 Richardson 根据其非炎症性疾病的病理特征,将 OA 称为退行性骨关节病。也有人称之为退变性骨关节炎、肥大性关节炎、增生性骨关节炎和老年性关节炎等,目前国际通用骨性关节炎这一概念。虽然现代医学对本病的研究不断深入和发展,但目前为止,OA 的发病原因和机理仍不十分明确,但多认为 OA 是一种多因性疾病,它与增龄、内分泌紊乱、肥胖、遗传因素、免疫因素、机械损伤等有关。

(一)危险因素

1. 年龄

有研究表明[11]，增龄是 OA 发生发展的一个重要因素。本病多发于老年人，随着年龄的不断增长，尤其是在步入老年以后，OA 的患病率不断的升高。正常的软骨细胞对生长因子反应性良好，这使受损的细胞能得到修复。但是老年人的软骨细胞反应性降低，同时老年人的关节软骨变薄，关节对震荡的吸收和关节的保护功能不断的减弱，又有保护关节的肌肉的肌力强度都有所降低，韧带出现松弛等，这些可能是造成老年人 OA 容易发生和发展的原因。

2. 性别

1805 年 Haygarth 发现 OA 好发于绝经后女性，这与内分泌紊乱有关[12]。与绝经年龄晚的女性相比，绝经年龄越早发生 OA 的可能性越大，形成骨赘的程度相对要严重。研究显示[13]绝经后的女性血清睾酮水平降低，而它的绝对或相对不足可能抑制软骨合成，对 OA 的形成有一定的促进作用。

3. 体重指数

肥胖是导致 OA 的危险因素之一[14]。可能是因为体重指数越高，关节面所承受的压力就越大，一旦压力超过关节面的承受能力就会造成软骨的损伤。有流行病学调查研究表明[15]如果体重每超过 1 磅，膝关节承受的负荷将会增加 3–6 倍。另外还可能是通过影响脂质的代谢来影响 OA 的发生发展，脂质代谢会产生多种中间代谢产物，如花生四烯酸之类会加重局部的炎性反应，从而加速 OA 的发生。

4. 遗传因素

某些形式的 OA 是有明显的家族聚集倾向的。最常见的是原发性OA，人们发现有远端指间关节炎和赫伯登结节的患者家族常会遗传。近年发现一种与 II 型胶原合成有密切关系的基因 COL2A1，它与一种遗传性的早发的多关节发病类型的 OA 有关，且常伴发育不良，这就说明了 OA 的发生与遗传因素有关[16]。

5. 生物力学因素

维护关节的正常活动和安全中起重要作用的一个因素是要有一个正常的力学环境,在这种环境下软骨细胞、细胞外基质及软骨下骨三者降解和合成正常偶联平衡,能够维护关节功能及其完整性。若缺乏足够生物应力,如重复性压力损伤、强烈的冲击性运动、各种解剖学异常,包括髋关节半脱位、髋臼发育不良等因素时,即使保留关节活动,软骨仍然不能有效获取营养,软骨细胞功能下降。软骨细胞和软骨基质相互影响,形成恶性循环。出现不可逆退变,最终引起软骨损伤[17]。

6. 生物化学因素

如关节内注射或全身使用皮质类固醇药物会引起软骨细胞合成代谢降低,PG(糖蛋白)丧失[18],促使 OA 的发生和发展。

(二)发病机制

1. 免疫机制

近些年的研究已经逐渐认识到关节软骨在某些特定单条件下是可以诱导自身免疫反应的。Donohue 最早提出在胚胎和个体发育时期的过程中,软骨组织及细胞与自身免疫系统是相互孤立的,但当软骨细胞受到损伤时,软骨中的组织成分就会暴露出来,诱发针对自身软骨成分的免疫反应。Yuan 等[19]认为软骨成分的暴露还会产生细胞因子、趋化因子以及一些具有损伤机体作用的酶,这些因子和酶会破坏关节软骨基质,使软骨抗原反复暴露于免疫系统中,这样最终导致 OA 中的自体免疫反应发生。

1.1 细胞免疫反应

近年来研究[20,21]表明,OA 的滑膜有炎症存在,包括单核细胞和血管增生改变,而滑膜中 T 淋巴细胞浸润受到广泛的关注,认为 T 细胞在 OA 的发病和进展中起到重要作用。Sakkas 等[22]的研究发现大多数 OA 患者的关节滑膜中有单核细胞的浸润,其中包括 T 细胞和巨噬细胞。这些都表明了 OA 的发病过程中有细胞免疫反应的存在。

1.2 体液免疫反应

Nakagawa 等[23]的研究显示,OA 软骨中有补体成分的沉积,C5a 补体受体呈现出高表达。Rousseau 等[24]研究发现,针对软骨成分的自身抗体在软骨的降解过程中发挥了重要的作用。

1.3 细胞因子的作用

在 OA 发病过程中发现有细胞因子和炎症趋化因子介导,致使关节软骨的修复失衡,其中最主要的是 IL-1 及 TNF-a;同时发现在参与软骨降解中时不止有各种细胞因子,还包括趋化因子及趋化因子的受体系统[25]。趋化因子是一种分子量较小的细胞因子,它能够维护稳定的机体内环境,在自身免疫系统中发挥显著的作用。Mackay 等[26]的研究表明一旦趋化因子被激活,就会刺激软骨细胞释放细胞因子和炎症介质,最终会破坏关节的软骨细胞,导致 OA 的发生。

尽管已有诸多的深入研究,但到目前为止,OA 发病的免疫机制尚不完全清楚,但能肯定的是 OA 的发病过程中有免疫因素的参与,且起非常重要的作用。因此仍需对 OA 的发病机制中免疫系统的作用作进一步的研究和探讨。

2. 内分泌紊乱

性激素有调节关节软骨代谢的作用,而 OA 的危险因素之一可能包括内源性性激素的减少[12]。胰岛素能促使进入软骨细胞的 35SO4 数量增多,这对蛋白多糖的合成是非常有利的,因此在糖尿病患者中常会因胰岛素含量的绝对或相对的不足而导致蛋白多糖合成不足,最终导致 OA 发生。另外在软骨细胞的合成过程中生长激素发挥着强而有力的刺激作用,一旦机体生长激素不足,就不能够持续刺激软骨细胞的代谢,最终会导致软骨发生退变性的改变,促使 OA 的发生及发展。

3. 酶的作用

有研究[27]表明在受到最严重破坏的关节软骨中能够检测到各种酶,而其中含量及活性最高的酶是中性蛋白酶和胶原酶,这些酶会破坏及降解软骨基质中的胶原纤维网络,破坏软骨的结构,降低关节软骨的粘弹性,进一步侵蚀着软骨下骨,反复刺激最后造成骨质增生导致关节滑膜炎性肿胀的发生及加重。细胞外基质能够维持关节软骨的正常结构及使其发挥正常的生理功能,同时也是软骨细胞生长的必要条件,而基质金属蛋白酶及其组织抑制剂能够调节细胞外基质维持在一个动态平衡的状态,当这种平衡被打破时,关节软骨代谢会受影响而导致OA发生。

4.骨内高压

骨内压指骨髓腔内容物对骨髓腔管壁的压力,是由骨内组织压和血管动力压两个因素组成。凡能使骨内组织容量增多或骨内血液淤滞的因素均可引起骨内高压。骨内静脉淤滞是形成骨内高压的主要因素,而骨内微循环障碍则是骨内高压持续存在的原因。骨内压升高后动静脉压差变小,营养血管的血流减少,血氧分压下降,乳酸含量上升,造成局部营养障碍引起骨小梁坏死,坏死的骨小梁在修复改造过程中可引起骨质硬化,影响OA的形成及发展。

对于OA的发病原因及机制,国内外学者从免疫、遗传、内分泌等多角度研究,已取得很大进展,但仍存在一些问题,因此尚需进一步多角度联合研究,明确其发病机制,对引起OA的各种因素进行积极的干预,才能更好的指导临床,提高临床疗效。

三、益肾通络汤治疗膝骨关节炎的机理探讨

名老中医张鸣鹤教授从事风湿免疫性疾病研究多年,在治疗OA方面形成了自己独特的治疗思路。本研究通过观察益肾消痹方治疗KOA的临床疗效,从基础理论、临床观察两个方面进行研究,探讨其可能的作用机制。

（一）肝脾肾亏虚,筋骨失养是发病的根本

膝骨关节炎病变部位在膝,以膝痛为主症。膝为肝脾肾三经所系,筋骨肉之会,根据"肝主筋藏血,脾主运化和肉,肾主骨生髓"的理论,病变脏腑主要在肝脾肾。《素问》"肾主骨,其冲在肾,肾生骨髓,"《素问·痿论》:"肾者,水脏也,今水不胜火,则骨枯而髓虚,故不足任身,发为骨痿。"中医理论认为,肾为先天之本,主骨生髓,肾中精气充盈则骨髓生化有源,骨骼方得滋养而坚固有力,所谓精足则髓足,髓足则骨强。

肾虚则骨髓化源不足,不能营养骨骼,致骨骼脆弱无力,胫膝酸软冷痛。现代研究认为:可能与下丘脑－垂体－肾上腺系统和下丘脑－垂体－性腺系统有关,且与免疫系统相关。肾脏主要通过调节1a羟化酶的活性、钙磷代谢、激素水平、微量元素等来调节骨代谢[23]。《灵枢·九针论》:"肝主筋",《经脉别论》:"食气入胃,散精于肝,淫气于筋"。《张氏医通·诸痛门》"膝者,筋之腑,无不因肝肾虚者,虚则风寒湿气袭之。"若肝血亏虚,则筋脉失养,无以柔韧,则膝痛,屈伸不利。现代研究认为:肝脏可能通过影响神经－内分泌－免疫系统,并提供各种能量,参与核酸代谢及多种免疫因子的合成和分泌,清除氧自由基等多途径来控制关节软骨代谢。脾胃为后天之本,脾主四肢肌肉。脾为气血生化之源,脾虚则气虚,气血无力行血导致血瘀形成。脾虚不能运化水湿,就则聚而成痰。痰湿、瘀血互结,阻于关节筋络,造成骨痹的形成、发展及恶化。骨痹多发于中老年人,"人过四十,则阴气自半",肝肾渐衰,精气渐亏,肾虚则精髓不足,无以养骨;肝虚则肝血不充,无以养筋,从而加重筋骨损伤,导致关节反复疼痛难已。可见肝肾亏虚,以肾为主,是导致本病发生的主要病机。

（二）血瘀痰凝是其主要病理特点

经络既是正常关节活动的组成部分,又是病变影响的关键环节。《灵枢·本藏》曰:"经脉者,所以行血气而营阴阳,濡筋骨利关机也。是故血和则经脉流利,营复阴阳,筋骨劲强,关节清利矣"。经络是人体运行气血的道路,内属脏腑,外络肢节,沟通内外,贯穿上下,将内部脏腑与外在的各种组织、器官联系成一个有机的整体,使人体各部位的功能保持相当的协调和平衡,具有"行气血、调阴阳、濡筋骨、利关节、主平衡、司运动"等生理功能。叶天士《临证指南医案·痹》提出了"久病入络,久痛入络"的学说,认为"初为气结在经,久则血伤入络。"络脉受邪,痹阻不通导致痹证的发生。跌仆损伤,气滞血瘀;或风寒湿热诸邪侵袭人体,寒则脉凝,湿性粘滞,热则煎熬阴血成瘀;或脾虚不能运化水湿,久聚成痰,痰湿蕴结;痰湿、瘀血闭阻脉络,不通而痛。久瘀不去,新血不生,不通、不荣均致膝痛,活动不利。"不通则痛"与"不荣则痛"俱见,虚可致痹,痹久致虚,形成恶性循环。故痰凝血瘀为本病的病理基础。现代研究发现:膝关节淤血,引起骨内微循环障碍、血液流力学的改变、骨内压升高、氧自由基增多等使骨营养障碍而引起软骨下骨板增厚硬化,刺激新骨生长,加速软骨退变[24]。

（三）.方药分析及作用机理探讨

1.方药分析

针对膝骨关节炎的病机特点,遵循辨证论治的原则,标本兼顾,扶正祛邪,确立了益肾通络的治疗大法。益肾通络汤重在平补肝肾,以强腰膝、利筋骨,兼以通络止痛,标本同治。本方主要由桑寄生、独活、骨碎补、杜仲、川牛膝、威灵仙、桃仁、红花、川芎、路路通、红藤、鸡血藤等组成。其中独活、桑寄生二者相伍为用,共为君药。独活味辛,偏苦,性微温,归肝经,其祛风湿之力较强,且性善下行,其治痹痛,尤以腰膝腿足关节疼痛属于下部风寒湿痹者为宜,故有"独活善治在下在里之伏风"之说。桑寄生味甘,微苦,性平,归肝、肾经。功能祛风湿,补肝肾,强筋骨,《日华子本草》认为有"助筋骨,益血脉"之效,《神农本草经》强调能:"主腰痛,背强,痈肿,安胎,充肌肤,坚发齿,长须眉。"杜仲、骨碎补、威灵仙、桃仁、红花、川芎共为臣药,共奏补肝肾、强筋骨、蠲痹通络之效。杜仲甘温,《本草汇言》云"凡下焦之虚,非杜仲不补;下焦之湿,非杜仲不利;足胫之酸,非杜仲不去;腰膝之痛,非杜仲不除 补益肝肾,诚为要药。"骨碎补性味苦,温,归肾,肝经。具补肾强骨,续伤止痛之功效。用于主治肾虚腰痛,耳鸣耳聋,牙齿松动,跌扑闪挫,筋骨折伤;外治斑秃,白癜风等。是历代至今的一味常用中药,亦为伤科之要药。威灵仙性温,味辛、咸。祛风湿,通经络,止痛,消骨鲠,具有走窜而不留邪,祛湿活血的特点,《海上集验方》:"去众风,通十二经络"。主要用于风湿痹痛及诸骨哽咽,为治风湿痹痛之要药。凡大寒大热病后,脉络之中必有推荡不尽之瘀血,且寒凉药物毕竟有冰伏之性,故活血化瘀为必用之法。桃仁甘而平,入心、肝、大肠经,破血祛瘀,润燥滑肠;其质重而降,偏入里善走下焦,长于破脏腑瘀血。红花辛散温通,归心、肝经。活血通经,祛瘀止痛《药品化义》:"善通利经脉,为血中气药,能泻而又能补"《本草纲目》谓其:"活血润燥,止痛,散肿,通经"《本草衍义补遗》:"红花,破流血,养血。多用则破血,少用则养血。"二者相须配对后祛瘀力量增强,适用于全身各部瘀血,且有消肿止痛,祛瘀生新功能。川芎性味辛温香窜,走而不守,能通达四肢关节,为血中气药。功效能活血行气,祛风止痛,主要归肝胆经。《药性论》认为能"治腰脚软弱,半身不遂"。路路通、红藤、鸡血藤共为佐药。路路通,性味苦,平。归肝、肾经,功能祛风活络,利水通经,《本草纲目拾遗》认为能"舒经络拘挛,周身痹痛,手脚及腰痛。"红藤性苦、平,归大肠经。清热解毒,活血止痛《植物名实图考》:"治筋骨疼痛,追风,健腰膝。"鸡血藤性味苦、甘、温,归肝肾经,苦泄温通,甘温补益,入血分,走经络,功能活血补血、舒筋活络、健筋骨、疗风瘫、除酸痛,为治血虚有瘀诸证之常用药。所谓"治风先治血,血行风自灭"。鸡血藤能活血化瘀生新、通络止痛,《本草纲目拾遗》谓其"壮筋骨,已酸痛,治老人气血虚弱,手足麻木瘫痪及风痛湿痹",《本草正义》认为其"温通之力甚猛,活血是其专长"。牛膝为方中使药,性苦、甘、酸,味平。归肝、肾经。活血通经,补肝肾,强筋骨,利水通淋,引血(火)下行,能够引诸药下行,直达病所《神农本草经》认为能"主寒湿痿痹,四肢拘挛,膝痛不可屈伸,逐血气"《本草经疏》强调"走而能补,性善下行。"

2. 临证加减

若肾精亏虚,腰膝酸软,乏力较著,加鹿角胶、续断、狗脊、黄精等;偏于肾阳虚,畏寒肢冷,加巴戟天、仙灵脾、细辛、制川乌、熟附子等;偏于肝肾阴亏,低热心烦,或午后潮热,加熟地、女贞子、旱莲草、白薇、山萸肉、首乌等。两膝关节肿痛明显或有积液者,可加以猪苓、茯苓、车前子、薏苡仁等清热利湿、消肿止痛;若久痹入络,抽掣疼痛,肢体拘急者,可佐虫类药搜风止痛,常用的有土鳖虫、全蝎、露蜂房、乌梢蛇、穿山甲等。关节触之热者,加用虎杖、鬼箭羽等清热解毒、活络止痛。伴颈项强痛者,加用葛根、桂枝、羌活等祛风解肌止痛。伴两目干涩,加枸杞子、青葙子、菊花等明目。

3. 作用机理探讨

结合中药现代药理学的研究成果,对本方的作用机理探讨如下。

3.1 促进软骨细胞代谢和胶原合成

关节软骨系由软骨细胞和细胞外基质构成。正常情况下,关节软骨的合成和分解代谢呈平衡状态。当某种或多种因素打破了软骨代谢的平衡,则会导致软骨病变和骨代偿增生,发生骨关节炎。研究发现[25],中药在治疗骨关节炎过程中,对软骨细胞、基质以及代谢均有一定的影响。高文香等[26]通过观察纯补肾药(鹿角胶、熟地黄、枸杞子、肉苁蓉、骨碎补等)对兔膝骨性关节炎软骨的影响,探讨骨性关节炎的发病机理及补肾法的可行性。结果显示,补肾组兔膝关节软骨细胞破坏程度明显低于模型组(P<0.01),软骨胶原紊乱及转型明显减轻,认为补肾中药能有效防治实验性骨关节炎。研究证实[27],骨碎补对于骨关节软骨有刺激细胞代偿性增生的作用,并能部分改善由于力学应力线改变造成关节软骨的退行性变,具有一定的改善软骨细胞功能,推迟细胞退行性变,降低骨关节病变率的作用。华英汇等[28]观察威灵仙注射液对大鼠骨关节炎模型关节软骨的影响,通过放射影像学、光镜观察Mankin's评分、透射电镜等方法观察发现,威灵仙注射液是通过保护软骨细胞来延缓骨关节炎的发展。晏雪生等[29]采用家兔关节软骨细胞体外培养模型,加入不同浓度的川芎嗪药物,观察软骨细胞的增殖及总蛋白的合成。实验证实,川芎嗪的有效成分可促进软骨细胞分泌合成代谢因子,刺激细胞增殖和蛋白质合成,为治疗骨关节炎提供理论依据。

3.2 改善骨内微循环障碍

相关研究[30]发现骨关节炎患者的全血粘度、血浆粘度、红细胞压积、血小板粘附率、红细胞聚集指数、纤维蛋白原均明显增加,认为骨关节炎患者可伴随血液流变学异常,严重者血液呈高粘滞状态。黄涛等[31]采用活血化瘀药治疗早期骨性关节炎,认为它能显著降低骨髓血的全血黏度、血浆黏度、红细胞压积和血浆纤维蛋白含量,通过活血化瘀治疗能改善骨内血流动力学和血液流变性状态。从而达到保护关节软骨、防治骨性关节炎的目的。现代药理[32]表明,桃仁提取物有抗凝血作用和较弱的溶血作用,其所含三油酸甘油酯有抗凝血活性,凝血时间延长率为37%,对改善血液流变性有一定作用。有研究表明[33]红藤水溶液提取物经体内外给药均可抑制血小板聚集,并有促进血小板解聚的作用,能增加离体豚鼠心脏冠状动脉流量,但不影响心率,可抑制大鼠血栓形成。采用正常大鼠胃饲红花水煎剂实验[34],发现红花有抗体外血栓形成,抗血小板及抗内外凝血的功能。动物实验证明[35],红花黄色素能显著抑制大鼠试验性血栓形成,能延长家兔血浆的复钙时间、凝血酶原时间和凝血酶时间。

3.3 抗炎镇痛

疼痛是膝骨关节主要症状之一。现代研究认为[36]骨关节炎不仅是软骨的退行性病变,而且是由致炎因子和破坏因子增加引起的病变。威灵仙注射液及其大剂量煎剂对冰醋酸引起的小鼠扭体具有抑制作用,变现出显著的镇痛作用[37.38]。红花具有多种抗炎有效成分,通过多种途径发挥抗炎作用[39.40、41.42]。红藤中三萜皂甙展现出溶血和抗病毒活性,红藤中葡萄糖苷能显著抑制养精囊中前列腺素合成酶,表明其具有抗炎作用[33]。牛膝总皂甙ABS能明显减轻二甲苯所致的小鼠耳肿胀、蛋清致大鼠足肿胀等急性炎症反应,能降低大鼠琼脂肉芽肿质量,延长热板上小鼠天足时间,改善血流变各项指标,显示明显地抗炎镇痛及活血作用[44]。

上述药物的药理作用归纳起来主要有以下几点:促进软骨细胞代谢和胶原合成、改善骨内微循环障碍、抗炎镇痛。其中抗炎镇痛主要通过抗氧化、清除自由基、调节细胞因等发挥作用。这些药物均是针对骨关节炎的病因病机而进行的靶向治疗。但由于目前中药治疗骨关节炎存在一些问题,如单味药和有效成分的研究较少,多数的研究还是复方，可重复性差，难以分辨药物的作用机制；在研究本病时针对不同的环节探讨其作用机制的研究较少；对发病机制中免疫因素的研究也较少。故益肾通络汤的作用机制仍需进一步研究及探讨。

结语

膝骨关节炎是一种中老年常见慢性疾病，临床选择用药的局限性和长期用药治疗的依从性及安全性问题是一个不容回避的事实。本次临床研究中，益肾活血通络汤可能通过改善软骨代谢、抗炎止痛等多种综合作用，取得了改善症状、提高病人生活质量的较好疗效，且无西药的毒副作用，值得进一步从临床到实验进行研究探索。由于时间和条件有限，本课题尚存在许多不完善之处，也缺乏远期疗效观察，均有待于今后进一步完善。

参考文献

[1]ArdenN，NevittMC.Osteoarthritis：Epidemiology[J].ArthritisRheum，2006，20（1）：3-25.

[2]AktnabRmAschE，BlochG，etal.Developmentofcriteriafortheclassificationandreportingofosteoarthritis：classificationofosteoarthritisoftheknee.ArthritisRhenm.1986，29：1039-1049.

[3]KellgrenJH,LawrenceJS.Radiologicalassessmentofosteoarthrosis.AnnRheumDis.1957，16：494-502.

[4] 郑筱萸主编.中药新药临床研究指导原则（试行），北京：中国医药科技出版社.2005:353.

[5] 高益民.膝关节骨关节炎 II 期临床试验方案（征求意见稿)[J].中药新药与临床药理，1998,9(1)：16-18.

[6]BonicaJJ.Themanagementofpain.2ndedphiladephia.LeaandFebiger，1990:581.

[7]：48

[8] 李飞跃,奚小冰等.名老中医李国衡教授治疗退行性膝骨关节

炎的用药特色.中西医结合学报.2003–11.

[9] 刘洪旺.退行性膝关节骨性关节病的中医辨证施治.[J] 中国骨伤,1997,10(4):27.

[10] 张梅,韩明向.骨关节炎从络论治思路探 [J].中国中医药信息杂志,2005,12(4):92.93.

[11]. 王伟,王坤正等.中老年膝骨关节炎发病的相关因素.中国临床康复,2006,10(44):15—18.

[12]. 王晶,肖德明.性激素与骨关节炎 [J],中毕骨科杂志.2001.1,21(1)50–52.

[13]. 杨仁轩.王昭佩等.绝经女性血清睾酮与骨关节炎之间的相关性研究.广东医学,2007,28(7):1138—1139.

[14] 徐卫东,吴岳篙,张春才.骨关节炎的诊断与治疗.第二军医大学出版社,2004.

[15]. FelsonDT,ChaissonCE. UnderstandingtherelationshipbetwennbodyweightandOsteoarthritis[J]. BaillieresClinRheumatol,1997,11(4):

67.

[16]. 黄丽红.胶原基因变异与骨性关节炎.国外医学·内科学分册,2002,29(10):44.

[17] 李志,张晓刚.骨关节炎发病机制中生物力学因素的研究现状.中医药学刊.2006,24(2):307–308.

[18] 王玉泉,守敏,柴举龙.蛋白多糖与骨性关节炎的研究 [J].中医正骨,2005,

17(4):60.

[19]YuanGH,Masuko—HongoK,KatoT,eta1. Immunologicintervention inthepathogenesisofosteoarthritis[J]. ArthritisRheum,2003,48(30):602—6l1.

[20]HaynesMK,HumeEL,SmithJB. Phenotypiccharacterizationofin–flammatorycellsfrom. osteoarthritiesynoviumandsynovialfluids[J].

Clinhnmunol，2002，105(3)：315—25．

[21]SakkasLI，PlatsoucasCD．TheroleofTcellsinthepathogenesisofosteoarthrislJj．ArthritisRheum，2007，56(2)：409—24．

[22]SakkasLI，PlatsousCD．RoleofTcellsinthepathogenesisofosteoarthritis[1etter][J]．ArthritisRheum，2002，46：3112—3．

[23]vanLookerenCampagneM，WiesmannC，BrownE．JMacrophagecomplementreceptorsandpathogenclearance[J]．CellMicrobiol2007；9：2095-2102．

[24]RousseauJC，ZhuY，MiosseeP，etal．SerumleveloftypeIIAprocollagenaminoterminalpropeptide(PIIANP)aredecreasedinpatientswithkneeosteoarthritisandrheumatoidarthritis．OsteoarthritisCar-tilage，2004，12：440—447．

[25]CBLittle，CRFlannery，CEHughes，eta1.Cytokineinducedmetallopro-teinaseexpressionandactivitydoesnotcorrelatewithfocalSuscep-tibilityofarticularcartilagetodegeneration[J]．Osteoarthritisand

Cartilage，2005，13(2)：162—170．

[26]MackayCR.Chemokines:immunology'shighimpactfactors[J]．Nature Immunology2001，2(2)：95-101．

[27]AndersonDG，lzzoMW，HallDJ，eta1.Comparativegeneexpressionprofilingofnormalanddegenerativediscs：analysisofarabbitannularlacerationmodel．Spine，2002，27(12)：1291．

[23] 贺宪，魏春山，陈孝银．"肾主骨"在骨伤临床中应用．[J]安徽中医学院学报，2004，23(1)：4-6．

[24] 徐传毅，樊粤光，宁显明．肾虚血瘀与骨性关节炎关系初探．[J]．新中医．2002.34(3):8.

[25] 陈崇伟，卫小春．关节软骨腔原变化与骨关节炎的关系 [J]．中华风湿病杂志，2003.7(1):45.

[26] 高文香，刘元禄，李永生．补肾法防治兔膝关节骨性关节炎病理形态学观察 [J]．中医正骨，1999，11(11):13.

[27] 赵湘洪，陈宝兴，丁继华．骨碎补对实验性关节炎的治疗作用

.中药通报.1987,12(10):44.

[28] 英汇,顾湘杰,陈世益,等.威灵仙注射液对骨关节炎模型影响的实验研究[J].中国运动医学杂志,2003,22(4):420.

[29] 晏雪生,彭亚琴,明安萍.川芎嗪注射液对体外培养软骨影响的实验研究.中国中医骨伤科杂志[J].2002,10(1):15.

[30] 范成明,陈跃华.骨性关节炎患者血液流变学的变化及丹参疗效观察[J].中国微循环,2000,4(1):48-49.

[31] 黄涛,徐传毅,邹季,等.活血止痛汤治疗早期骨性关节炎的实验研究[J].中医正骨.1999,11:3.

[32] 沈丕安.中药药理与临床运用[M].北京:人民卫生出版社,2006:407.

[33] 蒋洪,刘乐乐,王宏伟,等.中药红藤化学成分及临床作用的研究进展[J].内蒙古科技与经济,2002,(3):120.

[34] 李承珠,杨诗春,赵凤娣.红花对大鼠凝血功能的影响[J].中草药.1983,14(7):27-28.

[35] 黄正良,崔祝梅,任远.红花黄色素的抗凝血作用研究[J].中草药.1987,18(4):22-25.

[36] 张康乐,吴兴,马慎谨.退行性骨关节炎患者血清雌二醇测定及其意义[J].中国运动医学杂志,2001,20(1):37-38.

[37] 张蕴毅,张宏伟,李佩芬,等.威灵仙的解痉抗炎镇痛作用[J].中成药,2001,23(11):808.

[38] 耿宝勤,徐继红,庄贤韩.威灵仙治疗胆囊炎的试验研究[J].浙江医科大学学报,1997,26(1):13.

[39] 王玉琴,李家实.红花黄色素对血小板活化因子介导的中性粒细胞功能的影响.[J]北京中医药大学学报,2000,23(4):21-23.

[40] 王淑君,王万铁,熊建华,等.红花注射液对实验性脑缺血再灌注损伤中一氧化氮和内皮素的影响.中国急救医学,2003,23(5):298-299.

[41] 陈志强 . 红花注射液对脑缺血 / 再灌注损伤家兔血清白细胞介素 –8 的响 . 中国急救医学 ,2005,25(2):118–119.

[42] 张晓隆 , 徐正 , 王万铁 , 等 . 肺缺血再灌注损伤时 TXA2/PGI2 平衡的变化及红花的调控作用 . 温州医学院学报 ,2004,34(5):328–330·.

[43] 高昌琨 , 高建 , 马如龙 , 等 . 牛膝总皂甙抗炎、镇痛和活血作用研究 [J]. 安徽医药 ,2003,7(4):248–249.

综述

骨关节炎的中医药治疗和研究进展

骨关节炎(osteoarthritis , OA)为一种退行性病变 , 系由于增龄、肥胖、劳损、创伤、关节先天性异常、关节畸形等诸多因素引起的关节软骨退化损伤、关节边缘和软骨下骨反应性增生 , 又称骨关节病、退行性关节炎、老年性关节炎、肥大性关节炎等 [1] , 目前国际上通用骨关节炎一词 [2] 。临床表现为缓慢发展的关节疼痛、压痛、僵硬、关节肿胀、活动受限和关节畸形 , 多累及手指关节、膝、脊柱、髋等 , 是影响老年人活动的最常见原因。膝关节是各个关节中最易发病的关节 [3] , 根据有无局部和全身致病因素 , 将 OA 分为原发性和继发性两大类 , 其中原发性骨关节炎影响膝关节最为常见。

1. 病因病机

中医认为 , "肾主骨 , 生髓" , 髓居骨中 , 骨赖髓以充养 , 本病的发生以肾精亏虚为本 , 另外还与邪侵、损伤等有关系 [4] 。贺宪等 [5] 认为膝骨性关节炎的病机以肝脾肾亏虚为本 , 气滞血瘀痰凝、风寒湿邪侵袭、痹阻经络为标 , 中药可通过改善局部微循环、调节异常的细胞因子水平、抑制基质降解酶等多种途径来延缓关节软骨的变性 , 促进修复达到防治目的。陈龙全等 [6] 将本病病因病机概括为 : 一因虚致病 : 多因肝肾精血虚衰 , 无以主骨养筋 , 筋骨失养 , 风寒湿邪入侵而致气血瘀滞 , 久则骨质增生变硬 ; 二因病致虚 : 多由闪挫跌仆 , 筋骨劳损 , 气滞血瘀 , 久则肝肾亏损,气血不调,脉络失和从而形成膝关节疼痛、肿胀,甚至关节屈伸不利,功能障碍。治疗重在补益肝肾,益气活血,疏筋活络兼以祛风散寒,除湿止痛。徐传毅等[7]认为本病因肝肾不足、气血亏损、劳损及感受风寒湿邪引起,其中肾虚为本,并均通过血瘀而导致膝骨性关节炎的发生。章建华等[8]认为本病实为本虚标实之证,其本是肝肾亏虚,筋骨失养所致,"肝主筋、肾主骨",肝肾不足,筋骨失去濡养,其标为瘀血痹阻,脉络不通,"不通则痛",故治当以补益肝肾,强壮筋骨为要。

2. 中医内治法

药物治疗在目前治疗 OA 中的地位仍非常重要,特别是近年来关于中医药治疗 OA 的报道不断出现,临床效果显著,为治疗 OA 开辟了新途径。辨证分型治疗大多数学者均按照中医辨证论治的原则分型治疗,叶芳等[9]采用中医辨证分型(寒湿痹阻型、气滞血瘀型、肝肾不足型分别以当归四逆汤加减、身痛逐瘀汤加减、补阳还五汤加减)治疗膝关节骨性关节炎81例,总有效率93%,提示本方法对本病具有缓解症状,改善关节功能的作用。刘继华等[10]采用通痹丸(黄芪、桂枝、细辛、当归、赤芍、青风藤等)治疗本病90例,并用抗骨质增生胶囊治疗30例作对照,结果通痹丸治疗膝OA疗效优于对照组(P<0.05),尤其在改善疼痛、功能障碍、形寒肢冷方面,两者效果有显著性差异。杜双庆等[11]从中医"肝主筋""膝为筋之府"理论入手,采用柔肝养血润筋、清热利湿化浊的方法治疗本病,全部病人均口服养血清润汤(方药组成:当归、薏苡仁、灵仙各20g,白芍、川芎、熟地、防己、秦艽、滑石各15g,防风、苍术、黄柏、川牛膝、栀子各10g,忍冬藤30g。)加减治疗,水煎服,日1剂,15d为1疗程,取得了较好疗效。邬亚军等[12]将80例膝骨关节炎患者按1∶1比例随机分为中药组(基本方:制川草乌各9g,全蝎5g,细辛5g,炙桂枝9g,宣木瓜12g,白芥子12g,鸡血藤12g,土鳖虫15g,路路通15g,汉防己15g,川牛膝20g,威灵仙20g,延胡索30g,桑寄生15g,杜仲15g,炙甘草5g,并随症加减。)40例、双氯芬酸组40

例。中药组服中药煎剂,每日 1 剂,分 3 次服;双氯芬酸组服双氯芬酸 75mg,每日 1 次。2 组均治疗 4 周后评定疗效。结果中药组和双氯芬酸组总有效率分别为 78%、80%,2 组差异无显著性意义(P>0.05);不良反应中药组 8%,双氯芬酸组 30%。结论:中药对膝关节骨关节炎的治疗有效且安全性高。

3. 中医外治法

3.1 针灸

刘立安等[16] 将 112 例患者(181 膝),随机分为治疗组 60 例(98 膝),针刺犊鼻、鹤顶、血海等穴,并同时加灸;对照组 52 例(83 膝),单纯针刺治疗,穴位同治疗组。经 2 个疗程(20 次)治疗,对治疗前后膝关节功能参数进行评定。结果:治疗组与对照组的疗效差异有非常显著性意义(P<0.01)。40 云南中医中药杂志 2007 年第 28 卷第 3 期结论:温针灸治疗老年性膝骨关节病具有较好的临床疗效,并且优于单纯针刺治疗。林凌峰等[17] 寻找提高治疗老年性膝骨关节炎临床疗效的方法,将 65 例患者随机分为 2 组,治疗组 35 例,用电热针针刺犊鼻、内膝眼、阳陵泉、阴陵泉;对照组 30 例,采用单纯针刺治疗,穴位同治疗组。2 组均隔日治疗 1 次,以 10 次为 1 疗程,经 2 个疗程治疗后,比较疗效结果,治疗组与对照组总有效率比较差异有非常显著性意义(P<0.01)。结论:电热针治疗老年性膝骨关节炎有较好的临床疗效,并且优于单纯针刺治疗。金永明等[18] 自 1980 年开始用火针治疗本病 110 例,疗效较好,取患病关节的膝眼、梁丘、血海、阳陵泉及阿是穴,火针用疾刺法,不留针。隔 2 日针 1 次,10 次为 1 疗程。若膝关节周围有积液,用火针刺后拔罐吸液,连拔 2 次,每次 15min,使积液排出,总效率为 96.3% 且针刺中未发现任何不良反应。郭福成[19] 采用微波针灸的方法,取犊鼻、内膝眼穴为主治疗 60 例(74 个关节);随机用温针灸的方法治疗 20 例(30 个关节)作为对照。结果:(以治疗膝关节个例数作为统计标准)微波组 60 例(74 个关节)临床治愈 27 例,显效 32 例,好转 13 例,无效 2 例,有效率为 97.29%,与温针组 20 例(30 个关节)对照相

比,$\chi 2=8.844$,$P<0.05$,疗效明显优于对照组。结论:微波所产生的热效应较艾灸透入的更深,作用更加持久。张必萌等[20]采用简单随机分组的方法,将50例膝骨关节炎患者分为长针穴位透刺组32例和单纯西药治疗组18例,进行比较研究。结果:两种治疗方法均可有效改善膝骨关节炎的临床症状,其中长针组的有效率为87.5%,西药组的有效率为55.6%,2组之间的疗效差异有非常显著性意义(P<0.01)。结论:长针透刺治疗膝骨关节炎的疗效优于单纯西药组。

3.2 推拿

OA的推拿治疗多采用活血通络的手法,以达到止痛消肿的目的。蒋生云[37]采用按揉、滚法、一指禅、环转摇动等手法治疗膝OA患者,痊愈37例占62%,好转15例占30%,无效4例占8%。杨宏[38]采用放松手法、拨离手法加点穴手法共治疗172例膝OA患者,结果优125例,良37例,中8例,差2例,优良率94.19%。张吴[39]滕蔚然[40]等报告运用手法点揉痛点、推揉髌骨、髌股关节的按压摩擦、膝关节的被动屈伸治疗膝OA患者88例,疗效满意,扫描电镜观察治疗组软骨退变程度明显好转。

3.3 熏洗

徐振奇等[13]选择膝关节骨性关节炎62例,随机分为对照组和观察组。对照组采用口服非甾体类抗炎药和外贴膏药,观察组采用"膝痛消"(方药组成:伸筋草、透骨草、威灵仙、鸡血藤、海桐皮各30g,桃仁、红花、乳香、没药、独活、木瓜、牛膝、海藻、昆布、桂枝、艾叶各20g,川椒10g。)中药薰洗治疗,10d为1个疗程,观察2个疗程,治疗前后从疼痛、肿胀、压痛、关节活动度和肌力5个方面观察其疗效。结果观察组总有效率明显优于对照组(P<0.05),提示"膝痛消"中药薰洗治疗膝关节骨性关节炎疗效显著。刘金文等[36]用祛风除湿、通经活络、除瘀止痛的金桂外洗方治疗膝OA40例。治疗前及治疗后4周应用SFq6量表调查方法,分生理、心理、社会关系及总体4方面评价患者生存质量的变化,结果患者4个方面的改善均有显著性差异。许二平等[14]

以外用制剂骨痹贴(药物由阿魏、山奈、丁香、肉桂、冰片等组成)治疗骨性膝关节炎属阳虚寒凝症患者 78 例,并与关节镇痛膏(上海中药制药三厂生产)30 例进行对照观察,结果明显优于对照组。周硕霞等[15]采用本院自制活血通络搽剂(由制乳香、制没药、红花、川芎、当归、制川乌、制草乌、制马钱子、肉桂、冰片、樟脑组成。)外涂,指导病人自我治疗退行性膝骨关节病,治愈率达 95%,取得满意疗效。

3.3 综合疗法

庞学丰 [21] 采用自拟方(独活、寄生、杜仲、淫羊藿、牛膝、秦艽、细辛、肉桂等)口服,结合外洗方(闹羊花、生川乌、生草乌、制马钱子、细辛、雷公藤等)外洗治疗本病 86 例,并设西药英太青为对照组比较。结果治疗组总有效率 91.9%,与对照组疗效相比有显著性差异 (P<0.01);2 组不良反应发生率相比有显著性差异(P<0.05)。提示本方具有抗炎消肿止痛,迅速控制病情,明显缓解症状的功效。王涌[22]采用针(阿是穴,外膝眼透内膝眼,阳陵泉透阴陵泉,鹤顶,足三里,承山)。中药内服 :治以活血化瘀、通络止痛、补肝肾、强筋骨,药用当归 15g,川芎 9g,赤芍 12g,怀牛膝 15g,乌梢蛇 9g,丹参 15g,苏木 9g,补骨脂 15g,桑寄生 12g,穿山甲 20g,黄芪 15 甘草 6g;2. 中药薰洗 :川乌 15g,草乌 15g,五加皮 18g,艾叶 30g,络石藤 30g,透骨草 30g,伸筋草 30g,红花 15g,花椒 12g,独活 12g,并用治疗该病 129 例,并与 43 例对照比较,收效显著,总有效率 95·3%。程亭秀 [23] 为探讨新的治疗方法,采用膝五针(鹤顶、内膝眼、外膝眼、阴谷、委阳五穴)加刺络拔罐 (用梅花针叩击委中穴,轻微见血为度,然后拔罐 20min,每次拔出血量 1~2ml。)治疗 48 例膝骨性关节炎患者取到满意疗效。王俊玲等[24]将 150 例老年性膝骨关节病患者随机分为 3 组,即治疗组、针刺组、薰洗组,每组 50 例,其中治疗组为温针加薰洗(药物组成 :伸筋草、鸡血藤、透骨草各 30g,独活、威灵仙、桂枝各 15g,炮山甲、红花各 20g,乳香、没药各 10g),其他 2 组为对照组。结果 3 组有效率分别为 96%、82%、80%,经统计学处理,治疗组疗效优于其他 2 组(P<0.05),针刺组

和薰洗组疗效比较无显著性意义（P>0.05），提示温针具有针刺和艾灸的双重效应，能促进局部血液和淋巴循环，改善营养代谢；中药薰洗有散寒除湿，舒筋活血，关节通利的作用。黄红等[25]运用点穴按揉（阿是穴、膝眼、血海、梁丘、犊鼻等穴位）、弹筋拨络等手法，结合中药薰洗（本院制剂骨洗方：桂枝20g，乳香15g，没药15g，三棱15g，莪术15g，桑枝30g，灵仙20g，牡蛎30g等20味中药制成中药洗剂，每瓶280ml）治疗膝关节骨性关节炎40例，疗效明显。林朝海等[26]采用杜川秦独汤（杜仲、川断、秦艽、独活、薏苡仁、茯苓等）配合中药导入治疗膝骨性关节炎78例，总有效率为89.7%，提示本方法对本病具有补肾壮骨，祛风祛湿，活血止痛的功效。李钰鑫[27]采用手法配合中药（药用当归20g、鸡血藤20g、透骨草20g、制川乌9g、制草乌9g、威灵仙12g、红花9g、桃仁12g、白芷9g、马钱子3g、苏木12g、川椒6g、生姜12g、苍术12g、桑枝12g、艾叶12g、牛膝12g、五加皮12g。）薰洗热敷治疗120例（204膝）膝关节骨性关节炎患者，结果痊愈53.9%，好转37.3%，总有效率91.2%。结论：中药薰洗配合手法对膝关节骨性关节炎有良好的治疗效果。

3. 实验研究

近几年，很多医家分别从改善软骨细胞功能、抑制滑膜炎性改变、改善微循环与血液流变性等方面对膝骨关节炎进行了实验研究，取得了一定结果。[28]沈氏通过实验研究证实，中药健骨汤（由黄芪、丹参、杜仲、延胡索、鹿角片、淫羊藿、骨碎补、川牛膝、鸡内金等组成），对兔实验性骨关节炎治疗4周后，患侧关节液明显减少并趋于正常，软骨区出现大量幼稚软骨细胞，表示软骨损害已在修复。治疗8周后各项指标显示该方确有修复软骨之功。李同生等[29]运用补肾健骨汤治疗兔实验性骨关节炎8周，患肢关节积液明显减少，x线片示：关节骨端变性，软骨下骨质萎缩，骨质疏松得以改善，狭窄的间隙明显增宽，对照组则加重，从而证实该方有修复软骨缺损、消肿止痛的功能。说明中医药能够能够改善软骨细胞功能，促进软骨修复。一方面刺激软骨破坏区出现大量幼稚软骨细胞,减少或阻断因软骨片丢失刺激滑膜分泌的途径;并可明显减少关节积液,降低关节内压力,更有利于软骨修复。汪伟达等 [30] 用关节号方治疗兔实验性骨关节炎,证实能抑制滑膜炎症,抑制软骨中的纤溶酶(PL)及纤溶酶激活物(PA)的活性,使关节软骨中性金属蛋白酶(NMPE)的分泌和激活显著下降,从而延缓软骨退变的过程。沈培芝等 [31] 采用强筋方治疗兔膝关节骨性关节炎,对软骨厚度、软骨细胞密度、软骨下骨小梁密度、软骨结构、细胞状况、蛋白质多糖进行观察,显示中药对滑膜炎症有明显抑制作用,对软骨退变也有较好的延缓作用。郭建刚等 [32] 应用壮筋活血汤对兔实验性骨性关节炎软骨做生化分析,证实所用药物能促进软骨退变的基质合成,使其合成超过了分解,造成基质量的积累,同时也可能抑制了基质的分解,从而维持软骨糖醛酸含量的基本正常。这些实验表明中药可抑制滑膜炎性改变,延缓软骨退变中医药可抑制滑膜炎性改变,减少滑膜炎性物质从滑膜释放入滑液,从而阻断炎性滑液对软骨和滑膜的侵害,同时药物通过滑膜渗透直接作用于软骨细胞,增强软骨细胞的代偿能力,调整软骨细胞的代谢而促进其向正常方向改变,对软骨降解起到一定延缓作用。国内外的部分学者认为骨和骨髓血流动力学及其引起的代谢异常在骨性关节炎的发生、发展和防治中起到十分重要的作用。Brooks 等 [33] 用 24 只大鼠结扎和切除一侧的肢静脉,8 周后处理动物,结果实验证明骨性关节炎静脉瘀滞导致骨循环中生化改变,包括 pH 下降,p02 下降,pC02 下降,同时术侧膝关节血管瘀滞,显微放射照相和组织学研究发现关节软骨钙化增厚和术后骨形成加快。由此表明静脉瘀滞引起骨形成加速和软骨紊乱,与骨性关节炎的软骨下骨硬化、骨赘形成和软骨破坏关系非常密切。Kofoed[34] 切除兔膝关节韧带,使之不稳定,造成膝关节骨性关节炎模型,术后 11 个月时,发现软骨下骨内压和氧分压增加,骨内静脉造影显示静脉瘀滞。组织学表明软骨下骨形成增加,软骨丧失。尽管血液动力学变化本质上是继发的,但是静脉瘀滞造成一系列代谢和酶学的改变,加之机械磨损,从而在骨性关节炎发病过程中扮演一个重要角色。中药包括当归、川芎、丹参活血化瘀药物在改善机体血瘀状态方面疗效肯定,机制明确。应用于膝关节骨性关节炎的治疗,可以促进关节内外的血液循环,改善静脉瘀滞状态,降低骨内压,增加对软骨的营养。范成明[35]对膝关节骨性关节炎患者血液流变性变化及丹参疗效进行观察,证实了活血化瘀药物对骨性关节炎患者有明显的治疗效果。研究不同治疗原则的方药或方法对不同时期的膝骨关节炎患者的作用,对进一步阐明中医药对膝骨关节炎的作用机理,指导临床治疗有着重要意义,而不断发展的诊断方法将为上述临床研究提供可行性。

4. 结语

随着中医药治疗 OA 的理论研究的深入,中西医结合以及现代医学的进展,中医药治疗 OA 的手段进一步的更新并得到验证,中医药治疗 OA 的临床疗效也将不断提高。现代医学认为,膝骨性关节炎是一种病因不明的关节退行性病变,以关节软骨的退变为其特征,可致软骨破坏、滑膜增生、关节间隙变窄、骨赘形成、游离体出现等,治疗主要有保守治疗及手术治疗两种方案,保守治疗西医以口服非甾体类抗炎药物为主,但该类药物又往往表现出非常严重的胃肠道副作用,手术治疗则给患者增加心理及经济负担,而通过临床证实中医药治疗膝骨关节炎疗效可靠且安全性高,但其作用机理尚不甚明了,其研究手段多以临床观察为主,今后应将临床观察与动物实验有机结合起来,进行多学科、多层次、多角度的研究,更加深入探讨中医药治疗膝骨关节炎优势所在。

参考文献

[1] 陈灏珠. 实用内科学 [M]. 北京:人民卫生出版社,2001.2356~2359.

[2] 张乃峥. 临床风湿病学 [M]. 上海:上海科技出版社,1997.349~359.

[3] 许建荣,柴维敏. 膝类风湿性关节炎和骨关节炎的 MRI 表现特

点和比较骨骼肌肉放射学 [J]. 临床放射学杂志 ,2001,20(11):862~864.

[4] 路志正、焦树德 . 实用中医风湿病学 [M]. 北京 : 人民卫生出版社 ,1996·608~619·41.

[5] 贺宪 , 魏春山 . 膝骨性关节炎的病机和防治机制探讨 [J]. 山东中医杂志 ,2005,24(2):73~75.

[6] 陈龙全 , 郝双阶 . 复方竹节参片配合穴位注射治疗膝骨性关节炎 82 例 [J]. 陕西中医 ,2004,25(8):716~717.

[7] 徐传毅 , 樊粤光 . 肾虚血瘀与膝骨性关节炎关系初探 [J]. 新中医 ,2002,34(3):7~9.

[8] 章建华 , 童培建 . 膝关节骨性关节炎的综合治疗 [J]. 中医正骨 ,2005,17(7):15.

[9] 叶芳 , 叶胥华 . 辨证施治膝骨性关节炎 81 例 [J]. 陕西中医 ,2005,26(12):1302~1303.

[10] 刘继华 , 张快强 . 通痹丸治疗膝骨关节炎 90 例 [J]. 陕西中医 ,2005,26(3):219~220.

[11] 杜双庆 , 杜景华 . 养血清润汤治疗原发性膝关节骨性关节炎 173 例 [J]. 四川中医 ,2002,20(12):62.

[12] 邬亚军 , 赵治友 . 中药治疗膝关节骨关节炎的临床观察 [J]. 四川中医 ,2006,24(6):80~81.

[13] 徐振奇 , 柴叶红 . "膝痛消"薰洗治疗膝关节骨性关节炎的疗效 [J]. 中国老年学杂志 ,2004,(24):791~792.

[14] 许二平 , 李根林 . 骨痹贴治疗骨性膝关节炎 78 例 [J]. 新中医 ,2002,34(10):56.

[15] 周硕霞 , 翟建国 . 活血通络搽剂治疗退行性膝骨关节病 54 例 [J]. 山东中医杂志 ,2002,21(1):35.

[16] 刘立安 , 马春燕 . 温针灸治疗老年性膝骨关节病的临床观察 [J]. 中国针灸 ,2003,23(10):579~580.

[17] 林凌峰 , 梁燕萍 . 电热针治疗膝骨关节炎临床观察 [J]. 中国针

灸 ,2005,25(10):689~690.

[18] 金永明 , 姜作彦 . 火针治疗膝关节骨关节炎 110 例 [J]. 中国针灸 ,2000,(8):503.

[19] 郭福成 . 微波针灸治疗膝关节退行性骨关节炎 60 例 [J]. 中国针灸 ,2001,21(9):533~534.

[20] 张必萌 , 吴耀持 . 长针透刺治疗膝骨关节炎的临床研究 [J]. 中国针灸 ,2004,24(9):613~614.

[21] 庞学丰 , 马晓露 . 中药内外合治膝骨性关节炎 86 例 [J]. 陕西中医 ,2003,24(9):803~804.

[22] 王涌 . 针药并用治疗膝骨关节炎 129 例 [J]. 山东中医杂志 ,2004,23(9):545~546.

[23] 程亭秀 , 朱黎 . 膝五针加刺络拔罐治疗 48 例膝骨性关节炎患者 [J]. 中华物理医学与康复杂志 ,2002,24(11):670.

[24] 王俊玲 , 施光其 . 温针灸加中药薰洗治疗老年性膝骨关节病 50 例 [J]. 陕西中医 ,2004,25(8):745~746.

[25] 黄红 , 喻秀兵 . 手法配合中药薰洗治疗膝关节骨性关节炎 40 例 [J]. 四川中医 ,2001,19(11):67~68.

[26] 林朝海 , 龙家衡 . 杜川秦独汤加减治疗膝关节炎 78 例 [J]. 陕西中医 ,2004,25(8):715.

[27] 李钰鑫 . 中药薰洗配合手法治疗膝关节骨性关节炎 120 例 [J].

[28] 沈霖 . 补肾健骨汤对膝关节骨性关节病患者氧自由基代谢的影响 . 中国骨伤 ,1996,9(4):8.

[29〕李同生 , 李强 . 健骨汤治疗骨性关节病临床及实验研究 . 中医正骨 ,1992,4(3):9-10.

[30〕汪伟达 , 郑效文 . 中药号方治疗兔膝骨关节炎实验研究 . 中国中医骨伤科杂志 ,1994,2(2):1-3.

[31〕沈培芝 , 石印玉 . 强筋方治疗实验性膝骨关节炎的组织病理学观察 . 中国中医骨伤科杂志 ,1995,3(1):10-13.

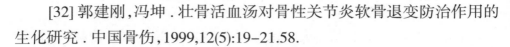
[32] 郭建刚,冯坤.壮骨活血汤对骨性关节炎软骨退变防治作用的生化研究.中国骨伤,1999,12(5):19-21.58.

[33]BrooksM,HelalB.Primaryosteoarthritis,venousengorgementandosteogenesis1968,50B:493.

[34]KofoedII.Hemodynamicsandmetabolisminarthrosis.ActaOrthopScand,1986,57:119.

[35] 范成明.骨性关节炎患者血液流变学的变化及丹参疗效观察.中国微循环,2000,4(1):48.

[36] 刘金文,冯立科,许少健.金桂外洗方对膝骨关节炎患者生存质量的改善作用.中医药临床杂志,2004.16(1):47.

[37] 蒋生云.推拿治疗膝关节骨关节炎50例体会.按摩与导引,2003,19(1):36~37.

[38] 杨宏.按摩治疗膝关节骨关节病.中医骨伤,2002,15(8):461.

[39] 张吴,杜宁,任峰等.手法治疗实验性膝骨关节炎扫描电镜研究.中国中医骨伤科杂志,2000,8(2):1~3.

[40] 滕蔚然,杜宁,史炜镔.手法治疗实验性膝骨关节炎扫描电镜观察.中国中医骨伤科杂志,2000,8(5):46.

（杨秀秀、胥小鹏编辑）

丁书文教授辨治老年高血压特色

李慧慧

摘要：目的：探讨丁书文教授治疗老年高血压的特色。方法：整理显效或有效的老年高血压病历 161 份，提取高频中药做功效、四气五味、归经统计。结果：高频用药 41 味，频率最高为钩藤（96.3%）；按功效分类，使用种类前三位是清热类、补益类、活血类药，使用频率前三位是清热类、活血类、补益类药；四气五味统计，前两位是寒性、温性；归经统计，前两位是肝经、肾经。结论：丁教授治疗老年高血压以清"热毒"为总论，同时寒温并用，兼重用补益类药物，另善用活血化瘀法。

关键词：老年高血压；丁书文教授；热毒

基金资助：全国名中医药专家丁书文工作室项目

我国已进入老龄化社会，60 岁以上老年人高血压患病率高达 49%[1]，高血压易并发心脑肾等器官损害，积极防治老年高血压意义重大。丁书文教授为享受国务院特殊津贴的全国名老中医药专家，开创了心系疾病的"热毒"学说，对老年高血压的治疗有独特的经验。

1. 资料整理

据 1999 年国际高血压学会高血压防治指南，我们将年龄在 60 岁及以上的原发性老年高血压患者作为纳入对象。

收集丁教授诊治显效或有效的病历共 161 份，将病历首诊用药以名字为索引录入 Excel 表格，为统计药物功效、四气五味和归经准备。

2. 数据统计

2.1 高频中药

丁教授治疗老年高血压共用药 103 味，对 103 味中药做频数频率统计,提取高频中药(频率≥9%)41味。其中使用频率最高的是钩藤(96.3%),如表1。

表1 高频中药统计

药物	频数	频率(%)	药物	频数	频率(%)	中药	频数	频率(%)
钩藤	155	96.3	黄芩	43	26.7	山茱萸	22	13.7
川芎	140	87.0	仙灵脾	42	26.1	大黄	20	12.4
黄连	137	85.1	生黄芪	40	24.8	天麻	20	12.4
栀子	112	69.6	麦冬	39	24.2	三七粉	18	11.2
泽泻	110	68.3	首乌藤	37	23.0	杜仲	17	10.6
牡丹皮	101	62.7	五味子	33	20.5	决明子	17	10.6
水蛭	97	60.2	冰片	32	19.9	炙甘草	17	10.6
丹参	97	60.2	羌活	32	19.9	菊花	16	9.9
葛根	95	59.0	延胡索	29	18.0	制首乌	16	9.9
生甘草	78	48.4	砂仁	27	16.8	黄柏	15	9.3
酸枣仁	74	46.0	茯苓	27	16.8	白蒺藜	15	9.3
女贞子	71	44.1	木香	25	15.5	知母	14	8.7
生地黄	56	34.8	炒白术	24	14.9	当归	14	8.7
豨莶草	53	32.9	白芍	23	14.3			

2.2 功效统计

参照《中药学》"十一五"国家规划教材,并结合丁教授临床运用药物偏性的习惯,对41味中药按功效分类,共分为11类,如表2。

表2 中药功效分类

中药功效	中药
清热类	黄连 黄芩 黄柏 大黄 栀子 牡丹皮 知母 生甘草 生地黄 决明子 菊花
补益类	生黄芪 炒白术 炙甘草 当归 白芍 制首乌 麦冬 女贞子 杜仲 仙灵脾
活血类	水蛭 三七粉 丹参 葛根
平肝息风类	钩藤 天麻 白蒺藜

中药功效	中药
化湿类	茯苓 泽泻 砂仁
行气类	川芎 延胡索
安神类	酸枣仁 首乌藤
祛风湿类	豨莶草 羌活
收涩类	五味子 山茱萸
开窍类	冰片
理气类	木香

注：菊花虽属解表药，丁教授多用其清热解毒的功效，所以划归为清热药组；同理，大黄、生甘草划归为清热药组，羌活划归为祛风湿药组，川芎、延胡索划归行气药组。

对高频中药按功效做频数频率、累计频数频率统计，如表3。

表3 功效频数频率统计

功效	频数	累积频数	频率	累积频率
清热类	609	609	29.7%	29.7%
活血类	307	916	15.0%	44.7%
补益类	303	1219	14.8%	59.6%
平肝息风类	190	1409	9.3%	68.9%
行气类	169	1578	8.2%	77.1%
化湿类	164	1742	8.0%	85.1%
安神类	111	1853	5.4%	90.5%
祛风湿类	85	1938	4.1%	94.6%
收涩类	55	1993	2.7%	97.3%
开窍类	32	2025	1.6%	98.9%
理气类	25	2050	1.2%	100.0%

由表2可知，丁教授治疗老年高血压所用高频中药按功效分为11

种,使用种类最高是清热类,其次为补益类、活血类。

由表3可知,高频中药使用频率频数最高的是清热药(29.7%),其次是活血药(15.0%),第三为补益类(14.8%)。

2.3 四气五味统计

对高频中药做四气五味统计,统计情况见表4.表5。

表4 中药四气统计

四性	频数	累积频数	频率	累积频率
寒	16	16	38.1%	38.1%
温	15	31	35.7%	73.8%
平	8	39	19.1%	92.9%
凉	3	42	7.1%	100.0%

表5 中药五味统计

五味	频数	累积频数	频率	累积频率
苦	25	25	36.8%	36.8%
甘	23	48	33.8%	70.6%
辛	11	59	16.2%	86.8%
酸	4	63	5.9%	92.7%
咸	2	65	2.9%	95.6%
涩	2	67	2.9%	98.5%
淡	1	68	1.5%	100.0%

由表4可知,丁教授用药"寒"性最多,"温"性与"寒"性相当,其次为"平"、"凉"性,且不含"热"性。由表5可知,高频中药五味分属"苦"味最多,"甘"和"苦"味相当,其他较之要少。

2.4 归经统计

对高频中药做归经统计,归"肝"经最多,"肾"经第二,其次为"心"、"脾"、"胃"经,其他较少,如表6。

表6 中药归经统计

归经	频数	累积频数	频率	累积频率
肝	22	22	20.8%	20.8%
肾	15	37	14.2%	34.9%
心	14	51	13.2%	48.1%
脾	14	65	13.2%	61.3%
胃	11	76	10.4%	71.7%
肺	9	85	8.5%	80.2%
大肠	6	91	5.7%	85.8%
胆	5	96	4.7%	90.6%
心包	4	100	3.8%	94.3%
膀胱	3	103	2.8%	97.2%
三焦	2	105	1.9%	99.1%
小肠	1	106	0.9%	100.0%

3. 讨论

丁书文教授对老年高血压有独特的认识,通过对丁教授治疗用药的统计,将丁教授治疗老年高血压的特色概括为以下3点。

3.1 祛邪:清"热毒"

"热毒"理论是丁教授辨治心系疾病的基本理论。

"热":指疾病的性质,机体感受热邪,或脏腑阳气亢盛,或阴虚阳亢,致机能活动亢进所表现的的具有温、热特点的证候。"毒":中医药学中可概括为5个方面:一指病因,如热毒;二指病名或病证,如丹毒;三指病理因素或病理概念;四是指药物的偏性;五是指药物的毒性或副作用[2]。这里的"毒"主要指包含病因病机和临床表现的病理综合征。

基于自然、社会、体质因素的现状,丁书文教授提出心系疾病的"热毒"理论。环境污染、气候变暖、生活节奏加快、精神压力加大、饮食结构不调等造成体内"火热"、"痰湿"、"瘀血"等毒邪的产生,蓄积日久,酝酿生"热",从而多见"热毒"综合征《圣济总录》曰"大抵心属火而恶热,其受病则易以生热。"因此心系疾病更常见"热毒"为患。

丁教授治疗老年高血压病用药频率和用药种类最多的是清热药,又分为清热凉血(牡丹皮、生地黄),清热燥湿(黄连、黄芩、黄柏),清热解毒(菊花、生甘草),清热泻火(知母、栀子、决明子、大黄)4种。高频中药四气统计,"寒"性居首位;五味统计,"苦"味居首位,"苦能泄",以苦可泄"热",以"苦"可泄浊解"毒"。现代研究表明也清热类药物可影响心血管系统,有降压、降脂、抗心律失常等作用。

3.2 扶正:补"虚损"

老年人处于天癸竭,脏腑虚衰的生理阶段。年老肾精本虚,髓海不足,或多病久病,耗伤肾精肾气,脑海不充,发为眩晕;或肾阴不足,水不涵木,肝阳上亢而发眩晕;或气血不足,气虚则清阳不升,血虚则清窍失养,也可发眩晕。

补益类药物使用种类居第二位,使用频率居第三位。其中女贞子使用频率最高(44.1%),其次是仙灵脾(26.1%)、生黄芪(24.8%)、麦冬(24.2%),其他使用频率在20%以下。女贞子、仙灵脾归肝肾经,补益肾阴肾阳;生黄芪、麦冬益气养阴。《素问·阴阳应象大论》曰:"年四十而阴气自半也。"《千金翼方·养老大例》云:"人五十以上,阳气日衰,损与日至,心力渐退,……。"老年人生理机能减退首先表现为气阴虚损,以致阴阳日衰。肾为"先天之本"、"五脏阴阳之本",老年人阴阳失衡首先表现为肾之阴阳虚衰。因此,丁教授多使用益气养阴、补益肾阴肾阳的药物。

3.3 通络:活血化瘀

《临证指南医案》云:"大凡经主气,络主血,久病血瘀,初为气结在经,久则血伤入络。皆因病久气血阴阳亏虚,无力鼓动血运,血滞于经。"瘀血停留,阻滞经络,气血不能上荣头目,可发眩晕。

丁教授治疗老年高血压善用活血药。活血类药物使用频率居第二位(15.0%),使用种类居第三位,共用到水蛭(60.2%)、丹参(60.2%)、葛根（59.0%）、三七粉（11.2%）4种。其中水蛭、丹参使用频率高，水蛭为虫类祛瘀药，走窜善行，祛瘀力强，药理研究表明水蛭抗血栓作用与植物性药材的抗血栓作用不同，它既可以预防血栓形成，又可直接溶栓[3]。血瘀日久，气滞不通可产生瘀热，丹参性微寒，归心、心包和肝经，活血又可凉血。《本草便读》云："丹参……，补血之力不足，活血之力有余，为调理血分之首药。"现代药理表明丹参、葛根、三七粉都具有改善微循环、抑制血小板聚集的作用。

综上所述，丁书文教授治疗老年高血压病基于"热毒"但不限于"热毒"，临床辨证论治更注重从老年人病理生理特点出发，因人制宜，清补兼施，同时善用活血化瘀法，形成指导临床诊疗的特色理论。

参考文献

[1] 中国高血压防治指南修定委员会. 中国高血压防治指南2010[J]. 中华高血压杂志,2011,19(8):721.

[2] 罗国钧. 中医毒学说及其临床应用[J]. 山西中医,2011,27(6):1-2.

[3] 修霞,聂海燕,韩红霞,等. 水蛭化学成分及其药理作用探讨综述[J]. 中国热带医学,2005,5(8):1733.

（胡忠波、田传鑫编辑）

桂枝茯苓丸加味治疗妊娠期高血压疾病一例

李慧慧

[摘要] 妊娠期高血压疾病是孕产妇常见病和多发病,严重危害母婴身体健康,目前报道对其主要采取西药治疗。导师李晓主任医师根据临床四诊情况,灵活运用纯中药桂枝茯苓丸加味治疗妊娠期高血压疾病一例,效佳。

[关键词]妊娠期高血压疾病;桂枝茯苓丸;一例

GFW flavored treat one case of hypertensive disorders in pregnancy Li Huihui1, Li xiao1#

(1. 2011 graduate of Shandong University of Traditional Chinese Medicine, Shandong Jinan 250014,china;2.Shandong Provincial Hospital of Traditional Chinese Medicine, Jinan 250011,china)

[Abstract] Hypertensive disorders in pregnancy is common and frequent diseases, which have serious harm to the mother–to–child healthy and reported that its main take western medicine. According to Clinical four diagnostic, mentor Li, MD, director flexibly use the pure Chinese medicine GFW flavored to treat an example of hypertensive disorders in pregnancy,which has an significant effect.

[Key words] Hypertensive disorders in pregnancy; GFW; one case

桂枝茯苓丸原方出自《金匮要略·妇人妊娠病脉证并治》,张仲景拟此方治疗瘀血阻滞导致的崩漏及胎漏、胎动不安证,古方今用主要用来治疗子宫肌瘤、

盆腔炎、卵巢囊肿等。导师李晓主任医师根据临床四诊情况,灵活加味用以治疗妊娠期高血压疾病一例,效佳。

首诊,2012 年 3 月 17 日。胡某,女,35 岁,妊娠 20 周。主诉:反复发作

头晕、头痛 10 余日,加重 3 日。现病史:患者 10 余日前无明显诱因出现头晕头

痛,多次自测血压在 145/95~165/110 之间,未服用任何药物,症状呈逐渐加重趋

势。现症:头晕头痛,夜间加重,疲乏气短,自汗出,纳眠可,二便正常,舌暗

紫苔厚腻,脉沉。既往史:高血压疾病病史 2 年。查体:下肢轻度水肿,血压 160/105mmHg。实验室检查示:尿蛋白(++)。中医诊断:子晕(气虚血瘀型),西医诊断:妊娠期高血压疾病。中药拟桂枝茯苓丸加味,整方如下:桂枝 12g,赤芍 12g,茯苓 20g,桃仁 12g,牡丹皮 12g,川芎 12g,黄芪 30g,防风 6g,苍术 15g,厚朴 12g,熟地 18g,白芍 20g,钩藤 30g,黄连 12g。上方 6 剂水煎服,日一剂分早晚温服。

二诊,2012 年 4 月 1 日。患者服药感觉良好,持续服用至今日,血压稳定在 135~140/90~95mmHg 之间。头晕头痛减轻,余症均缓解,近日心烦眠差,舌暗红苔白厚,脉沉。实验室检查示:尿蛋白(+)。处方:3 月 17 日方加酸枣仁 30g,知母 20g,以养血除烦清虚热。6 剂水煎服,日一剂分早晚温服。

三诊,2012 年 4 月 15 日。患者述药后平妥,停药刚 3 日,已无头晕头痛,时疲倦乏力,午后下肢轻度水肿,活动后汗出口渴,纳眠可,二便正常,舌略暗苔白,脉弦。自测血压已正常,稳定在 120~130/80~85mmHg 之间。为求巩固疗效复诊。实验室检查示:尿蛋白(-)。处方:二诊方减酸枣仁、知母、熟地、白芍、钩藤,加麦冬 30g 养阴生津,茯苓 20g 健脾利水渗湿,柴胡 9g 与黄芪相配伍益气生津。上方 15 剂水煎服,日一剂。随诊至产后,患者一切平妥,如期诞下健康小儿。

按:妊娠期高血压疾病是妊娠期特有的疾病,其发病率我国

9.4%~10.4%。该病是孕产妇和围生儿发病率及死亡率的主要原因[1]。患者 35 岁属高龄孕妇,既往有高血压疾病病史,加重了其病情的危险性,治疗过程未加用任何西药,所以用中药尽快将血压平稳降到安全水平是治疗本病的关键。妇女孕后气血下注,气以载胎,血以养胎,气血易亏,因虚致瘀,因此孕后"多虚、多瘀"。患者头晕头痛,夜间加重,舌质暗红,脉沉等表明血瘀作祟;疲乏气短,多汗出,水肿等体现了气虚的本质,本证正是本虚标实的气虚血瘀型。治疗选桂枝茯苓丸加味改汤剂以益气活血化瘀,达到标本兼治目的。桂枝 12g,赤芍 12g,茯苓 20g,桃仁 12g ,牡丹皮 12g 乃桂枝茯苓丸原方。桂枝性味辛温,可温经通脉,通阳化气以行瘀滞,为君药;桃仁苦甘平为臣药,助君药化瘀;丹皮、芍药苦微寒,活血化瘀,凉血散瘀热,且桂枝配丹皮寒温相合,桂枝配芍药阴阳相济;茯苓甘淡平,健脾渗湿以助消瘀,配丹皮调理气血,共为佐药;加川芎增强活血化瘀作用;大剂量黄芪补气以治本,又可益气利水,与川芎配伍,使补而不滞;苍术、厚朴健脾燥湿,三药合用利水消肿;熟地、白芍敛阴养阴,防温燥药物伤阴;钩藤、黄连平肝凉肝对证治疗头晕痛。整方寒热并用,攻补兼施,药证相合,自当收效显著。

参考文献

[1] 乐杰 . 妇产科学 [M]. 北京:人民卫生出版社,2008.92

（杨秀秀、张义明编辑）

基于数据挖掘的丁书文教授治疗老年高血压用药规律探析

李慧慧

摘要:目的:运用数据挖掘技术探讨丁教授治疗老年高血压常用药物或药组与高频症状体征、合并疾病的对应关系。方法:整理显效或有效的老年高血压病历,运用因子分析统计常用药物或药组;运用 logistic 回归分析寻找常用药物或药组与高频症状体征、合并疾病的对应关系。结果:由因子分析和 Logistic 回归分析共得到 12 个药证相关和 4 个药病相关关系。结论:数据挖掘技术适用于名老中医经验总结;丁教授治疗老年高血压有常用的药物或药组,药证相关、药病相关关系明确。

关键词: 数据挖掘;老年高血压;丁书文教授

基金资助:全国名中医药专家丁书文工作室项目

老年高血压是一种特殊类型的高血压,随着我国进入老龄化社会,老年人高血压患病率日趋增多,是老年人致死致残的重要危险因素。丁书文教授为享受国务院特殊津贴的全国名老中医药专家,对老年高血压有独特的认识,临床治疗规律有章可循。

1. 资料整理

据 1999 年国际高血压学会高血压防治指南,我们将年龄在 60 岁及以上的原发性老年高血压患者作为纳入对象。

收集丁教授诊治显效或有效的病案共 161 份,将 161 份病案资料的首诊用药、症状体征及合并疾病以名字为索引录入 Excel 表格,为寻找药证、药病相关关系准备。

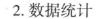

2. 数据统计

2.1 高频症状体征及合并病

整理纳入研究的 161 份病历的首诊资料,对出现的症状、体征、病史情况做频数频率统计,并提取高频词组（频率四舍五入大于 9% 的词组）如表 1。

表1 高频症状、体征、疾病

元素	频数	频率（%）	元素	频数	频率（%）
眩晕	146	90.6	耳鸣	17	10.6
失眠	86	53.4	颈项强痛	17	10.6
头痛	75	46.6	舌暗红	73	45.3
乏力	62	38.5	舌红	26	16.1
心悸	47	29.2	舌淡红	23	14.3
口干	45	28.0	舌暗或有瘀斑	22	13.7
畏寒肢冷	45	28.0	苔黄	65	40.1
胸闷	41	25.5	苔白	31	19.3
心烦	34	21.1	苔黄腻	28	17.4
气短	33	20.5	苔白腻	17	10.6
胃脘胀满	26	16.1	脉弦	55	34.2
急躁易怒	23	14.3	脉沉	26	16.1
视物模糊	22	13.7	脉滑	19	11.8
便秘	22	13.7	脉弦细	16	9.9
腹胀	22	13.7	脉沉细	14	8.7
下肢水肿	21	13.0	冠心病	87	54.0
腰膝酸软	21	13.0	糖尿病	35	21.7
汗出	18	11.2	心律失常	31	19.3
身热	17	10.6	脑梗塞	21	13.0
肢体麻木	17	10.6	胃炎	17	10.6

2.2 高频中药

丁教授治疗老年高血压共用药 103 味,对 103 味中药做频数频率统计,提取高频中药(频率≥9%)41 味,如表 2。

表2 高频中药统计

药物	频数	频率（%）	药物	频数	频率（%）	中药	频数	频率（%）
钩藤	155	96.3	黄芩	43	26.7	山茱萸	22	13.7
川芎	140	87.0	仙灵脾	42	26.1	大黄	20	12.4
黄连	137	85.1	生黄芪	40	24.8	天麻	20	12.4
栀子	112	69.6	麦冬	39	24.2	三七粉	18	11.2
泽泻	110	68.3	首乌藤	37	23.0	杜仲	17	10.6
牡丹皮	101	62.7	五味子	33	20.5	决明子	17	10.6
水蛭	97	60.2	冰片	32	19.9	炙甘草	17	10.6
丹参	97	60.2	羌活	32	19.9	菊花	16	9.9
葛根	95	59.0	延胡索	29	18.0	制首乌	16	9.9
生甘草	78	48.4	砂仁	27	16.8	黄柏	15	9.3
酸枣仁	74	46.0	茯苓	27	16.8	白蒺藜	15	9.3
女贞子	71	44.1	木香	25	15.5	知母	14	8.7
生地黄	56	34.8	炒白术	24	14.9	当归	14	8.7
豨莶草	53	32.9	白芍	23	14.3			

2.3 高频中药因子分析

对 41 味高频中药做因子分析,经因子分析适用性检验,取前 30 味高频药物做分析较好。检验结果如表 3。

表3 KMO统计量和球形检验(KMO and Bartlett's Test)

Kaiser-Meyer-Olkin Measure of Sampling Adequacy.		0.658
Bartlett's Test of Sphericity	Approx. Chi-Square	1892.365
	df	435
	Sig.	0.000

由因子分析的预计算可知提取前 14 个因子贡献率较大（累计贡献率为 80.372%），可取。因此，经因子分析后得到 14 个药物或药组，如表4。

表4 药物或药组频数频率统计

相伍药物	频数	频率（%）
钩藤	157	97.5
栀子、黄连、牡丹皮	89	55.3
生甘草	78	48.4
豨莶草、葛根、女贞子、泽泻	51	31.7
仙灵脾、川芎	37	23.0
水蛭、冰片	32	19.9
羌活	30	18.6
生黄芪、麦冬、五味子	28	17.4
酸枣仁、首乌藤	25	15.5
大黄	20	12.4
生地黄、山茱萸	18	11.2
木香、砂仁	16	9.9
黄芩、冰片	16	9.9
炒白术、茯苓	15	9.3

2.4 Logistic 回归分析

2.4.1 药证相关 Logistic 回归分析

我们对因子分析所得的药组、药物和高频症状、体征进行非条件 Logistic 回归分析，具体选用二分类资料的 Logistic 回归分析。症状、体征为自变量，药组、药物为因变量。整理完毕后分别将自变量、因变量引入 SPSS17.0，进行 Logistic 回归分析，方法选用 Forward Wald 法。

钩藤：在 161 份病历中，钩藤使用频率（97.5%）太高，不宜用来做 Logistic 回归分析，也说明丁教授在治疗老年高血压时首选钩藤。

栀子 – 黄连 – 牡丹皮：Logistic 回归分析示共有 4 个变量进入方程，且各变量的 P 值均小于 0.05，有统计学意义。自变量中回归系数 B ＞ 0 且比数比 OR 值＞ 1 的有眩晕、苔黄、苔白；回归系数 B ＜ 0 且比数比 OR 值＜ 1 的是胃脘胀满。所以当出现眩晕、苔黄或苔白时多配伍使用栀子 – 黄连 – 牡丹皮；当出现"胃脘胀满"时多不用。如表 5 所示。

表5　栀子–黄连–牡丹皮Logistic回归分析

		B	S.E.	Wald	df	Sig.	Exp(B)
Step 1a	眩晕	2.260	0.778	8.438	1	0.004	9.585
	Constant	−1.872	0.760	6.073	1	0.014	0.154
Step 2b	眩晕	2.215	0.792	7.819	1	0.005	9.163
	苔黄	1.065	0.354	9.062	1	0.003	2.901
	Constant	−2.241	0.787	8.106	1	0.004	0.106
Step 3c	眩晕	2.321	0.799	8.426	1	0.004	10.182
	苔黄	1.425	0.388	13.497	1	0.000	4.156
	苔白	1.126	0.476	5.595	1	0.018	3.082
	Constant	−2.700	0.820	10.843	1	0.001	0.067
Step 4d	眩晕	2.556	0.813	9.883	1	0.002	12.879
	胃脘胀满	−0.938	0.439	4.552	1	0.033	0.392
	苔黄	1.623	0.413	15.472	1	0.000	5.070
	苔白	1.089	0.483	5.092	1	0.024	2.972
	Constant	−2.773	0.828	11.218	1	0.001	0.062

运用相同的分析方法对其他药组或药物进行分析，除羌活引入模型后 P ＞ 0.05，无统计学意义，其他各组均有意义，结果见表6。

表6 药证相应Logistic回归分析结果

药组或药物	正相关症状、体征
豨莶草、葛根、女贞子、泽泻	下肢水肿、舌暗或有瘀斑、苔白、脉弦
栀子、黄连、牡丹皮	眩晕、苔黄、苔白
生黄芪、麦冬、五味子	胸闷、气短、舌暗或有瘀斑、苔白
黄芩、冰片	身热、汗出、心烦、苔黄腻
水蛭、冰片	肢体麻木、急躁易怒、苔黄腻、脉弦细
炒白术、茯苓	胃脘胀满、畏寒肢冷、苔白腻、脉滑
酸枣仁、首乌藤	失眠、心悸、乏力、苔黄腻
生地黄、山茱萸	汗出、心悸
仙灵脾、川芎	畏寒肢冷、下肢水肿、苔白
木香、砂仁	胃脘胀满、脉沉细
生甘草	口干、舌淡红、苔白
大黄	便秘、肢体麻木

2.4.2 药病相关 Logistic 回归分析

按照药证相关的回归分析方法分析常见合并疾病与高频中药的关系。除胃炎引入模型后 P > 0.05，无统计学意义，其他各组均有意义，结果见表7。

表7 药病相应Logistic回归分析结果

合并疾病	药物和药组
冠心病	水蛭、当归
糖尿病	茯苓
心律失常	麦冬
脑梗塞	水蛭、羌活

3. 讨论

由因子分析和 Logistic 回归分析共得到 12 个药证相关和 4 个药病相关关系。

钩藤:使用频率最高(97.5%),其性甘凉,归肝、心包经,有清热平肝、息风定惊的作用。化学成分主要有钩藤碱、异钩藤碱、钩藤总碱等,且均有降压作用。钩藤碱,阻断钙离子通道,扩血管而降压;异钩藤碱,阻断交感神经、神经节,扩张外周血管而降压;钩藤总碱,降低外周阻力和减少心输出量而降压[1]。

栀子–黄连–牡丹皮:其使用与"眩晕、苔黄或苔白"成正相关。高频症状眩晕频率为90.6%,因此,临证见"眩晕"一般用该药组。栀子、黄连、牡丹皮都属于清热药,这与丁教授以"热毒"论治心系疾病相一致。

生甘草:其使用与"口干、舌淡红、苔白"成正相关。生甘草清热可缓解口干,健脾益气化津可止口干。另外,丁教授用生甘草即可清解高血压之热毒,又可调和诸药,顾护脾胃。

大黄:其使用与"便秘、肢体麻木"成正相关。大黄,苦、寒,为承气汤类的主药,治疗积滞便秘之要药。大黄有较好的活血逐瘀通经作用,下瘀血而清瘀热。

酸枣仁–首乌藤:其使用与"失眠、心悸、乏力、苔黄腻"成正相关。酸枣仁,养心益肝,为养心安神之要药。酸枣仁安眠主要是可延长慢波睡眠的深睡阶段,明显改善患者睡眠质量。对小鼠的试验表明,酸枣仁发挥安眠作用时不会降低小鼠的学习记忆功能,相反还有一定的加强作用[2]。酸枣仁和首乌藤都归心肝经,养血益肝而安神。

木香–砂仁:其使用与"胃脘胀满、脉沉细"成正相关。木香,辛行苦泄温通,善通行脾胃之滞气,又可健脾消食。木香水煎剂能促进生长抑素分泌,有利于消化性溃疡的治疗;木香提取物对大鼠胃黏膜急性损伤有保护作用[3]。砂仁,辛散温通,气味芬芳,为醒脾调胃要药。砂仁通过对抗胃黏膜的攻击因子而保护胃;砂仁可促进胃排空和胃肠推动,作用可能与促进胃肠神经释放兴奋性递质胃肠肽有关;砂仁通过抗炎机制可止泻[4]。

豨莶草–葛根–女贞子–泽泻:其使用与"下肢水肿、舌暗或有瘀斑、苔白、脉弦"相关。豨莶草,辛散苦燥,祛风湿、利关节、解毒。豨莶草提取物具有内皮 NO 依赖性舒血管作用[5]。葛根素能改善微循环,提高局部微血流量,抑制血小板凝集。女贞子,甘苦性凉,滋补肝肾、乌须明目,有降低胆固醇,强心,利尿,保肝等作用。泽泻,甘寒,归肾、膀胱经,利水消肿力强,另可泄热。豨莶草、葛根降压治表,女贞子补益肝肾治本,泽泻、女贞子利水消肿治疗水肿。四药合用以利水、通血脉、畅气机。

仙灵脾 – 川芎:其使用与"畏寒肢冷、下肢水肿、苔白"成正相关。仙灵脾,辛甘,性温燥烈,长于补肾阳,单用效果即佳。川芎,辛散温通,"血中之气药",善通达气血。仙灵脾、川芎,两者一补一行,气行血行,血脉通。

水蛭 – 冰片:其使用与"肢体麻木、急躁易怒、苔黄腻、脉弦细"成正相关。水蛭,咸苦入血,破血祛瘀力强。大量的临床及药理学研究表明,水蛭素是目前世界上最有效、最安全的凝血酶抑制剂。冰片,味辛气香,有开窍醒神,清热止痛之功。两者合用破血通经、清热开窍。

生黄芪 – 麦冬 – 五味子:其使用与"胸闷、气短、舌暗或瘀斑、苔白"成正相关。该药组由生脉散化裁而来,因人参易助火生热,丁教授用生黄芪代替之。生黄芪有促进机体代谢,抗疲劳,保护心血管系统,抗心律失常,扩张冠状动脉,降脂,调节血糖等作用。麦冬有抗心肌缺血、心肌梗塞的作用。生黄芪、麦冬合用,益气养阴之功彰显;五味子生津止渴又酸敛;三药合用,一补一润一敛,使气复津生,气血足而血脉通,心神得养。

生地黄 – 山茱萸:其使用与"汗出、心悸"成正相关。生地黄,甘苦寒,养阴生津、清热凉血。山茱萸,酸温质润,补而不峻,为平补肝肾之要药,另可收敛固涩。生地黄清热以除蒸液外泄之热,养阴生津以补充阴液不足;山茱萸酸涩敛汗,两者标本兼顾治疗汗证。两者补阴敛汗养血,可缓解心悸。

黄芩 – 冰片:其使用与"身热、汗出、心烦、苔黄腻"成正相关。黄芩,性味苦寒,清热燥湿力强,善治湿热证;另清热泻火,治疗中上焦热盛。冰片,微寒,清热泻火解毒。黄芩、冰片配伍清热燥湿除烦。

炒白术 – 茯苓:其使用与"胃脘胀满、畏寒肢冷、苔白腻、脉滑"成正相关。白术、茯苓健脾益气利湿,且补养后天以养先天。白术为"脾脏补气健脾第一要药"。茯苓,甘补淡渗,扶正兼祛邪,利水不伤正,为"利水消肿之要药"。

药病相关:老年高血压合并有冠心病时常使用水蛭、当归;合并有心律失常时常使用麦冬;合并有糖尿病时常使用茯苓;合并有脑梗塞时常使用水蛭、羌活。

水蛭,心脑血管之要药,水蛭素有抗凝血作用。当归,活血行瘀之要药,当归成分中的有机酸能降低心肌氧耗,保护心肌细胞,抗心肌缺血;阿魏酸能抗氧化,维持动脉血管壁脂质动态平衡,有效改善动脉粥样硬化[19]。羌活,现代药理表明其有抑制血小板聚集、抗血栓、增加脑血流量、改善血液流变学等作用。麦冬,现代研究有抗心肌缺血、心肌梗塞的作用,并影响心肌电生理,有抗心律失常作用,前者可能与其保护心肌的 SOD 活性有关,后者与麦冬总皂苷有关[6]。茯苓多糖可拮抗大鼠血糖升高,降糖机制可能与抑制体内活性氧自由基和减少胰岛 β 细胞的损伤有关[6]。

综上所述,丁教授在治疗老年高血压时首选钩藤,在辨证、辨病的基础上常选用固定的药物和药组,临床诊疗有章可循,临证效果显著。

参考文献

[1] 张林娜 . 钩藤有效成分抗高血压研究进展 [J]. 科技创新与应用 ,2013(22):31 .

[2] 马骁 . 浅析酸枣仁药理作用研究 [J]. 生物技术世界 ,2013(2):87.

[3] 魏华 , 彭勇 , 马国需 , 等 . 木香有效成分及药理作用研究进展 [J]. 中草药 ,2012,43 (3):616.

[4] 张明发 , 沈雅琴 . 砂仁临床药理作用的研究进展 [J]. 抗感染药学 ,2013,10 (1):9–10.

[5] 孟倩超,金若敏,王聃,等.豨莶草抗血栓组分对血小板聚集的影响 [J]. 上海中医药杂志 ,2008,42(5):89-91.

[6] 于学康.麦冬的药理作用研究进展 [J]. 天津药学 ,2012,24,(4):69.

[7] 郑彩云.茯苓多糖抗糖尿病作用的实验研究 [J]. 中国医疗前沿 ,2010,(14):13.

（徐守莉、郭艳苓编辑）

小续命汤治疗急性缺血性脑卒中的临床及实验研究

何召叶

目的:临床观察小续命汤在治疗急性缺血性脑卒中患者的临床症状、神经功能、日常生活能力、运动功能方面的疗效;并建立大鼠颈动脉血栓形成模型,从动物实验水平评价小续命汤对于大鼠颈动脉血栓形成时间、脑毛细血管通透性、血液粘度和血小板聚集率的影响,探求中药复方小续命汤在治疗急性缺血性脑卒中方面的疗效。

方法:临床研究将 60 例急性缺血性脑卒中患者随机分为两组,分别为治疗组 (30 例) 和对照组 (30 例)。治疗组小续命汤 + 西医常规治疗,对照组西医常规治疗,对两组病例治疗前后进行临床症状、日常生活能力量表(Activity Of Daily Living Scale,ADL)、中国脑卒中量表(Chinese Stroke Scale,CSS)及 Fugl-Meyer(FMA)评估量表评分,并比较两组病例治疗前后的疗效差异;实验研究将 100 只大鼠随机分成两组,每组 50 只。两组分别随机分为假手术组、模型组、小续命汤组、氯吡格雷组、小续命汤 + 氯吡格雷组,每组各 10 只。各组均给予普通饲养,并预防性给药连续 14 天。假手术组:生理盐水 10ml/(kg·d)灌胃;模型组:生理盐水 10ml/(kg·d)灌胃;小续命汤组:中药 10ml/(kg·d)灌胃;氯吡格雷组:氯吡格雷溶液 10ml/(kg·d)灌胃;小续命汤 + 氯吡格雷组:中药 10ml/(kg·d)+ 氯吡格雷溶液 10ml/(kg·d)灌胃,比较各组大鼠颈动脉血栓形成时间、脑毛细血管通透性、血液粘度和血小板聚集率的差异。

结果:小续命汤联合西医常规治疗可以明显降低中医临床症状积分、ADL、CSS 及 FMA 评分。实验研究小续命汤 + 氯吡格雷组在延长大鼠颈动脉血栓形成时间、降低脑毛细血管通透性、血液粘度和抑制血小板聚集方面,优于氯吡格雷组。

结论:临床研究表明,小续命汤在治疗急性缺血性脑卒中患者的临床症状、神经功能、日常生活能力、运动功能方面疗效显著。实验研究表明,小续命汤可明显延长大鼠颈动脉血栓形成时间,降低脑毛细血管通透性,抑制血小板聚集,降低血液粘度,与氯吡格雷联用,显著优于单用氯吡格雷。从临床研究与实验研究证实小续命汤治疗急性缺血性脑卒中具有明显优势,具有重要的理论与临床意义。

关键词:急性缺血性脑卒中;小续命汤;临床疗效;实验研究

急性缺血性脑卒中(Acute Ischemic Stroke , AIS)是临床最常见、发病率最高的脑卒中疾病。而动脉粥样硬化血栓形成所造成的颈动脉系统和椎基底动脉系统狭窄或闭塞是导致脑供血不足的最常见病因[1]。临床症状主要表现为急性发作后的神经功能缺损,并逐渐进展呈阶梯式加重[2],造成高致残率,严重威胁人类的生活质量[3]。同时,随着我国进入社会经济飞速发展的阶段,人民的生活水平、生活方式、饮食习惯等都发生巨大的变化,而且人口平均寿命不断增加,社会老龄化逐渐加重,使得脑卒中疾病的发生率也呈上升趋势,社会负担不断加重。

目前西医临床治疗虽然能控制疾病的继续进展,改善部分临床症状,但对于脑卒中发作后所遗留的肢体功能障碍尚缺乏有效治疗办法,而中医药方剂在这方面尚有一定的优势,且防病于未然越来越成为当务之急,因此,探求中医药在预防与治疗急性缺血性脑卒中方面的疗效成为临床深入研究的新靶点。

急性缺血性脑卒中在祖国医学中属于"中风病"范畴,且中医"风、痨、鼓、膈"四大难治性疾病中,中风病位居首位。中风病病因病机理论的提出可概括为两大时期,分别为"外风致中立论"和"内风立论"时期。外风致中理论的提出最早可追溯到《黄帝内经》,提出中风病发病是由外因和内因两方面因素相互作用而成,即所谓"外风引动内风"理论。此观点在唐宋以后特别是金元时期因内风理论的提出而日渐淡化,但现代大量的临床观察及实验研究发现脑血管疾病的发生与感染有着密切相关[4],使得"外邪致中""外风引动内风"理论重新得到重视并深入探讨其内在机制。有学者认为导致中风病发生的原因主要为风邪[5]。但传统中医所认为的外风并不是指单一的风邪,而是六淫邪气的统称,如陈无择曾在《三因极一病证方论》中提出"四气皆能中人",即"中风""中寒""中暑""中湿"。依据我院脑病科每年住院情况显示,脑卒中的频发时期常为气候突变时期,如冬夏两季,表明该病与六淫邪气关系密切。《素问·评热病论》曰:"邪之所凑,其气必虚",可见中风病的发病基础是机体正气虚损,即脏腑功能失调,而六淫邪气乘虚入侵则是发病的诱导因素,也继承了《内经》内外两因相合致病理论,为外风引动内风理论提供依据。

目前中医在临床上治疗中风病最常用的方剂为小续命汤,具有祛风扶正、温经通络的作用。大量的文献对小续命汤均有记载,这为临床上治疗中风病"外风引动内风"理论提供依据。《千金要方》是唐朝时期最具有代表性的中医药方书,更是将小续命汤放在了治风剂篇的第一位,治疗证属于正气内虚,风邪外袭。近代名医赵锡武曾提到对于缺血性脑卒中患者,早期用小续命汤进行干预,可以显著提高临床疗效和远期预后[6],并指出小续命汤在改善末梢血液循环和感觉神经末梢方面具有显著的疗效[7],是治疗中风急症的有效方药。

现代药理研究证实,小续命汤具有改善微循环、降压、降血脂、改善神经体液调节等多靶点的作用[8]。为深入发掘中药古方小续命汤治疗中风病的疗效,我们从临床观察和实验研究两个方面进行探讨,观察中药复方小续命汤在改善急性缺血性脑卒中患者临床症状方面的疗效,并通过实验研究探讨小续命汤对大鼠颈动脉血栓形成模型的颈动脉血栓形成时间、血小板聚集率以及血液粘度、脑组织毛细血管的通透性的影响。

第一部分

临床研究

1 临床资料

1.1 研究对象

本临床研究所采集的病例均来自于 2016 年 10 月至 2017 年 10 月期间在滕州市中医医院脑病科就诊的门诊及住院患者,共 60 例。其中男性 33 人,女性 27 人。

1.2 诊断标准

1.2.1 中医诊断标准

参照国家中医药管理局脑病急症协作组 1996 年制定的《中风病诊断与疗效评定标准》[9](见附录 1)。

1.2.2 西医诊断标准

参照中华医学会第 4 次全国脑血管学术会议第 3 次修订的《各类脑血管病诊断要点》中脑卒中 – 动脉粥样硬化性血栓性脑梗塞的诊断标准[10](见附录 2)。

1.3 病例纳入标准

(1)符合中医中风病的诊断,初次发作且在急性期内,神识正常者;

(2)符合西医急性脑梗死的诊断,初次发作且发病时间超过 6 小时,神志清者;

(3)年龄在 35 岁以上,80 岁以下;

(4)依从性好,能够遵守既定方案用药、配合各项检查和临床症状观察。

1.4 病例排除标准

有下列情况的病例,予以排除:

(1)不符合以上诊断标准和纳入标准;

（2）合并心、肝、肾以及造血系统等严重器官衰竭,如肿瘤、房颤、肺栓塞等;

（3）由脑肿瘤、脑外伤等引起的脑卒中患者;

（4）由其他疾病继发脑栓塞患者;

（5）妊娠或哺乳期妇女;

（6）经确诊为短暂性脑缺血发作和出血性脑卒中的患者;

（7）病情严重程度分期为恢复期和后遗症期;

（8）对相关中药成份及西药有过敏史的患者;

（9）近3个月之内曾参加过其他药物临床试验的患者。

1.5 剔除标准

（1）不符合纳入标准而被误纳入的病例;

（2）资料不全影响结果分析者;

（3）纳入后未服用药物者。

1.6 中断标准

（1）研究过程中有严重不良反应,或突发其他重大疾病,不宜继续观察者;

（2）研究中发现方案存在重大的失误与偏差,使药物效应评价难以继续完成。

2 研究方法

2.1 病例分组

将60例患者,随机分为对照组、治疗组,每组30例。

2.2 治疗方法

2.2.1 对照组:

西医常规治疗:拜阿司匹林:100mg,晨起口服,1次/d;瑞舒伐他汀钙片:20mg,口服,1次/d;依达拉奉注射液:30mg,静滴,2次/d;神经节苷脂:100mg,静滴,1次/d。出现脑水肿体征时,应用甘露醇对症脱水治疗。同时,加强支持疗法以维持水电解质平衡,必要时给予氧气吸入,合并高血压、糖尿病者均给予适当药物对症治疗。

2.2.2 治疗组：

小续命汤 + 西医常规治疗。小续命汤药物组成：麻黄 9g，杏仁 9g，桂枝 15g，炙甘草 10g，防风 15g，人参 9g，防己 10g，川芎 20g，白芍 15g，附子 10g，黄芩 10g，生姜 9g。服用方法：水煎两次至 400ml，每日 1 剂，分早、晚 2 次口服或鼻饲。

两组均连续治疗 14d，为 1 个疗程。

2.2.3 中药来源与制剂方法：

中药饮片均来源于滕州市中医医院医院中药房，并由中药制剂室协助制备。采用 YFY–20 东华煎药机，每剂煎煮两次，共煎取药液 400ml，混合后分装为 2 袋，各 200ml，采用塑料真空包装保存。

2.3 观察指标

2.3.1 临床症状观察

常规观察患者的生命体征，重点观察患者中医症候和神经功能缺损程度，以及治疗前后临床症状、体征的变化情况，主要包括半身不遂，口舌歪斜，言语蹇涩或不语，偏身麻木，头痛，头晕，饮水呛咳，感觉减退或消失等。每天进行记录和统计（见附录 3）。

2.3.2 血脂指标（TC、TG、LDL–C、HDL–C），同型半胱氨酸指标（Hcy），C 反应蛋白指标（CRP）。

治疗前后各检测一次。

2.4 疗效判断标准

2.4.1 临床总疗效判定

参照《中药新药治疗中风病临床研究指导原则》中风病计分法[11]。

采用尼莫地平法：{（治疗前积分－治疗后积分）/ 治疗前积分}×100%

（1）基本痊愈≥ 85%；

（2）显效≥ 50%；

（3）有效≥ 20%；

（4）无效＜20%。

2.4.2 日常生活能力、神经功能缺损程度、运动功能评定

参照日常生活能力（ADL）量表（见附录4），中国卒中（CSS）量表（见附录5），简式 Fugl-meyer（FMA）量表（见附录6）。

2.5 安全性评估与不良反应的处理

2.5.1 安全性评估

临床研究过程中，应当密切观察和询问患者是否存在明显不适。若出现不适，应记录该项不适的发生及持续时间、出现频率、严重程度、有无采取措施及转归。同时检测血常规、肝功肾功等安全性指标。

2.5.2 不良反应的处理

临床研究过程中，如发生不良反应，应做好相关记录，并积极对症处理。

2.6 统计学分析

本研究所有数据的统计分析处理均应用 SPSS 22.0 统计学软件。计量资料服从正态分布，采用均数 ± 标准差（ ±S）表示。采用配对 t 检验进行组内比较；采用秩和检验进行组间比较。计数资料率的比较，采用 $\chi 2$ 检验。检验水准设为 $\alpha =0.05$，检验结果均以 P＜0.05 作为有统计学差异。

3 结果

3.1 一般资料分析

本研究中对照组、治疗组分别为30例，未有病例脱落情况。两组在性别、年龄、既往史的分布上，P＞0.05，差异均无统计学意义，具有可比性。

3.1.1 年龄分布比较

两组病例中，年龄最小者36岁，最大者78岁，平均年龄分布差异比较无统计学意义（P＞0.05），具有可比性。详见表1。

表1 两组病例年龄比较（$\bar{x} \pm s$）

组别	例数	平均年龄（$\pm s$）
治疗组	30	61.53 ± 1.33
对照组	30	62.63 ± 1.20

注：经t检验，P>0.05，无统计学意义。

3.1.2 性别分布比较

两组病例性别分布，男性 33 例，占 55%；女性 27 例，占 45%；男女比例为 1.22:1。两组性别比较，差异无统计学意义（P > 0.05），具有可比性。详见表2。

表2 两组病例性别比较

组别	例数	男性（n）	女性（n）
治疗组	30	16	14
对照组	30	17	13

注：经 χ2 检验，P>0.05，无统计学意义。

3.1.3 既往史比较

两组既往史分布比较，差异无统计学意义（P>0.05），具有可比性。详见表3。

表3 两组病例既往史情况比较

组别	例数	高血压病	冠心病	糖尿病	高脂血症
治疗组	30	24	6	6	3
对照组	30	23	9	6	2

注：经 χ2 检验，P>0.05，无统计学意义。

3.2 临床观察结果

3.2.1 治愈率比较

治疗后治愈率比较，治疗组基本痊愈 26 例，显效 3 例，有效 1 例，治愈率 86.67%；对照组基本痊愈 20 例，显效 6 例，有效 4 例，治愈率 66.67%。治疗组与对照组相比，治愈率显著提高，治愈率之间差异比较具有统计学意义（P<0.05），见表4。

表4 两组病例临床总疗效比较

组别	基本痊愈	显效	有效	无效	治愈率%
治疗组	26	3	1	0	86.67%
对照组	20	6	4	0	66.67%

注：经秩和检验，P<0.05，具有统计学意义。

3.2.2 中医临床症状评分比较

两组病例治疗前中医临床症状评分比较，P>0.05，无统计学意义，具有可比性。两组临床症状评分治疗后较治疗前均显著下降，治疗组神疲气短症状差异比较（P<0.05），其余症状差异比较（P<0.01）；对照组头痛、头晕差异比较（P<0.01），其余临床症状差异比较（P<0.05）；两组在半身不遂、手足不温、肢体麻木冷痛、舌淡苔白润等临床症状方面差异比较具有显著统计学意义（P<0.01）。分析结果，治疗组改善中医临床症状疗效显著。见表5。

表5 治疗前后中医临床症状评分比较

临床症状	治疗组		对照组	
	治疗前	治疗后	治疗前	治疗后
半身不遂	2.1±0.00	1.05±0.74[**△△]	2.1±0.00	1.56±0.69[*]
言语謇涩	1.87±0.50	1.63±0.77	1.73±0.68	1.53±0.86
偏身麻木	1.67±0.76	1.27±0.79[*]	1.53±0.87	1.23±0.86
口舌歪斜	1.86±0.51	1.23±0.73[*]	1.81±0.61	1.29±0.79[*]
头痛	1.60±0.81	0.87±0.68[*]	1.66±0.76	0.98±0.67[**]
头晕	1.41±0.93	0.80±0.66[*]	1.51±0.86	1.10±0.71[*]
饮水发呛	1.54±0.86	1.31±0.92	1.46±0.91	1.27±0.94
神疲气短	1.26±0.98	0.79±0.71[*]	1.20±0.99	0.82±0.79
手足不温	1.47±0.87	0.72±0.64[**△△]	1.54±0.86	1.28±0.87
肢体麻木冷痛	1.87±0.51	0.79±0.55[**△△]	1.80±0.61	1.45±0.72[*]
舌淡苔白润	1.60±0.81	0.92±0.64[**△△]	1.66±0.76	1.46±0.82

注：组内比较，*P<0.05，**P<0.01；组间比较，△P<0.05，△△P<0.01。

3.2.3 治疗前后 ADL 评分比较

两组病例治疗前 ADL 评分比较,P>0.05,无统计学意义,具有可比性。治疗后,两组病例 ADL 评分均较治疗前明显提高,差异比较具有统计学意义(P<0.05);治疗后两组病例 ADL 评分比较差异具有显著统计学意义(P<0.01)。分析结果,治疗组提高患者生活能力疗效显著。见表6。

表6 治疗前后ADL评分比较

组别	例数	治疗前	治疗后
治疗组	30	32.50±5.09	67.33±9.63[**△△]
对照组	30	34.67±6.69	56.83±12.18[**]

注:组内比较, **P<0.05;组间比较, △△P<0.01。

3.2.4 治疗前后 CSS 评分比较

两组病例治疗前 CSS 评分比较,P>0.05,无统计学意义,具有可比性。两组 CSS 评分治疗后较治疗前均降低,P<0.05,有统计学意义;治疗后两组病例 CSS 评分差异比较具有统计学意义(P<0.05)。结果表明,治疗组降低 CSS 评分具有明显优势。见表 7。

表7 治疗前后CSS评分比较

组别	例数	治疗前	治疗后
治疗组	30	28.20±7.54	16.90±7.66[**△]
对照组	30	27.37±8.23	21.37±7.44[*]

注:*P<0.05, **P<0.01, △P<0.05。

3.2.5 治疗前后 FMA 评分比较

两组病例治疗前 FMA 评分比较,P>0.05,无统计学意义,具有可比性。两组病例 FMA 评分治疗后较治疗前均明显提高,比较差异具有显著统计学意义(P<0.01);两组病例 FMA 评分比较具有显著统计学意义(P<0.01)。结果表明,治疗组提高 FMA 评分疗效显著。见表8。

表8 治疗前后FMA评分比较

组别	例数	治疗前	治疗后
治疗组	30	47.23±21.87	81.10±21.19**△△
对照组	30	48.83±20.19	61.83±21.05*

注：组内比较，*P<0.05，**P<0.01；组间比较，△△P<0.01。

3.2.6 治疗前后血脂参数、CRP、Hcy 变化比较

两组在治疗前监测指标比较，P>0.05，无统计学意义，具有可比性。两组血脂参数、CRP、Hcy 治疗后较治疗前均有明显改善，比较差异有统计学意义（P<0.05）；两组治疗后血脂参数、CRP、Hcy 比较差异具有显著统计学意义（P<0.01）。详见表9。

表9治疗前后血脂、CRP、Hcy变化比较

项目	治疗组		对照组	
	治疗前	治疗后	治疗前	治疗后
LDL−C(mmol/L)	3.71±0.74	2.96±0.78*	3.60±0.42	3.12±0.55*
HDL−C(mmol/L)	0.96±0.24	1.26±0.35*	0.94±0.23	1.07±0.29
TC(mmol/L)	5.63±0.82	4.96±0.72*	5.74±0.71	5.36±0.71*
TG(mmol/L)	2.21±0.68	1.59±0.64*	2.32±0.54	2.07±0.47*
CRP(mg/L)	16.72±2.78	8.25±1.28	16.21±2.83	8.98±1.24
Hcy（μmol/L）	23.45±4.1	10.56±4.25	24.12±4.2	12.54±4.25

注：与治疗前比较，*P <0.05；与对照组比较，*P <0.05。

3.2.7 安全性指标比较

两组病例治疗后 WBC、RBC、AST、ALT、BUN、Cr 与治疗前比较，经t 检验，P>0.05，无统计学意义，说明小续命汤对治疗组病例血常规、肝功能、肾功能无不良影响。见表 10。

表10 治疗前后血常规及肝肾功能相关指标比较

项目	治疗组		对照组	
	治疗前	治疗后	治疗前	治疗后
WBC	6.31±1.32	6.24±1.20	7.48±2.52	7.02±2.10
RBC	4.41±0.45	4.43±0.35	4.50±0.47	4.42±0.43
AST	23.40±7.85	23.06±6.94	21.17±6.22	21.38±6.11
ALT	21.36±7.66	20.86±7.31	17.97±7.49	18.07±7.35
BUN	5.02±1.51	4.91±1.36	5.22±2.03	5.05±1.66
Cr	74.34±16.49	73.34±13.81	75.07±16.19	75.36±15.74

注：经t检验，P>0.05，说明两组病例治疗前后血常规及肝肾功能相关指标无统计学意义。

4 小结

4.1 小续命汤显著改善中医症状

研究结果表明,小续命汤可明显改善急性缺血性脑卒中患者的临床症状,包括半身不遂、口舌歪斜、头痛、头晕、手足不温、肢体麻木冷痛、舌淡苔白润等方面,疗效显著。

4.2 小续命汤促进神经运动功能恢复

研究结果表明,小续命汤联合西医常规治疗可以明显降低 ADL、CSS 及 FMA 评分,能显著改善中风病患者临床症状,具有明显优势。

综上所述,对于急性缺血性脑卒中患者,早期应用西医常规联合小续命汤治疗可以显著改善患者的神经功能,提高日常生活能力,改善生活质量,减少家庭和社会的负担,有着重要的作用。

第二部分

实验研究 ⁓

小续命汤对大鼠颈动脉血栓形成时间、脑毛细血管通透性、血液粘度和血小板聚集率的影响

1. 实验材料

1.1 实验动物

Wistar 大鼠 8 周龄 100 只,雌雄各半,平均体重（213 ± 12）g,均购买于山东大学实验动物中心,合格证号:鲁动质字 20151024。实验前大鼠饲养在室温 23 ℃,黑夜和白昼各 12 h 的环境中,普通饲养 1 周后,所有大鼠反应正常。

1.2 药物及制剂

中药复方小续命汤,由山东省滕州市中医医院中药房提供

硫酸氢氯吡格雷片（波立维）,赛诺菲安万特投资有限公司

0.9% 氯化钠注射液:500ml/ 瓶,批号:03041603。由山东临淄制药厂提供。

甲酰胺溶液 , 北京诚和信化工有限公司

乌拉坦溶液,上海生物化学试剂商店

伊文思蓝,Fluka 产品

1.3 药物配制

1.3.1 中药复方小续命汤的配制

① 中药饮片均来源于滕州市中医医院中药房,药物组成:麻黄 9g,杏仁 9g,桂枝 15g,炙甘草 10g,防风 15g,人参 9g,防己 10g,川芎 20g,白芍 15g,附子 10g,黄芩 10g,生姜 9g。

② 准确称取药物剂量,加蒸馏水浸泡 60 分钟煎煮两次,药渣弃去,取上清液,浓缩至每 1ml 药液含生药 1g。

1.3.2 氯吡格雷溶液的配制

硫酸氢氯吡格雷片经研磨后溶解于生理盐水,配制成浓度为

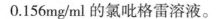

0.156mg/ml 的氯吡格雷溶液。

2. 实验仪器

BT87-3 实验性体内血栓形成仪,包头医学院电器维修科技开发部

LBY-NJ4A 全自动血小板聚集仪,北京普利生集团生产

722 光栅分光光度计,上海第三分析仪器厂

R80 血液粘度仪,北京世帝科学仪器公司

普通离心机,北京医用离心机厂产品

3. 实验方法

3.1 分组及给药

将 100 只 wistar 大鼠随机分成两组,每组 50 只。其中 50 只用于检测大鼠脑组织毛细血管通透性实验,50 只用于检测颈总动脉血栓形成时间、血小板聚集率及血液粘度,每组实验大鼠随机分为假手术组、模型组、小续命汤组、氯吡格雷组、小续命汤 + 氯吡格雷组,每组 10 只大鼠,均给予普通饲养,并预防性给药连续 14 天:

假手术组:生理盐水 10ml/(kg·d)灌胃

模型组:生理盐水 10ml/(kg·d)灌胃

小续命汤组:中药 10ml/(kg·d)灌胃

氯吡格雷组:氯吡格雷溶液 10ml/(kg·d)灌胃

小续命汤 + 氯吡格雷组:中药 10ml/(kg·d)+ 氯吡格雷溶液 10ml/(kg·d)灌胃

3.2 造模方法

大鼠颈动脉血栓形成模型的建立:术前 12 h 两组大鼠均禁食不禁水,末次给药 1 h 后,用 20% 乌拉坦溶液 (5ml/kg) 对大鼠进行腹腔注射麻醉,待麻醉完全后对大鼠颈部进行解剖,分离出右侧颈总动脉,长度约 1.5cm。除假手术组,其他组均用 BT87-3 实验性体内血栓形成仪[12] 在颈总动脉远端插上温度探头和刺激电极,采用 2mA 直流电持续刺激血管,最终导致血管内膜损伤并逐渐形成血栓,待仪器报警即血栓形成。

3.3 实验方法

3.3.1 大鼠脑组织毛细血管通透性检测

术后 1 小时取 50 只 wistar 大鼠,由尾静脉注射伊文思蓝(50mg/kg),取脑并浸泡于甲酰胺溶液中(4ml/ 脑),在恒温箱中温育 72h,待伊文思蓝从脑组织中全部浸出,取液并用光栅分光光度仪 620nm 处进行比色,测定光密度(OD)值。

3.3.2 颈总动脉血栓形成时间测定

取 50 只 wistar 大鼠,造模过程中用体内血栓形成仪记录自电刺激开始至血栓形成的时间(超过 50 分以 50 分计)。

3.3.3 血小板聚集率测定

术后 1 小时取 50 只 wistar 大鼠,腹主动脉采集血液置于含有 109mmol/L 枸橼酸钠抗凝剂的离心管中离心,采用血小板聚集仪 [13],用透射比浊法 [14] 测定 5 min 血小板聚集率及最大聚集率。

3.3.4 血液粘度测定

术后 1 小时取 50 只 wistar 大鼠,腹主动脉采集血液并用肝素抗凝,取出 1 m L 加入血液粘度仪 [15],分别测定低切变率 (10 /s)、中切变率 (40 /s) 及高切变率 (120 /s) 下全血粘度。

3.4 统计学方法

实验数据用 ±s 表示,统计学分析应用 SPSS 22.0 统计软件进行。采用单因素方差分析实验指标。采用直线相关分析指标之间的相关性。

4. 实验结果

4.1 小续命汤对大鼠脑组织毛细血管通透性的影响

模型组与假手术组比较具有显著差异性 (P < 0.01),结果表明模型组脑组织毛细血管通透性较正常明显增高,各治疗组与模型组相比较均具有显著差异性 (P < 0.01),表明各治疗组均能降低脑组织毛细血管通透性,其中,小续命汤 + 氯吡格雷组与单纯小续命汤组和单纯氯吡格雷组分别比较有统计学意义 (P <0.05),提示小续命汤 + 氯吡格雷组降低脑组织毛细血管通透性效果最明显,而单纯小续命汤组和单纯氯吡格雷组比较无显著差异 (P >0.05),结果详见表 1。

表1 小续命汤对大鼠脑组织毛细血管通透性的影响（n=10, $\bar{x} \pm s$）

组别	OD值
假手术组	0.048 ± 0.005
模型组	0.062 ± 0.010*
小续命汤组	0.056 ± 0.008△
氯吡格雷组	0.055 ± 0.006△
小续命汤+氯吡格雷组	0.052 ± 0.006△**

注：与假手术组比较*P < 0.01；与模型组比较△P < 0.01；与小续命汤组比较**P < 0.05；与氯吡格雷组比较**P < 0.05

4.2 小续命汤对大鼠颈动脉血栓形成时间的影响

各治疗组与模型组比较均具有显著差异性（P < 0.01），结果表明各治疗组均能延长颈动脉血栓形成时间，其中，小续命汤 + 氯吡格雷组与单纯小续命汤组和单纯氯吡格雷组分别比较有统计学意义（P <0.05），提示小续命汤 + 氯吡格雷组延长颈动脉血栓形成时间最明显，而单纯小续命汤组和氯吡格雷组比较无显著差异（P >0.05），结果详见表2。

表2 小续命汤对大鼠颈动脉血栓形成的影响（n=10, $\bar{x} \pm s$）

组别	血栓形成时间（min）
假手术组	—
模型组	16.54 ± 3.05
小续命汤组	23.62 ± 9.34*
氯吡格雷组	26.41 ± 12.25*
小续命汤+氯吡格雷组	32.37 ± 14.06*△

注：与模型组比较 *P < 0.01；与小续命汤组比较△P < 0.05；与氯吡格雷组比较△P < 0.05

4.3 小续命汤对大鼠血小板聚集功能的影响

模型组与假手术组比较具有显著统计学意义（P <0.01），结果表明模型组血小板聚集率较正常明显增高，各治疗组与模型组相比较具有显著

统计学意义（P <0.01），表明各治疗组均能降低血小板聚集性，其中，小续命汤＋氯吡格雷组与小续命汤组和氯吡格雷组比较均有统计学意义（P <0.05），提示小续命汤＋氯吡格雷组降低血小板聚集率效果最明显，而小续命汤组和氯吡格雷组比较无显著差异（P >0.05），结果详见表3。

表3 小续命汤对大鼠血小板聚集功能的影响（n=10, $\bar{x} \pm s$）

组别	最大聚集率（%）	5分钟聚集率（%）
假手术组	75.48±11.65	66.56±10.27
模型组	64.57±10.89[*]	51.38±9.04[*]
小续命汤组	56.58±12.04[**]	46.64±15.09[**]
氯吡格雷组	50.83±15.74[**]	40.72±17.38[**]
小续命汤+氯吡格雷组	48.14±15.46[**△]	36.5±20.32[**△]

注：与假手术组比较*P < 0.01，与模型组比较 **P < 0.01；与小续命汤组比较△P < 0.05；与氯吡格雷组比较△P < 0.05

4.4 小续命汤对大鼠血液粘度的影响

模型组与假手术组比较，具有显著统计学意义（P < 0.01），提示大鼠有高粘血症的存在。各组与模型组比较均具有统计学意义（P < 0.05），提示各组均能明显地降低3个切变率下血液粘度，小续命汤＋氯吡格雷组较单纯小续命汤组和氯吡格雷组分别比较具有统计学意义（P <0.05），提示小续命汤＋氯吡格雷组降低3个切变率下血液粘度效果最明显，单纯氯吡格雷组与单纯小续命汤组比较无显著差异（P >0.05），结果详见表4。

表4 小续命汤对大鼠血液粘度的影响（n=10, $\bar{x} \pm s$）

组别	全血粘度（高切）	全血粘度（中切）	全血粘度（低切）
假手术组	4.93±1.24	10.96±1.56	18.60±2.74
模型组	4.46±0.96[*]	10.46±1.23[*]	15.29±3.01[*]
小续命汤组	4.11±0.76[**]	10.23±0.98[**]	16.93±3.12[**]
氯吡格雷组	3.92±0.57[**]	9.62±1.88[**]	15.72±2.87[**]
小续命汤+氯吡格雷组	3.89±0.68[**△]	9.73±1.23[**△]	15.61±2.45[**△]

注：与假手术组比较*P < 0.01，与模型组比较**P < 0.05；与小续命汤比较△P < 0.05，与氯吡格雷组比较△P < 0.05

5. 小结

小续命汤加氯吡格雷组灌胃给药显著延长大鼠体内颈动脉血栓形成时间,显著降低大鼠脑毛细血管通透性,显著抑制大鼠血小板聚集,显著降低大鼠血液粘度,与小续命汤组、氯吡格雷组比较有显著性差异。

讨　论

一、急性缺血性脑卒中的现代研究 🌥

现代医学对急性缺血性脑卒中尚存在未知领域,发病机制尚不完全明确,临床治疗虽然能控制疾病的继续进展,改善部分临床症状,但对于脑卒中发作后所遗留的肢体功能障碍尚缺乏有效治疗办法,并且随着社会老龄化,人类饮食习惯、生活方式改变等导致脑血管疾病发生率呈上升趋势。因脑卒中具有高致残性,严重威胁人类的生活质量,给家庭及社会带来巨大负担,引起社会高度关注,对脑血管疾病的认识也在不断加深,在向社会深入宣传、普及脑血管疾病防治知识的同时,探求更有效的预防与治疗方法,最大程度减轻残障,成为临床研究的新命题。

缺血性脑卒中最常见的病因是动脉粥样硬化血栓形成所造成的颈动脉系统和椎基底动脉系统狭窄或闭塞。病理表现主要为脑组织的缺血坏死,脑缺血五分钟即可造成脑组织的坏死。缺血梗死灶包括中央坏死区和周围缺血半暗带区的神经细胞凋亡,临床治疗以恢复半暗带血流灌注为目的,挽救半暗带区凋亡的神经细胞,在血流恢复过程中,易造成再灌注损伤,再灌注诱发活性氧增多[16],促进细胞氧化应激,诱导神经元凋亡与坏死,促使花生四烯酸单向转化为血栓烷 A2,诱导血管栓塞;再灌注引起炎症级联反应或瀑布反应,激活细胞因子和粘附因子,诱发 TNF-α、IL-1β、ICAM-1 蛋白表达增加[17],损伤血管内皮细胞,增加缺血区内皮细胞通透性,加重炎性渗出和组织损伤;脑缺氧 ATP 供应不足,ATP 敏感性 K+ 通道开放受阻,K+ 外流减少,再灌注

Ca+ 内流增加,诱发细胞内钙超载,使血管收缩,加重再灌注损伤。

　　脑血管疾病的发生与很多危险因素相关,例如血压、血糖、血脂、吸烟、饮酒以及年龄等,各种因素之间相互影响,联合致病。临床对脑血管病相关危险因素的研究处于不断完善中。近几年脑血管疾病的发生有年轻化的趋势,有研究发现可能与炎性基因的多态性分布有关,缺血性脑卒中患者前炎症因子基因启动子的携带率明显增高[18],前炎症因子是一种免疫调节因子,其基因过度表达会造成严重组织损伤,成为缺血性脑卒中的潜在诱因,与缺血性脑卒中病情进展高度相关,为临床基因靶向治疗缺血性脑卒中提供理论依据。

　　近年研究发现感染与脑血管病的发生关系密切[4],感染泛指各种病原微生物感染,包括细菌所致的呼吸道感染,以及病毒、真菌、结核所致的中枢神经系统血管炎等。赵红领、张玉梅等[19,20]对急诊就诊的初发脑梗死患者 2253 例调查研究发现,发现首次急性脑梗死患者发病存在感染的症状和体征,主要是呼吸道、消化道感染。因为感染增加了血小板的聚集及粘附,使得前列素及血栓素比值失调,促进了血栓形成[21],继而诱发急性脑卒中的发生。

　　基于此,脑血管疾病又被认为是一种炎症相关性疾病,临床实验发现感染继发的各种炎性介质如白介素 -2. 6,C- 反应蛋白,基质金属蛋白酶,血栓素 A2,趋化性细胞因子等,在急性缺血性脑卒中的发生发展过程及预后中起着重要作用[22-24]。炎症导致血管内皮细胞通透性增加,血管内皮细胞调节障碍而分泌炎性介质、黏附因子及趋化因子等也是导致动脉粥样硬化、诱发血栓形成的相关因素[25],如基质金属蛋白酶可降解细胞外基质成分,破坏粥样斑块纤维帽中胶原纤维,诱导动脉粥样斑块溃破,进一步激活凝血系统,释放血小板纤维蛋白原,继发附壁血栓引起缺血性脑卒中,或斑块脱落引起脑栓塞[26]。另有报道指出炎症因子的水平与神经功能缺损程度密切相关[27,28],炎性介质对脑组织具有毒性作用[29,30],如一氧化氮在脑组织缺氧后形成过氧化氮易损伤 DNA,加重脑组织神经元细胞死亡,造成神经功能严重缺损;趋化性细胞因子能影响血脑屏障通透性,促进炎症细胞的渗出;基质金属蛋白酶作用于血管内皮细胞生长因子,影响血管重塑,加重脑组织损伤。

综上所述,缺血性脑卒中除与高血压、高血糖、高血脂、年龄等常见危险因素导致动脉粥样硬化有关外,感染与炎症反应也参与其发病过程,这与祖国医学关于中风病"外风引动内风"理论相契合。

目前临床对于急性缺血性脑卒中的西医治疗包括静脉溶栓、动脉取栓、抗凝、抗血小板聚集、降脂降纤等[31],其中早期静脉溶栓和动脉取栓是治疗急性脑梗死最有效的方法,但静脉溶栓与动脉取栓治疗对病例选择遵循一定的原则,适应症相对狭窄,术前评估、造影时间长短不一及患者和家属不知道准确的发病时间,时间窗狭窄,术中溶栓药物增加血管再通率同时,易造成出血转化,伴出血转化患者致死率高达50%,给溶栓取栓治疗带来很大的局限性。常用抗血小板药物阿司匹林、氯吡格雷仅能部分阻止脑卒中的发作,且存在药物抵抗现象,致使部分脑卒中患者缺乏有效的防治措施。祖国医学在中风病"外风引动内风"理论指导下的中医药治疗已积累丰富临床经验,成为现代医学防治中风病的有益补充,因此在西医预防与治疗的基础上充分发挥中医药在急性缺血性脑卒中的预防与治疗转归方面的多靶点起效优势势在必行。

二、祖国医学对急性缺血性脑卒中的相关论述 ✿

急性缺血性脑卒中属中医学"中风病"范畴。病位为心、脑,与肝肾关系密切,其病理基础为肝肾阴虚[32]。中风病多因劳欲过度、情志不遂、饮食失宜、久病劳损、年老体衰及气候突变等因素,引起机体阴阳失调,气机逆乱,血随气逆,从而发为中风。

唐宋以前,多以"外风"立论,即"真中风"。唐宋以后,尤其是在金元时期,强调"内风",即"类中风"。随着"内风"理论的完善和发展,使得医家侧重"内风"而忽视"外风",甚至明代张景岳倡导"非风"之说。但是否就此否定"外风"致病呢?

(一)古代关于"外风"致病说的论述

关于"外风"致病说中提到的"外风",可以从两个方面理解。其一,是狭义上的风邪,即六淫邪气之一;其二,是广义的风邪,即外感病邪统称[33]。"风为百病之长",疾病的发生首先与风邪致病相关,又兼有其他邪气,各邪气之间互相作用,导致人体脏腑气血功能失调。

"外风致中"理论的提出最早可追溯到《黄帝内经》,提出风邪外袭,深入肌腠,正气不足,邪气稽留致中。张仲景在《金匮要略·中风历节病脉证并治篇》中首次提出中风病名,提出中风病根原于内虚,由风邪侵袭诱发,认为正虚络空,卫外不固,风寒邪气乘虚袭表并留滞闭塞于经络,继而深入脏腑,影响脏腑功能,如《医方类聚·诸风门一》中提到:"夫中风者,皆阴阳不调,脏腑气偏,荣卫失度,血气错乱,喜怒过节,饮食无度,嗜欲恣情,致于经道或虚或塞,体虚而腠理不密,风邪之气中于人也"《杂病源流犀烛》曰:"虚固为中风之根也"。隋代巢元方在《诸病源候论》中提出机体正虚,风寒之邪外袭致中,倡导"外避风邪"预防中风病。唐代孙思邈在《备急千金要方》中认为"外风致中"的机理是"邪客半身入深,真气去则偏枯""风邪入脏,寒气客于中……风逐脉流入脏,使人卒然喑,缓纵噤痉致死也"。宋代陈无择在《三因极一病证方论》中提出中风病病因为外中风邪,认为风善行数变,又提出"四气皆能中人"。

(二) 古代关于"内风"致病说的论述

《黄帝内经》对中风的病因病机论述除"外风"因素外,也提出内风致病。"内风"是指中风病的内因,即脏腑气血功能失调,机体阴阳失衡。

内风理论在唐宋以后特别是金元时期逐渐盛行,多从气火痰湿方面论述。刘河间首创"火热中风"理论,认为六气皆能化火,在《素问玄机原病式》中提出五志过极,郁而化火,火热邪气灼血为瘀,炼液为痰,痰瘀交阻,闭阻经络,发为中风。李东垣从正虚立论,认为中风病与"正气自虚"相关,在《东垣十书溯洄集》中提出"中风者,非外来风邪,乃本气病也。凡人年逾四旬,气衰之际,或因忧喜忿怒伤其气者,多有此疾"。朱丹溪从痰湿立论,在《丹溪心法》中提出中风由脾虚土湿生痰,痰生热,热生风,内风触发伏痰,横窜经络,蒙塞清窍,发为中风。治疗方面提出:"治痰为先,次养血行血"。

明代张景岳在河间、东垣、丹溪主火、主虚、主痰的基础上,倡导"非风"之说,提出"内伤积损"的观点。清代叶天士提出"精血衰耗、水不涵木、水少滋养,故肝阳偏亢",诱发"内风旋动"而中风。王清任从"气虚血瘀"立论,在《医林改错》中指出"元气既虚,必不能达于血管,血管必停留而瘀",认为气虚无力推动血行,瘀血停滞脉道,气血不能往复,机体失养,发为中风。

(三)古代与近现代医家关于"外风引动内风"说的论述

唐宋以后金元时期重视"内风"理论,但对于"外风致病"并未完全摒弃。刘河间晚年著作《素问病机气宜保命集》中提到"凡觉中风,必先审六经之候",并以小续命汤加减系列方药治疗,并创制大秦艽汤,方中亦不乏疏风之品。

王履从病因学角度提出"真中风"与"类中风",在《医经溯回集中风辨》中提到:"因于风者真中风也,因于火、因于气、因于湿者,类中风而非中风也",认为河间、东垣、丹溪所论内风为"类中风",外风入中为"真中风",类中风用补虚、清火、祛痰等法治疗,真中风以疏风驱邪为主,是中风理论发展中的一个转折点。

明清时期诸多医家也多从内风外风两方面论治,明代孙一奎在《赤水玄珠》中提出"因先伤于内,而后感于外,相兼成病者也";喻嘉言在《医门法律》中提出"风从外入者,必挟身中素有之邪,或火或气或痰而为标邪";清代何梦瑶在《医碥》中提出真中风是"内伤兼外风证","盖内伤气血,亏败日久,有所触则随触而发,故一遇外感风寒,而卒然倒仆,显出如许危证,知非一朝一夕故矣"。清代尤在泾在《金匮翼》中主张中风"无论贼风邪气,从外来者,必有肝风为之内应",从内外二因立论,所创中风治疗八法亦有疏散外风之法。《医宗金鉴》中提出"风从外中伤肢体,痰火内发病心宫",书中除开闭、固脱、祛痰、清热等治疗"内中"方剂外,仍有"外中"之说,保留小续命汤、大秦艽汤、羌活愈风汤等疏风类方剂。尤怡在《金匮翼》中提出："以予观之，人之为病，有外感之风，亦有内生之风"《医门法律》曰："但内风素盛之人，偏与外风相召……乃原于血虚血热，夹火夹痰，经络肌表之间，先以有其病根，后因感冒风寒……随成此证"。清代吴谦在歌诀中提出内外因结合产生中风的机制："风从外中伤肢体，痰火内发病心宫"。张锡纯在《医学衷中参西录·治内外中风方》中也提到中风病的发生"多先有中风基础，伏藏于内，后因外感而激发。是以从前医家，统名为中风"。

（四）现代医家关于"外风引动内风"说的相关论述

随着现代医学发展，人们重新认识到"外风"致病的病因，提出了内外风相感致病的病因病机，即"外风引动内风"理论。对提高中风病的临床疗效，丰富中风病的治疗方法，完善中风病因病机亦有深远的意义。

现代医学研究显示急性脑卒中的发病与气温骤变等气候变化关系密切，如寒潮、冷空气等，使得"外风致中"理论重新得到重视。致病机制主要为机体副交感神经兴奋，使血管平滑肌收缩功能亢进，血管痉挛，有效血供减少，血管阻力增大，血压升高；同时血管活性物质的分泌也会增加，使血小板聚集，血液黏滞度增加，加速血栓形成，成为缺血性脑卒中发生的直接诱因。周唯、白舒霞等[34,35]研究发现天气骤变等可使中风发病率明显增加。王玉来等[36]观察气象变化及六气的消长变化，将北京地区1590例中风患者纳入研究，结果发现，容使六淫致病的首要因素，风邪与中风病的发病密切相关，燥湿、寒热邪气的异常消长变化对中风病的发生均可造成一定影响。张鹤年、王永炎[37]通过对264例急性缺血性中风患者调查分析，发现每年冬季发病人数最多，其次为炎热之季。提示六淫邪气是中风病发病的重要诱因。陈根成[38]、解龙昌等[39]用人工寒潮成功模拟"外风"诱发大鼠脑卒中发病过程，从实验角度佐证了气温骤降是脑卒中的诱发因素，为"外风"致病说提供了实验依据。

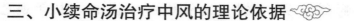

三、小续命汤治疗中风的理论依据

（一）小续命汤的来源、组成及主治功能

小续命汤的来源最早可追溯到《千金要方·卷八》之《小品方》，主要组成为麻黄、杏仁、桂枝、炙甘草、防风、人参、防己、川芎、白芍、附子、黄芩、生姜。主治中风欲卧，口目不正，舌强不语，半身不遂，筋脉拘急，神情烦乱等症。《金匮要略·杂病方》中用还魂汤主治"卒中而死"，"还魂"的意思是指能使人神志苏醒。《太平惠民和剂局方》中用三拗汤治疗语音不出，四肢拘挛等。还魂汤与三拗汤中都用了麻黄、杏仁、甘草三味药，《小品方》之小续命汤在药物组成上秉承了还魂汤、三拗汤的基本内涵，且"续命"与"还魂"意思相似，皆有延续生命之意。《古今录验》中所记载的组成与本方相似，只是组成上有白术而无杏仁。《太平圣惠方》云："治贼风入脏。身体缓急不遂。及不能语者。宜服小续命汤方"，而《普济方》亦云："所谓左瘫右痪者。由邪气中人，邪气反缓……若气顺血涩，则为瘫风。若血顺气虚，则为痪风。痪者，软抬动不能也。不必左为瘫。而右为痪。痪风不可全用风药。当以理气药兼而用之，则万举万全矣。予历观古方，治诸风，不问病之轻重，表里浅深，皆以小续命汤加减用之，此良法也"。大量文献均有对小续命汤的记载，虽然有些文献中并不用小续命汤命名，组成上也有出入，但均以温阳益气，宣肺祛风为旨。由之，治疗中风病的关键是祛风散寒，益气温阳，活血化瘀。

小续命汤被大量文献所提及，如具有代表性的中药方书《千金要方》更是将小续命汤放在治风剂之首，可见其临床疗效显著[40]。书中所载小续命汤内容比较完善，为后世治"风"提供了重要的思路和方法。小续命汤所治之证主要为正气内虚，风邪外袭所致。故治宜祛风扶正。亦有说此方为六经中风之通剂也。彭氏对该方论之甚妙："人身营卫主外，……此方有麻桂之法，所谓调本身之营卫，营卫者，交济左右上下整个力量，营卫不能交济左右上下，于是下寒上热。所以附子温下，黄芩清上，亦合机宜。而川芎、芍药升降肝胆以和木气，尤为治风圣药,风者,木之气,参、草补中,杏仁宣发肺气,防风润燥醒木,防己除湿,合成此方,常见奏效"。

（二）小续命汤治疗中风病的病机探析

从前边对中风病病机的论述中不难看出,唐宋时期以后,"内风"立论的观点兴起,对于小续命汤治疗中风病的研究已被众多医家摒弃。近几年随着全球环境、气候的骤变,临床出现越来越多的与之相关的急性缺血性脑卒中患者,发病机制与"外风引动内风"理论相一致,使得外风致中的观点被推向研究防治中风病新时代[41]。

正气亏虚,风邪侵袭是"外邪致中"的基本病机。当机体气血亏虚卫外不固时,风邪侵袭脉络,导致突然出现口眼歪斜,半身不遂,偏身麻木诸症。因此,治风剂之首的小续命汤作为治疗"外风致中"引起的急性缺血性脑卒中的主方最适合不过。急性缺血性脑卒中的发生与外风密切相关,而小续命汤作为古代治疗风剂的代表性方剂,在临床治疗观察中发现获得良好效果。因此,应以疏风散邪,扶助正气为原则,辨证分型进行治疗,包括温经通络、补益气血、化痰通络、活血化瘀等[42]。

现代医家对小续命汤进行了更深入的研究。赵锡武[7]认为小续命汤治疗急性脑卒中疗效显著,并结合现代药理研究,指出小续命汤具有调节发汗中枢、调节血管收缩、改善和促进神经传导等作用。张惠五[43]认为"盖风之为病,善行数变,其变迅速,其症多端。如风邪挟湿挟寒而为痹者……以治风除湿之药治之而效彰。"将小续命汤施治于临床,取得了较好的疗效。颜乾麟[44]在临证过程中常以小续命汤为主方,随证加减化裁,认为小续命汤可祛经络之瘀浊邪气,在治疗心脑血管疾病方面具有显著的疗效。小续命汤的临床疗效得到了现代医家的广泛认可。

（三）小续命汤的现代药理研究

现代药理实验研究表明,小续命汤有效成分可以抑制脑缺血后的氧化应激作用,减少细胞凋亡,对脑神经有保护作用。Zhu XH[45]等通过观察小续命汤对大鼠缺血后海马CA1区神经元损伤,caspase-3活性和 Bcl-2 表达的影响研究其神经保护作用,结果发现小续命汤组大鼠海马 CA1 区的存活神经元密度显著增加,空间认知缺陷得以改善,抑制 Caspase-3 激活和上调 Bcl-2 表达,从而抑制凋亡神经元死亡。贺晓丽、王月华等[47,46]亦证实了小续命汤有效成分可以改善脑部血流量,减轻脑白质改变,对慢性脑缺血引起的认知能力下降有改善作用;并且可以抑制长期缺血缺氧导致的氧化应激反应,同时通过增加 Bcl-2 的表达、平衡 Bcl-2/Bax 的比值,抑制 Caspase-3 的表达,从而减少神经细胞凋亡。陈立峰[48]等研究发现小续命汤能改善脑部血流量,减轻脑缺血造成的病理改变,保护脑组织。王晋平、唐农[49]等通过观察小续命汤对急性缺血性中风模型大鼠的 NOS 和 NO 的水平,发现小续命汤可以抑制 NOS 活性、减少 NO 生成,从而减轻缺血性脑损伤。

研究发现,小续命汤可抑制氧化应激过程活性氧的产生,脑缺血导致线粒体的结构和功能被破坏,产生过量的活性氧,活性氧直接损害细胞中的脂质,蛋白质和核酸。而且,活性氧激活各种分子信号传导途径。细胞凋亡相关信号返回到线粒体,然后线粒体通过释放促细胞凋亡蛋白诱导细胞死亡,小续命汤通过抑制活性氧的产生起到脑细胞保护作用[50,51]。王月华、杜肖[52,53]等研究证实小续命汤有效成分能有助于恢复线粒体的呼吸功能,减少活性氧的生成,从而减轻改善线粒体的结构和功能。

随着小续命汤的深入发掘,小续命汤的临床疗效已得到了广大医家的广泛认可,其作用机制也得到了现代药理学的多方位验证,以其多靶点效应和疗效持久稳定、安全可靠成为缺血性脑卒中防治措施的有益补充,为维护人类的健康事业发挥作用。

结　语

急性缺血性脑卒中因发病率高,严重危害人类生命健康,并造成巨大经济和社会负担,日益引起社会的重视。然而其病因病机复杂,临床治疗方面虽然能有效改善部分临床症状,但是对于脑卒中后所遗留的神经功能缺损尚缺乏有效治疗措施。本文通过广泛查阅古今研究资料发现感染和炎症在诱发脑卒中方面具有重大意义，外风与缺血性脑卒中的发病高度相关，对"外风引动内风"论进行了初步探讨，并从临床和实验研究两方面验证经方小续命汤的疗效，临床观察小续命汤在改善急性缺血性脑卒中患者神经功能缺损方面的疗效；实验验证对大鼠颈动脉血栓形成模型的颈动脉血栓形成时间、血小板聚集率以及血液粘度、脑组织毛细血管的通透性的影响，以期为缺血性脑卒中的预防和治疗提供新的思路。

临床研究表明，小续命汤可改善急性缺血性脑卒中患者的神经功能缺损；实验研究发现，小续命汤可通过延长大鼠体内颈动脉血栓形成时间、降低毛细血管通透性、抑制血小板聚集及降低全血粘度，对大鼠体内诱发的炎症反应产生抑制作用。

参考文献

[1]Zhang Y,Yao H.Potential Therapeutic Mechanisms and Tracking of Transplanted Stem Cells:Implications for Stroke Treatment[J].Stem Cells Int.2017: 2707082.

[2]Thanvi B,Treadwell S,Robinson T.Early neurological deterioration in acute ischaemic stroke:predictors,mechanisms and management[J].Postgrad Med [J],2008,84(994):412–417.

[3]Jiang Z,Sun J,Liang Q,et al.A metabonomic approach applied to predict patients with cerebral infarction[J].Talanta,2011,84(2):298–304.

[4]Crau A J, Buggle F , Hacke W .Recent bacterial and viral infection is a risk factor for cereb rovascu lar isch emia :clinical and biochemical studies[J] .Neu rology , 1998, 50(1):196–203.

[5] 胡建鹏 .《内经》相关中风病病因病机浅析 . 中医药学刊 [J]，2004,22(1):113–115.

[6] 赵岚煜,安邦煜 . 赵锡武治疗中风经验 . 中医杂志 [J],1994,35（ 4):206.

[7] 单书健,陈子华 . 古今名医临证金鉴·中风卷 [M]. 中国中医药出

版社,1999:165.

[8] 陈茜睿.小续命汤有效成分组药物代谢动力学研究及蛋白质组学初探 [D]. 北京协和医学院,2017.

[9] 国家中医药管理局脑病急症协作组.中风病诊断与疗效评定标准(试行). 北京中医药大学学报,1996,19(1):55-56

[10] 付渊博,邹忆怀,李宗衡,金贺,谢梓菁,马大勇,谢雁鸣.中医综合方案早期干预缺血性中风的临床观察 [J]. 中华中医药杂志,2011,26(05):987-989.

[11] 密丽.基于皮质脊髓束重塑的滋补肝肾法促进缺血性脑卒中运动功能恢复的机制研究 [D]. 山东中医药大学,2012.

[12] 覃建民,张永梅,杨玉梅.T87-3 实验性体内血栓形成测定仪使用技巧和应注意的问题.中国药理学通报 [J].2005,21(6):755.

[13] 石冬敏,吴元健,马伟.普利生ＬＢＹ－ＮＪ４Ａ全自动血小板聚集仪性能评价.国际检验医学杂志 [J].2012,22(33):2721-2723.

[14]Clinical and Laboratory Standards Institute.EP5A-2Evaluation of recision performance of quantitative measurent methods-ap-proved guideline[S].2nd ed.USA:Clinical and Laboratory Standards Institute,2004.

[15] 余小琴.R80 全自动血液粘度仪使用的几点体会.中国血液流变学杂志 [J].2005;15(2):307-308.

[16] 夏强,钱令波.心脑缺血再灌注损伤的机制及防治策略研究进展 [J]. 浙江大学学报(医学版),2010,39(06):551-558.

[17] 张娜.胆酸、栀子甙配伍阻抑脑缺血再灌注炎症级联反应的机理研究 [D]. 北京中医药大学,2003.

[18]Pola R,Flex A,Gaetain E,etal.Synergistic effect of 174G/C polymorphism of the interleukin-6 gene promoter ang 469 E/K polymorphism of the intercellular adhesion molecule-1 gene in Italian patients with history of ischemic stroke[J].Stroke,2003,34(4):881-885.

[19] 赵红领,杜秦川.近期感染与急性脑梗死关系的临床研究 [J],

中原医刊 .2008,35(6):29-31.

[20] 张玉梅 , 郑亚安 , 郭治国 , 等 . 急性脑梗死患者发病与期前感染的关系研究 . 中国全科医学 .2013,16(10A):3332-3335.

[21] 史嘉伟 , 张苏明 . 炎症反应在脑缺血发病中的作用 [J]. 中风与神经疾病杂志 , 2000 , 17(2):121-122.

[22] 谭志勇 . 急性脑卒中患者血清炎症细胞因子水平变化及临床意义 [J]. 西南国防医药 , 2016,26(10):1107-1110.

[23] Arenillas JF, Alvarez-Sab í n J, Molina CA. C-reactive protein predicts further ischemic events in first-ever transient ischemic attack or stroke patients with intracranial largeartery occlusive disease[J]. Stroke, 2003, 34(10):2463-2468.

[24] Arenillas JF, Alvarez-Sab í n J, Molina CA. Progression of symptomatic intracranial large artery atherosclerosis is associated with a proinflammatory state and impaired fibrinolysis[J]. Stroke, 2008, 39(5):1456-1463.

[25]Ross R.Atherosclerosis is an inflammatory disease[J].Am Heart I,1999,138(5):419-420.

[26] 林文华 , 吴江 . 炎症对动脉粥样硬化及缺血性脑卒中的作用 [J]. 中风与神经疾病杂志 ,2007(06):750-752.

[27] Montaner J. Stroke biomarkers: can they help us to guide stroke thrombolysis?[J]. Timely Top Med Cardiovasc Dis, 2007, 9(11):E11.

[28] Zakynthinos E, Pappa N. Inflammatory biomarkers in coronary artery disease[J]. J Cardiol, 2009, 53(3):317-333.

[29] 刘 军 , 陈新军 , 吴小花 . 血浆基质金属蛋白酶 -2. 9 与脑梗死的相关性研究 [J]. 陕西医学杂志 , 2010, 39(10):1352-1353.

[30] 姜红 , 刘广志 . 缺血性脑卒中与炎症 [J]. 中国神经免疫学和神经病学杂志 ,2009,16(03):225-228.

[31] 迟相林 , 于永鹏 , 李兴龙 . 炎症——缺血性脑卒中的本质 ?[J].

医学争鸣 ,2013,4(06):41-43.

[32] 周仲英 . 中医内科学 , 北京 : 中国中医药出版社 ,2003, 第一版 :322.

[33] 陈根成 . 论中风病 "外风" 致病说 [J]. 新中医 ,2010,42(07):146-147.

[3 4] 周唯 . 外风与内风相关性探讨 [J] . 山东中医杂志 .2009,28(8):529-530

[35] 白舒霞 , 董梦久 . 中风 "外风" 学说新识 [J]. 湖北中医杂志 ,2012,11:36-37.

[36] 王玉来 , 张立平 , 张春艳等 . 六气消长与中风发病关系的研究 [J]. 北京中医药大学学报 ,1995(04):21-24.

[37] 张鹤年 , 王永炎 . 对小中风——缺血性中风先兆证防治的研究 [J]. 中国中医急症 ,1995(02):93-97.

[38] 陈根成 , 邹新兰 . 益气活血片预防人工寒潮促发脑卒中的实验研究 [J]. 河南中 ,2016,36(03):426-4

[39] 解龙昌 , 黄如训 , 李常新 , 廖松洁 , 刘冰 , 陈立云 , 温红梅 , 王新 , 叶钦勇 , 施晓耕 , 林健雯 . 人工寒潮促发脑卒中的实验研究 [J]. 中国神经精神疾病杂志 ,2004(03):198-201+251.

[40] 唐·孙思邈 . 药王全书·备急千金要方 [M]. 北京 : 华夏出版社 ,1995:139-140.

[41] 彭子盖·《圆运动的古中医学》(续)中国中医药出版社 .1994.

[42] 徐立 . 金元以前有关中风危险因素认识的探讨 [J]. 中国中医急症 .1993,4(2):89-92.

[43] 黄志华 . 张惠五用小续命汤治疗中风偏枯 88 例小结 [J]. 国医论坛 ,1989(06):22-23.

[44] 陈丽娟 , 李青卿 , 颜乾麟 . 颜乾麟教授治疗中风半身不遂经验拾萃 [J]. 贵阳中医学院学报 ,2010,32(02):13-14.

[45]Zhu XH , Li SJ , Hu HH , etal. Neuroprotective effects of xiao

xu ming decoction against ischemic neuronal injury in vivo and invitro[J]. Ethnopharmacol,2010,127–138.

[46] 贺晓丽,王月华,秦海林,等.小续命汤有效成分对慢性脑缺血大鼠氧化应激损伤及细胞凋亡的影响 [J]. 中华神经医学杂志,2012,11(12):1214.

[47] 王月华,贺晓丽,杨海光,等.小续命汤有效成分对慢性脑缺血大鼠学习记忆能力及病理损伤的影响 [J] 中西医结合学报,2002,10(1):91–99.

[48] 陈立峰,王晓洪,彭志辉,等.续命汤对大鼠脑缺血模型脑血管通透性和脑组织病理改变的影响 [J] 中药药理与临床,1997,13(6):6–8

[49] 王晋平,唐农.小续命汤对急性缺血性中风模型大鼠血浆一氧化氮和一氧化氮合酶的影响 [J]. 深圳中西医结合杂志,2009,2(19):13—15,17.

[50]Niizuma K,Yoshioka H,Chen H,etal.Mitochondrial and apoptotic neuronal death signaling pathways in cerebral ischemia[J].Biochim Biophys Acta,2010,1802(1):92–9.

[51]Zorov D B,juhaszova M,Steven J,et al.Mitochondrial reactive oxygen species(ROS)and ROS–induced [J].Physiol Rev,2014,94(3):909–50.

[52] 王月华,贺晓丽,李晓秀,等.小续命汤有效成分对慢性脑缺血大鼠脑线粒体的保护作用[J]. 中西医结合学报,2012,10(5):569–576.

[53] 杜肖,路畅,贺晓丽,杜冠华.小续命汤有效成分组对脑缺血 / 再灌注大鼠恢复早期脑线粒体的保护作用研究 [J]. 中国中药杂志,2017,42(11):2139–2145.

（杨秀秀、胡忠波编辑）

本书具有让你"时间耗费少，医论医案知识掌握好"的方法

免费获取专属于你的《桔井泉乡—张义明工作室医论集》阅读服务方案

循序渐进式阅读？省时高效式阅读？深入研究式阅读？由你选择！

▶本书可免费获取三大个性化阅读服务方案

① **轻松阅读：** 提供随手易得的拓展资料，让你循序渐进阅读，轻松掌握医论医案内容。

② **高效阅读：** 提炼全书精华内容，让你时间花得少，快速攻克医论医案核心要点。

③ **深度阅读：** 提供行业权威资料，辅助你系统研究，不断深化医论医案研究成果。

建议配合
二维码
一起使用本书

微信扫描二维码
免费获取阅读方案

▶个性化阅读服务方案三大亮点

★时间管理： 按照你选择的高效、轻松或深度的阅读需求，为你制定阅读计划，安排详细的读书进度，准时提醒，你只需按照实际时间学习即可。

★阅读资料： 按照你的阅读需求，精准匹配与本书内容配套的精品课程和阅读资料，资料来源正规，质量可靠，为你大大节省寻找筛选的时间成本。

★社群共读： 推荐你加入本书书友专属社群，群内与书友互相分享阅读经验，向资深人士请教问题，还可以参加不定期举办的读书活动。